中医名家名师讲稿丛书

第四辑

常章富临床中药学讲稿

常章富　著

协编（按姓氏笔画排序）

尤昱中　毛　敏　邢　姝　朱文强　庄　洁
李　川　李　星　李蔓荻　刘思思　肖胜利
肖斯婷　吴嘉瑞　武　莹　武慧超　罗　赣
周　驰　周蕴祺　郑孟姗　项　好　高　琰
常秋红　谢俊大

人民卫生出版社

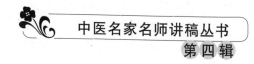

图书在版编目（CIP）数据

常章富临床中药学讲稿/常章富著. —北京：人民卫生出版社，2014
（中医名家名师讲稿丛书. 第4辑）
ISBN 978-7-117-18818-0

Ⅰ. ①常…　Ⅱ. ①常…　Ⅲ. ①中药学—研究　Ⅳ. ①R28

中国版本图书馆CIP数据核字(2014)第066732号

人卫社官网	www.pmph.com	出版物查询，在线购书
人卫医学网	www.ipmph.com	医学考试辅导，医学数据库服务，医学教育资源，大众健康资讯

中医名家名师讲稿丛书·第四辑
常章富临床中药学讲稿

著　　者：常章富
出版发行：人民卫生出版社（中继线 010-59780011）
地　　址：北京市朝阳区潘家园南里19号
邮　　编：100021
E - mail：pmph @ pmph.com
购书热线：010-59787592　010-59787584　010-65264830
印　　刷：北京铭成印刷有限公司
经　　销：新华书店
开　　本：710×1000　1/16　印张：26　插页：2
字　　数：467千字
版　　次：2014年6月第1版　2022年8月第1版第3次印刷
标准书号：ISBN 978-7-117-18818-0/R·18819
定　　价：58.00元
打击盗版举报电话：010-59787491　E-mail：WQ @ pmph.com
（凡属印装质量问题请与本社市场营销中心联系退换）

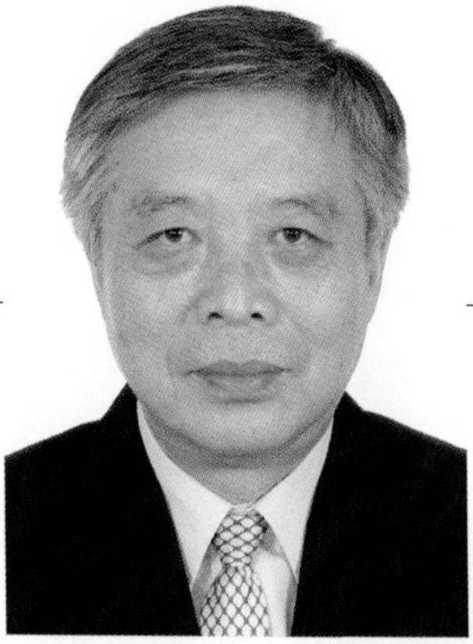

作者简介

常章富，教授、主任医师。毕业于北京中医学院（现为北京中医药大学）中医系，并留校任教。师承国医大师颜正华教授。曾任北京中医药大学中药学院临床中药系副主任、主任。现任国家食品药品监督管理局执业药师资格认证中心顾问、国家执业药师资格考试大纲及应试指南编审委员会委员、《中国执业药师》编委，曾任国家中医药管理局中医师认证中心专家、北京市卫生系列（药学专业）高级专业技术职务评审委员会委员、国家自然基金同行评议专家、北京中医药学会第八届理事会临床药学专业委员会委员、北京市高等自学考试中药学（一）课程考试委员、《中国中药杂志》第六、七、八届编委会编委等。

从医四十年，执教三十余年。长期从事中医药教学、医疗及研究工作，治学严谨，勤于笔耕，潜心研究，注重实践，著述颇丰。主编或编著《临证备查中药500味》等学术著作16部，参加编撰《中华本草》、《高等中医院校教学参考丛书·中药学》等30余部，发表学术论文30余篇、科普文章100余篇。熟谙中医药基本理论及常用中药的性能特点与配伍应用，长期讲授临床中药学，颇有心得。熟悉常见病多发病的中医诊治，擅治中医内科疑难杂病，兼及外科、妇科、儿科及耳鼻喉科等病证。

1997年被评为北京市优秀教师。2002年到2005年连续四年被评为校级优秀主讲教师。1999年获国家科技进步奖（科技著作类）、全国优秀科技图书奖三等奖，2001年获国家图书荣誉奖、科技图书一等奖，2003年获“北京市优秀科普作品”优秀奖，2005年获全国高等学校医药优秀教材二等奖。

常章富临床中药学讲稿

本书分总论与各论两大部分。

总论除绪言外，又分8章，即中药起源与中药学发展、中药的产地与采集、中药炮制、中药的性能、中药的功效与主治病证、中药的配伍、用药禁忌、用药剂量与用法。

各论21章，共讲述临床常用中药558味（包括附药52味）。每章由章前概述与若干单味药组成，讲述按章前概述和单味药依次展开。

各章简述主治病证的病因病机、证候、治则等；有的章还增设功效术语简释项，以简释与本章主要功效相关或易混淆的功效术语的内涵，以利于研习者结合中医理论，对各章药物的药性特点、功效与主治病证进行深入地理解与记忆。

单味药的讲述，主要有三种，即单药式、主带附药式、两味或多味药对比式。所谓单药式，即以单味药为一组而进行讲述；所谓主带附药式，即以一个主药与一个或多个附药作为一组，先详解主药，后简介附药；所谓两味或多味药对比式，即以功效相似的两味或多味药作为一组，按相同点与相异点逐条对比讲述。此外，在个别药或药组之后还列有附注，补录讲述未尽而又必须说明的相关事项。

书后附录有二：一为各类药性效特点，从中药药材学角度总结部分常用中药的性能功效；二为认证选药，从临床用药角度总结适宜各主治病证的常用药。

常章富教授师从于国医大师颜正华，从医四十年，执教三十余年。长期从事中医药教学、医疗及研究工作，潜心研究，勤于笔耕，著述颇丰。本书汲取了古今本草名家特别是当代临床中药学学科奠基人、国医大师颜正华教授的学术思想与经验，凝聚了作者数十年的心血，体现了作者讲授《临床中药学》的思路和研习《临床中药学》的心得，特别是从性能特点→功效→主治病证→配伍应用的讲解模式与单味讲解和对比讲解有机结合的授课方法，以及药医结合、理用并重、从正反两个方面论述药性理论及各药效用的讲课理念等。

本书内容丰富，特点鲜明，文句简畅，提纲挈领，实用性强，便于理解，便于记诵，便于临床应用，集备课卡片和速查简表于一身，是难得一见的学习临床中药学参考书。

出版者的话

自20世纪50年代始，我国高等中医药院校相继成立，与之相适应的高等中医教育事业蓬勃发展，中医发展史也掀开了崭新的一页，一批造诣精湛、颇孚众望的中医药学专家满怀振兴中医事业的豪情登上讲坛，承担起传道、授业、解惑的历史重任。他们钻研学术，治学严谨；提携后学，不遗余力，围绕中医药各学科建设和发展，充分展示自己的专业所长，又能够结合学生的认识水平和理解能力，深入研究中医教学规律和教学手段，在数十年的教学生涯中，逐渐形成了自己独特的风格，同时，在不断的教学相长的过程中，他们学养日深，影响日广，声誉日隆，成为中医各学科的学术带头人。中医教育能有今日之盛，他们居功至伟，而能够得到各位著名专家的教诲，也成为莘莘学子的渴望，他们当年讲课的课堂笔记，也被后学者视为圭臬，受用无穷。

随着中医事业日新月异的发展，中医教育又上一新台阶。在当今的中医药院校中，又涌现出一大批优秀教师，他们继承了老一辈中医药学家的丰富经验，又具有现代的中医知识，成为当今中医教学的领军人物。他们的讲稿有着时代的气息和鲜明的特点，沉淀了他们多年的学术思想和研究成果。

由于地域等原因的限制，能够亲耳聆听名家、名师授课的学生毕竟是少数。为了惠及更多的中医人，我们策划了“中医名家名师讲稿丛书”，分辑陆续出版，旨在使后人学有所宗。

第一辑（共13种）

《任应秋中医各家学说讲稿》
《任应秋内经研习拓导讲稿》
《刘渡舟伤寒论讲稿》
《李今庸金匮要略讲稿》
《凌耀星内经讲稿》
《印会河中医基础理论讲稿》
《程士德中医学基础讲稿》
《王绵之方剂学讲稿》
《王洪图内经讲稿》
《李德新中医基础理论讲稿》
《刘景源温病学讲稿》
《郝万山伤寒论讲稿》
《连建伟金匮要略方论讲稿》

第二辑（8种）

《孟澍江温病学讲稿》
《颜正华中药学讲稿》
《周仲瑛内科学讲稿》
《李鼎针灸文献讲稿》
《邓中甲方剂学讲稿》
《张之文温病学讲稿》
《张家礼金匮要略讲稿》
《费兆馥中医诊断学讲稿》

第三辑（13种）

《张伯讷中医学基础讲稿》
《李培生伤寒论讲稿》
《陈亦人伤寒论讲稿》
《罗元恺妇科学讲稿》
《李飞方剂学讲稿》
《孟景春内经讲稿》
《王灿晖温病学讲稿》
《杨长森针灸学讲稿》
《刘燕池中医基础理论讲稿》
《张廷模临床中药学讲稿》
《王庆其内经讲稿》
《王永炎中医脑病学讲稿》
《金寿山温病学讲稿》

第四辑

在第四辑中，遴选了在中医药院校推进中医教育创新，深化教学改革中涌现的学术造诣高、授课经验丰富的全国知名教授主讲的讲稿，突出讲稿的基础性、研究性、前沿性，体现现代中医教育思想，符合科学性、先进性和中医教育教学的发展规律。精选具有鲜明特色、具有一流教学水平、具有丰富教学经验和临床经验、具有教师风范、富有热情和感染力，并在业界内取得显著教学效果的全国中医药院校优秀教师，希冀本系列讲稿具有示范效应和辐射推广作用。

第四辑中，收选有教育部精品课程主讲教师，有全国中医药院校规划教材和创新教材主编或副主编以及编写人员等。近期将推出《孙广仁中医基础讲稿》、《常章富临床中药学讲稿》、《姜建国伤寒论讲稿》等。

本丛书突出以下特点：一是权威性。入选名家均是中医各学科的创始人或重要的奠基者，在中医界享有盛誉；同时又具有多年丰富的教学经验，讲稿也是其数十载教学生涯的积淀。入选名师均是全国中医学院知名的优秀教师，具有丰富的教学经验，是本学科的学术带头人，有较高知名度。二是完整性。课程自始至终，均由专家们一人讲授。三是思想性。讲稿围绕教材又高于教材，专家的学术理论一以贯之，在一定程度上可视为充分反映其独特思想的专著。四是实践性。各位专家都有丰富的临床经验，理论与实践的完美结合能给读者以学以致用的动力。五是可读性。讲稿是讲课实录的再提高，最大限度地体现了专家们的授课思路和语言风格，使读者有一种亲切感。同时对于课程的重点和难点阐述深透，对读者加深理解颇有裨益。

在组稿过程中，我们得到了来自各方面的大力支持，许多专家虽年事已高，但均能躬身参与，稿凡数易；高校领导也极为重视，提供了必要的条件，在此对老专家的亲临指导、对整理者所付出的艰辛努力以及学校领导的大力支持，深表钦佩，并致以最诚挚的谢意。

人民卫生出版社

2014年2月

序

讲稿，对于教师来说，既是授课前所写的底稿，又是传递授课信息的载体。讲稿的构思与撰写，是授课教师以教学大纲为指导，以既定教材为基础，并结合个人的教学经验而完成。构思与撰写好讲稿，是搞好课堂教学的前提，要想得到优质的课堂教学效果，就必须先构思与撰写出优质的讲稿。打造一个科学严谨、内容丰富、条理清晰的优质讲稿，是每一个授课教师全力追求的目标。它不但为教师提高课堂授课质量提供了重要保证，而且能引领学习者沿着正确的思路去理解、学习所讲授的课程，提高学习效果。而优质讲稿的构思与撰写，不是一次就能完成的，必须经过无数次课堂教学的打磨，反复修订，才能完成。

临床中药学是中药学学科的一个分支学科，它不但源远流长，历史悠久，而且博大精深，内容宏富，要想构思与撰写出优质的《临床中药学讲稿》确非易事，更何况它还是一个医药兼容、紧贴临床、发展较快的学科。只有刻苦研读，虚心求教，深入实践，反复体悟，仔细推敲，不断补正，才能接近这一终极目标。在三十多年的执教工作中，我始终将构思与撰写讲稿放在教学工作的第一位。登台讲课之前，作为辅导老师的我，在做好辅导工作的同时，在颜正华教授等老教师的指导下就构思撰写了自己的第一份稿纸式讲稿。登台讲课时，又将其改写成卡片式讲稿。此后，每次讲解必行修改。课前备课时，必据平日研究的新成果和所得的新经验，重新进行修订与补充；课后整理讲稿时，必据课堂讲解所发现的不当之处和灵感所得的新体会，及时进行修正和完善。如此，一次次的修订，使讲稿日臻完善。

退休离岗后，我虽不再登台讲课，但却难以割舍对研习与讲授《临床中药学》的情怀。仍心系讲台，不断研修讲稿。每当我打开卡片箱，翻阅那一张张卡片式的讲稿，看着那一行行经多次修琢过的字句，不忍弃掷之心油然而生，再加上同道与同学的建言和鼓励，遂不揣浅陋，择其精要，编撰成册。编写工作历时六年，先由听过我讲解《临床中药学》课程的同学，将寻得的最佳课堂笔记录为电子版，再由我以此为基础，对照原讲稿或依据新认识、新体悟，逐字逐句修改，并反复推敲，直至基本满意为止。稿成之后，又承蒙人民卫生出版社厚爱，以《常章富临床中药学讲稿》之名载入《中医名家名师讲稿丛书第四辑》，实乃荣幸之至。

《讲稿》综合了1979年版北京中医学院自编教材《中药学》、1984年版统编教材《中药学》（五版教材）、1995年版规划教材《中药学》（六版教材）、2002年版21世纪课程教材《中药学》等的主要内容，参考了《高等中医药院校教学参考丛书·中药学》（第2版）、各版《中华人民共和国药典·一部》、《中华本草》等相关内容。

《讲稿》汲取了古今本草名家特别是恩师颜正华教授等讲解《临床中药学》的学术思想与经验，凝聚了我数十年的心血，体现了我讲授《临床中药学》的思路和研习《临床中药学》的心得，特别是从性能特点→功效→主治病证→配伍应用的讲解模式与单味讲解和对比讲解有机结合的授课方法，以及药医结合、理用并重、从正反两个方面论述药性理论及各药效用的讲课理念等。希冀对中医药院校各类在读生、从事中医药工作特别是从事临床中药学教学的教师、从事中医临床工作的中医师和中药师，以及喜爱中医中药的广大读者研习中药药性理论和常用中药的性能功效与配伍应用等，能有所启发与帮助。果若如此，我愿足矣！

在行将付梓之际，谨向指导我研习教授临床中药学与临证悬壶的恩师颜正华教授，向引领我进入研习中药之门的启蒙老师庞俊忠教授以及鼎力支持本书编写出版的编辑致以诚挚的谢意！

学无止境，业当求精。笔者虽为打造讲稿而尽心尽力，但由于水平与能力所限，挂一漏万者难免，恳望同道及读者给予斧正为盼。

常章富

2013年10月8日

编写说明

本书分总论与各论两大部分。

总论除绪言外，又分8章，即中药起源与中药学发展、中药的产地与采集、中药炮制、中药的性能、中药的功效与主治病证、中药的配伍、用药禁忌、用药剂量与用法。

绪言：即课程讲授的开篇词。简述了学习《临床中药学》的意义、中药的古今概念与种数、中药学的古今概念与内涵，以及学习本课程的要求与方法等。

中药起源与中药学发展：简释了中药起源于原始社会的生产活动、生活实践和早期的医疗实践，回顾了中药学的数千年发展史，介绍了历代的重要本草著作及其他成就。

中药的产地与采集：重点讲授产地对药材质量与疗效的影响、道地药材的含义及意义、采集对药材质量与疗效的影响及各类药材的采集时间等。

中药炮制：着重讲解炮制的目的与常用的主要炮制方法等，特别是常用炮制法对中药质量和性能功效的影响。

中药的性能：深入系统地论述四气、五味、升降浮沉、归经、有毒与无毒的概念、源流、产生或依据、效用、表述、对临床的指导意义等。特别是在讨论各性能的效用时，注意从正反两个方面进行论述，即既论述其能发挥治疗作用而对人体有利的一面，又论述其能产生负面效应而对人体有害的一面。

中药的功效与主治病证：除论述各自的概念、认定、表述及分类外，又着重讨论了初级功效与高级功效、功效与主治病证，以及药物的性能特点、功效主治、配伍应用三者之间的有机联系。

中药的配伍：除从广义角度论述了配伍的概念外，又详释了配伍七情的内涵，并结合临床应用进行归纳分析。章末，还简论了中西药联用等。

用药禁忌：除简释了四大用药禁忌的含义与源流外，又详细讨论了四大禁忌特别是配伍禁忌与妊娠禁忌的内涵等。

用药剂量及用法：既简述了剂量的概念、古今计算单位，又详释了剂量的确定依据、量效关系；既简述了用法的概念、给药途径、应用剂型，又详释了汤剂的煎煮方法、服药方法等。

各论21章，部分章分为若干节，共讲述临床常用中药558味（包括附药52味）。每章由章前概述与若干单味药组成，讲述按章前概述和单味药依次展开。

章前概述的讲述，一般按含义、药性特点、功效与主治病证、分类及各类的特点、使用注意等项次第展开。未分节的章，若能分类者即列“分类及各类的特点”项，不宜分类者则不列；原已分节的章，只在“分类及各类的特点”项中论述各节药物的药性特点、功效及主治病证，而在各节之首则不再重述。

在大部分章的章前概述含义项之后，又依据各章的特点，特别讨论了该章主治病证的病因病机、证候、治则等；在有的章还增设功效术语简释项，以简释与本章主要功效相关或易混淆的功效术语的内涵。以利于研习者结合中医理论，对各章药物的药性特点、功效与主治病证进行深入地理解与记忆。

单味药的讲述，从讲解的形式上说，主要有三种，即单药式、主带附药式、两味或多味药对比式。所谓单药式，即以单味药为一组而进行讲述；所谓主带附药式，即以一个主药与一个或多个附药作为一组，先详解主药，后简介附药；所谓两味或多味药对比式，即以功效相似的两味或多味药作为一组，按相同点与相异点逐条对比讲述。至于各章节要使用哪种方法讲解，是单用一种还是合而用之？若合用，是两种合用还是三种合用？以及每种方法孰多孰少？均据情而定，不强求一律。

从讲解的内容上说，虽一般按来源、性味归经、别名、性能特点、功效、主治病证、配伍应用、用量用法、使用注意及附药之模式次第讲述，但不列文题。其中：

来源：为节省文字起见，源于植物、动物者只明言其出何科，矿物者只明言其出何类矿物，人工加工者则明言其为半加工品。行文只书汉语科名，不列拉丁学种属名，并置于药名之后的括号中。无论何种形式讲解何种药物均如此，并与药名一起冠于文段之首。

性味归经：包括药物的味、性、有毒或无毒、归经，并依次列述。录自各版教材、教参或药典的记载，并择善而取。因个别药的现有性味归经与其功效及临床应用不相吻合，故在讲述时，特依据古今文献记载，做了尝试性的补正。

别名：本着规范药名的原则，有选择地列述处方习用名。其中单药讲述者，置于性味归经之后；两味或多味药对比讲述者，置于相异点的各药药名之后；主带附药讲述者，主药的别名也置于性味归经之后，而附药的别名则置于药名之后。

性能特点：每药必讲，行文另段。其中单药讲述者，采用图示加文字补充说明之模式；两味或多味药对比讲述者，采用在性味归经后概述与相同点或相异点首条补充论述相结合之模式；主带附药讲述者，主药仍用图示加文字补充说明之模式，而附药则在性味归经之后用简语描述或省略。

功效、主治病证、配伍应用：三者并列讲述。功效的表述，一般采用高级功效用语，大多用四字或二字词组，个别采用三字词组等。主治病证的表述，大多用证名，少数用病名，个别用症状名或西医学病名。配伍应用的表述，固定配伍用“常配某药”句式，一般配伍用“可配某药”句式。列举所配药物大多有临床治验之依据，一般不超过3味。行文格式则因不同的讲述方法而有别。单药讲述者，左为功效，中为主治病证，右为配伍应用；两味或多味药对比讲述者，无论相同点还是相异点均是功效、主治病证、配伍应用顺次列述；而主带附药讲述者，主药也采用左为功效、中为主治病证、右为配伍应用之模式，而附药则采用功效、主治病证、配伍应用次第列述之模式。

用量用法：按先内服后外用次序讲述。内服所示剂量，一般指成人汤剂的一日用量。单药讲述者，置于使用注意之前或药条之末；两味或多味药对比讲述者，完全相同者置于相同点之末，有别者置于相异点各药使用注意条之前；而主带附药讲述者，主药也置于使用注意之前或药条之末，而附药则置于主治病证或配伍应用之后。

使用注意：讲述该药的负效应，使研习者认识其对人体的有害面，并明示须注意或避忌的事项。行文时，若为单药讲述者，则置于用量用法之后或药条之末；两味或多味药对比讲述时，完全相同者置于相同点之末，有别者则置于相异点各药用量用法条之后；而主带附药讲述者，无论是主药还是附药均当置于用量用法之后。

至于单味药的讲解顺序，则完全依据笔者数十年的讲课经验或习惯而排列。即以中医治疗学和辨证学为纲，并参照药物的来源及应用历史等，按药性或性能特点之同异，将功效相似的药次第排列或列为一组而进行讲解，以利学习归纳、系统记忆。

此外，在个别药或药组之后还列有附注，补录讲述未尽而又必须说明的相关事项。

附录有二：一为各类药性效特点，从中药药材学角度总结部分常用中药的性能功效；二为认证选药，从临床用药角度总结适宜各主治病证的常用药。

药名索引：将各药（包括附药）的正名、常用别名等按笔画顺序排列，以备检阅。

常章富

2013年10月8日

目录

总　论

总　论

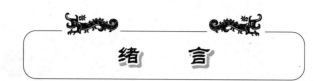

绪　言

一、学习意义

1. 继承文化遗产　我国是世界闻名的文化古国之一，有着灿烂的古代文化，中医药学就是这灿烂古文化的重要部分。当今，与京剧一样同为国粹。

中医药学，从世界范围说，属传统医药范畴。传统医药在世界各国、各地区、各民族皆有。我国是一个多民族的国家，传统医药种类繁多，当前经系统整理的大约有35种。

在世界各国各地区的传统医药中，多数仅为经验性的，没有理论或理论不系统，且少有文字记述，均不及我国的传统医药完善、系统。

在我国的传统医药中，保存最完善、最系统的就是中医药学，其次有藏医药学、蒙医药学、维医药学、傣医药学、苗医药学、壮医药学等。

中医药学是中华民族防治疾病、强身健体的智慧结晶与经验总结，几千年来，我国人民对中医药学的不断研究、应用、发展，使其更加完善系统，生机勃勃！它是中华民族卫生保健的主要武器，它为中华民族的繁衍昌盛立下了不朽的功勋，它为促进世界医药学的发展做出了应有的贡献。

临床中药学是中医药学核心内容之一，它不但源远流长，历史悠久，而且内容丰富，博大精深。今天，我们中华民族的子孙应努力发扬刻苦钻研的精神，学习继承这份遗产，使其更加完善光大。

尤其是在今天，当化学品给人类带来伤害日益严重的时刻，在世界化学制药进入步履艰难之时，药物学家转而研究天然药物，从中寻找既能防治疾病、又不损伤人体的新药，这就更显得继承与发展临床中药学的意义重大了。

2. 是从事中医药工作的必修课　临床中药学是中医药学四大基础课程之一，是从事中医药工作的必修课，无论是中医学学科的各专业，还是中药学学科的各专业均离不开临床中药学。

中药是中医治疗疾病的最重要武器。倘若学习中医医疗专业的不学或学形式外，又指出它充分反映了我国自然资源及历史、文化等方面的若干特点，虽较准确地概括了中药的内涵，但却有文字冗长、松散漫远之感。

②中药，是指在中医理论指导下，用于预防、治疗、诊断疾病，并具有康复与保健作用的药物。

此说强调了药物的应用是以中医理论为指导，触及了中药的本质，但防治疾病与康复保健似有重叠之处。

③中药，是指以中医药基础理论作为指导思想，并以此决定其应用的部分天然药物及其加工品。

此说强调了药物的应用以中医药理论为指导，并界定这些物质是来源于天然物品及其加工品。

④中药，是指在中医药理论指导下认识和使用的药物。

此说虽强调了药物的认识与应用是以中医药理论为指导，而对于药物的来源及其加工方法均未提及。

⑤中药，是指以中医药理论为指导，按照中医独特的传统炮制方法进行加工的，用于预防、治疗、诊断疾病的天然药物及其少数加工品。

此说强调了以中医药理论为指导、中医独特的传统炮制加工方法及来源。

⑥在中医药理论指导下，用于防治疾病的药物，便称中药。

此说将凡以中医药理论为指导用于防治疾病的药物界定为中药，言简意赅，客观准确，受到青睐。然，其应用范围少了“诊断”疾病一项，似当补充。如此可以说：**所谓中药，即指在中医药理论指导下，用于防治、诊断疾病的药物。**

3. 别名商榷　近年，有许多人常将中药称之为“中草药”在中药中加了一个草字，这种说法虽强调了中药大多源于草木，但欠妥当，大可不必。因为中药既然包括了植、动、矿及半加工品，那就已有“草”之义了，加一草字岂不是画蛇添足?

有人说，这种提法包括了民间医生（草医）用的草药，而草药与中药不同，这种说法也欠考虑。

本人认为，草药本属中药或各民族药的范畴，是中药或各民族药的原生态时期的产物。譬如中药，今考古之本草方书，在某药被先祖用于防治诊断疾病的初期，大多是对症，或对病，或对体质投用，如常山截疟等。而后经过漫长的临床应用和体悟，才将其冠于性味、归经、功效、主治及使用宜忌等，这些都是在中医药理论指导下进行的。由此可知，所谓的草药，就是指中药在临床应用的初级（或原始）阶段!

4. 实体表现　从哲学角度说，我们习称的中药是一个抽象概念，它的客观实体表现在药材中药、饮片中药、成药中药。这是因为，中药源于天然的植物、动物、矿物，从这些物品的天然状态到我们服用的药品，须经历产地采集加工、精细炮制加工、制成既定剂型三个阶段。在这三个阶段制成的物品，又被分别称为中药药材、中药饮片、中药成药。

所谓药材中药，又称中药材，简称药材或生药，是指以中医药理论为指导，取自植物、动物、矿物等未经精细加工炮制的天然药物。

所谓饮片中药，又称中药饮片，简称饮片，是指在中医药理论指导下，药材经过加工炮制处理后的制成品，可以直接供给调剂配方、煎制汤剂或制剂原料。

所谓成药中药，简称中成药，是指在中医药理论指导下，以合格的中药饮片或药材为主要原料，遵循方剂的组方原则加以配伍，按照一定的制备工艺进行生产，用于治疗、预防或诊断疾病的中药制品。

三类中药相互间既是关联的，又是独立的。首先，前者是后者的基础，后者是前者的进一步加工，没有前者就没有后者，不能将其相互割裂；其次，每一次的加工虽都是以中医药理论为指导，但却升华提高或改变了其原有的性能特点和临床疗效，故后者又不等同于前者，不能将其混为一谈。

目前，许多中医药著作特别是《临床中药学》所称的中药，即指中药材与饮片，而中成药则仍用原称。而中医临床处方与中药调剂所说的中药，绝大多数是指中药饮片与中成药，极少指中药材。

（二）中药的种数

在我国现用的药物（包括民间）包括植、动、矿、半加工品，到底有多少种？古代有多少？今有多少？

据统计，古代大约为3000余种（这里所说的种，与今之种有别，其一种中可以包括数味），其由：

本草纲目收的数＋纲目拾遗增补数＋民间流传而书不载数。

即：1892＋716＋300余种（估）＝3000余种

当代大约为12000余种（这里的种是指动植物与矿物的种）

据科学出版社1994年出版的《中国中药资源志要》（中国药材总公司编）一书所载为：12694种。此为20世纪末全国（大陆地区）中药资源大普查之后的结果。

当代本草代表作《中华本草》收药近万种，正文收载8980种，备考药物571种，合之为9551种。

三、中药学

（一）概念

1. 古代名　俗称本草，即本草学。指研究本草认、采、制、用、理、种（驯）等的学科。

2. 当代名　中药学，即指专门研究中药药性理论、各种中药及中成药的来源、采制、生产、化学成分、药理、性味归经、功效、主治病证、用量用法、使用注意、质量控制，以及药用植物的栽培，药用动物的驯养等的学科。

（二）内容

1. 古代　产地，认，采，制（炮制、生产），用（性味、归经），理（药性理论），种（栽培、驯养）。

2. 当代　来源（产地、形态、宏观与微观），栽培（驯养），采收（时间、部位），化学成分（中药化学），药理（实验、临床），中药药性理论，各药的药性，功效与主治病证，临床配伍应用，用法用量，使用宜忌（注意），质量控制（成分分析），生产（中药炮制、工艺流程等），剂型（中药药剂）等。

四、临床中药学

从今天看来，上述中药学实为广义中药学，或称大中药学学科。它的内涵十分广泛，包括了许多分支学科，临床中药学只是其中之一。

（一）概念

所谓临床中药学，即中药临床应用学。是研究中药基本理论和各种中药的药性、功效、临床应用，以及其来源、采制等知识的一门学科。

既往习惯将其称为中药学或狭义中药学，随着学科的不断发展今正名为临床中药学。其研究重点是临床如何应用中药和用好中药，中医药理论是其灵魂，中医临床实践是其基础。

（二）内容

临床中药学的内容包括总论与各论两大部分。总论主要论述中药的发展简史、中药药性理论（中药性能）、中药的应用、炮制、采集及产地等。各论主要分类论述各常用中药的来源、性味、归经、功效、主治病证、配伍应用、用量用法、使用注意等。

五、学习要求

1. 掌握中药药性理论。

2. 掌握350味常用中药的药性特点、功效、主治病证，余作了解。

3. 了解部分药物的用量用法、使用注意及来源（品种）。

4. 了解中药发展简史及各代重要本草著作。

六、学习方法

1. 预习，听讲解，反复领悟、记忆，看标本（看实物或上网看图片）等。

2. 联系中医基础理论与中医诊断学等。

3. 参考有关著作，如《大观本草》、《重修政和本草》、《本草纲目》、《本草备要》、《本草从新》、《本草求真》、《高等中医药院校教学参考丛书·中药学》、《中药学题集》等。

4. 编顺口溜、列表、制卡片等。

5. 前后对比记忆法、系统概括对比记忆法。具体可采用：同章节对比、他章节对比、功能相似对比、名称相似对比、同出一物对比等。

第一章 中药的起源与中药学的发展

第一节 中药的起源

中药的起源可追溯到原始社会（远古—约公元前2070年）。从古书的记载和传说来看，中药起源于原始社会人类的生产活动、生活实践和早期的医疗实践。大约在原始社会，人们在生产活动和生活实践的过程中，由于采食植物和狩猎，不可避免地因误食了一些“毒物”，而引发呕吐、泄泻，甚至昏迷、死亡等毒害反应，从而促使人们不得不主动去辨认这些“毒物”，以免毒害反应的继续发生。同时为了与疾病作斗争，人们又逐步将这些“毒物”加以利用，如当人体发生疾病的时候，便选用这些“毒物”的催吐、导泻等作用进行治疗。通过长期的反复实践，不断总结交流，从而形成了早期的药物疗法。可见中药的起源与食物有着密切的关系，所以自古就有“药食同源”之说。西汉·刘安《淮南子·修务训》所云“神农……尝百草之滋味……当此之时，一日而遇七十毒”，就是对我们祖先发现药物过程的生动写照。

据医史学家的研究，原始社会时期人类用以充饥的食物，大多是植物类，故最先发现的也是植物药。随着生产力的发展，农耕、动物驯养、渔猎生产的进步，人们对药物和食物的认识不断提高，随之对植物药和动物药的认识也逐渐深化。原始社会晚期，随着采石、开矿和冶炼业的兴起，人们又相继发现了矿物药等。总之，远古人经过无数次有意识地试验、观察，逐步积累了最初的药物知识。

第二节 中药学的发展

一、夏商周时代（约公元前 2070—前 221 年）

由夏至周，我国由原始社会进入奴隶社会（夏商）和封建社会（周）。随着社会的发展，人类的进步，生产力的提高，人们治病用药的经验逐步增加。随着文字的出现，记录和传播这些知识的方式也由口耳相传发展到了文字记载。

夏代（约公元前 2070—前 1600 年），人们从野果与谷物自然发酵的启示中，逐步掌握了酒的酿造技术，并已开始用谷物酿酒。至殷商时期，酿酒业已十分兴盛。在出土的殷商甲骨文中即有“鬯其酒”之记载。所谓“鬯其酒”，就是酿造芳香的药酒。酒，不仅是可食用的饮料，而且是能治病的药物，被称为“百药之长”。它不但具有“通血脉”、“行药势”等作用，而且还是制作药酒常用的溶媒。酒与药酒的发明，并用于保健与疾病的治疗，使医药学前进了一步。

夏商两代（约公元前 2070—前 1046 年），陶器的广泛使用，为中药汤剂的发明创造了条件。汤液的发明，为中药汤剂的问世奠定了基础。《战国策·魏策》云：伊尹创汤液。据考，伊尹为商汤之臣，精于烹调，曾著《汤液经》。

商代（公元前 1600—前 1046 年），在金文中已有了“藥”字。东汉许慎《说文解字·草部下》将其训释为“治病艸（草）。从艸，樂声。”指出药即治病之草（植物）。再者，此时的人们已逐步掌握了一些药物的疗效和毒害作用，如《尚书·说命》云：“若药弗瞑眩，厥疾弗瘳。”意思是说，用药如达不到令人头晕目眩的效果，病就不能治好。传说此书是由商代名相傅说（音悦）奉商王武丁之命而撰，说明当时的人们不仅掌握了用药治病的知识，而且已认识到药物的毒害作用与疗效之间的关系。

西周时期（公元前 1046—前 771 年），已有专业医师用药治病的文字记载，如《周礼·天官冢宰》云：“医师掌医之政令，聚毒药以供医事。”“疾医掌养万民之疾病，”“以五味、五谷、五药养其病。”东汉经学家郑玄注云：“五药”即“草、木、虫、石、谷”。说明当时的人们不但认识掌握了不少治病的药物，而且还将其分为五类。

《诗经》是我国最早的诗歌总集，其编成于春秋时期，所收载的诗歌大抵为周初至春秋中叶的作品。书中涉及植物、动物、矿物及其他可为药者300余种，其中不少被后世本草著作所收载。

春秋战国时期（公元前770—前221年），我们的祖先对药物知识的积累愈加丰富。成书不晚于战国时期（公元前475—前221年）的《山海经》载药120余种，大多数为动物、植物类药，少数为矿物及其他类药，许多沿用至今。

1973年，在长沙马王堆汉墓出土的帛书《五十二病方》是我国现存最早的方书，其抄写年代大约在秦汉之际（公元前3世纪末），所载医方大约源于春秋战国时期。全书共载方300余个，涉及药物290余种（可释药名299种），并详细记载了药物的炮制，处方的制剂、用法、禁忌等。

1977年，在安徽阜阳出土了汉简《万物》，虽抄写于西汉初年，而编撰年代却大约在春秋战国时期，现存竹简载药70余种，包括玉石、草木、米谷、菜、果、兽、虫鱼、禽等各类，涉及疾病30余种。说明本草学在春秋战国时期已略具规模，并可能有专著问世。

二、秦汉时期（公元前221—220年）

西汉时期，已有药学专著问世。据司马迁《史记·扁鹊仓公列传》载，名医公孙阳庆曾传其弟子淳于意《药论》一书。西汉晚期，“本草”一词已被广为采用，既是药物或药物学之代称，又是药学专著之替名。本草学已成为医生的必修学科，涌现了一批通晓本草的学者。

现存最早的专著《神农本草经》（简称《本经》），在汉代问世。该书并非出于一时一人之手，而是经历了较长时期的补充和完善过程。其成书年代虽尚有争议，但不会晚于2世纪。原书已佚，现存各种版本均系明清以来由学者考订、整理、辑复而成。

其序例赅要地总结了药物的四气五味、有毒无毒、配伍法度、服药方法、剂型选择等，初步奠定了药学理论的基础。各论载药365种，按药物补虚强壮、无毒或有毒、有毒而祛邪治病的不同，分为上、中、下三品。每药之下，依次列述药物的正名、性味、主治功用、生长环境，以及别名、产地等。

《本经》的三品分类法是中药学按功用分类之始，所记各药的功用大多朴实有验。如水银疗疥，麻黄平喘，常山截疟，黄连治痢，牛膝坠胎，海藻消瘿，阿胶止血，人参补虚，乌头止痛，半夏止呕，茵陈退黄等。其中有些还是世界上最早的记载，如用水银治皮肤病，要比阿拉伯和印度早500～800年。

《本经》系统总结了汉以前的药学成就，对后世本草学的发展具有深远的影响，是我国最早的珍贵药学文献。

三、魏晋南北朝时期（220—589年）

由于战乱，大量文献被毁，“千不遗一”。虽然如此，但此间留下的本草书目仍有近百种之多。重要的本草著作，除《李当之药录》（约220年）、《吴普本草》（约239年）及《徐之才药对》外，首推梁代陶弘景的《本草经集注》。该书完成于500年左右，载药730种。

陶氏在是书序例中，首先回顾了本草学的发展概况，接着对《本经》序例条文逐一加以注释、发挥，具有较高的学术价值。同时，针对当时药材伪劣品较多的状况，补充了大量采收、鉴别、炮制、制剂及合药取量等方面的理论和操作原则。并增列了“诸病通用药”、“解百毒及金石等毒例”、“服药食忌例”等，丰富了本草学的内容。

在各论部分，陶氏首创按药物自然属性分类法，将所载药物按玉石、草木、虫兽、果、菜、米食及有名未用分为7类。同时，在各类中又承袭《本经》三品分类法，将药物按上中下三品次第列述。所载药物半数源于《本经》，半数源于陶氏《名医别录》。为便于区别，采用朱写《本经》文，墨写《别录》文，再以小字作注。对药性，又以朱点、墨点、无点方式，以别其性热、性冷、性平。

本书第一次全面系统地整理、补充了《本经》，反映了魏晋南北朝时期的本草学成就，初步确立了综合性本草著作的编写模式。

此外，本时期还开创了新兴的本草分支学科——炮制学。我国第一部炮制专著《炮炙论》问世。是书由南朝刘宋的雷斅所著，叙述药物通过适宜的炮制，可以提高药效，减轻毒性或烈性，收录了300种药物的炮制方法，许多至今仍在沿用。（注：近年有学者通过考证研究，提出雷斅为隋末唐初人，《炮炙论》成于623—624年的辅宋时期，与苏颂的隋人说相近，值得重视。）

四、隋唐五代时期（581—960年）

隋唐时期，医药学有较大发展，各地使用的药物总数已达千种。然而，由于此前国家长期分裂、战乱等多种原因，致使药物品种及名称混乱，加之《本草经集注》百年多的传抄，出现不少错误。因此，急需对本草再次进行认真的整理。

唐显庆四年（659年），朝廷颁行了由李勣等领衔、苏敬等编纂的《新修本草》，又称《唐本草》。全书共54卷（一说53卷），载药844种（一说

850 种）。书中除本草正文外，还增加了药物图谱，并附以文字说明，开创了以图文对照法编著综合性本草之先例。

本书的完成，依靠了国家的行政力量和充分的人力物力，并在成书后由朝廷颁行全国，法定为医学生的必修之书，是我国历史上第一部官修药典性本草。

因本书是在普查全国药材基础上撰成，故无论内容和形式都有新的特色，反映了唐代的药学成就，对后世本草学的发展影响极大。

是书很快传到国外，对世界医学特别是日本医学发展也有一定影响。《新修本草》也是世界上第一部药典性本草著作，比 1546 年问世的欧洲纽伦堡药典（《科德药方书》）早 887 年。

唐开元二十七年（739 年），陈藏器编成了《本草拾遗》。作者深入实践，不仅增补了大量民间药，而且辨识品类也极审慎。陈氏在书中提出了著名的“十剂”理论，将药物的功用概括为宣、通、补、泻、轻、重、滑、涩、燥、湿十类。为深化中药功效分类法提供了新思路。

唐代，医药学家对食物药已有专门研究。孙思邈（581—682 年）受佛、道、儒教的影响，终身隐居不仕，悉心钻研医药，取得巨大成就。因其对本草学的发展贡献巨大，故被后人尊称为“药王”。永徽三年（652 年），孙氏著《备急千金要方》（简称《千金方》）。该书专列《食治篇》，按果实、蔬菜、谷米、鸟兽（附虫鱼）四类，列述 162 种食物的性能效用，是我国现存最早的食疗专篇，为饮食疗法的发展奠定了基础。

由孟诜原著、张鼎改编增补而成的《食疗本草》，大约在开元二十七年（739 年）成书，该书全面总结了唐以前的营养学和食疗经验，是这一时期最有代表性的食疗专著。

唐代已开始使用动物组织、器官及激素制剂。《新修本草》记载了用羊肝治夜盲症和改善视力的经验。《本草拾遗》记录了用人胞（即胎盘）治血气羸瘦与妇人劳损。《千金方》记录了用羊靥（羊的甲状腺）和鹿靥（鹿的甲状腺）治甲状腺病。

酵母制剂在公元前即有记载，到了唐代已普遍用于医药，《千金方》和《药性论》（甄权著，大约成书于 627 年）等都对神曲的性质与功用有了明确的记述。

唐至五代初，对外来药也有专门研究，其成果突出体现在李珣的《海药本草》。该书大约成于 925 年，是这一时期专门记载外来药的药学专著。书中主要介绍了域外及我国岭南地区所产药物，扩充了本草学内容，反映了这一时期对外来药的引进情况及认识水平。

唐武德七年（624 年），国家设立了药学专校，称为“药园”。园内辟有良田 300 亩，培植药材 850 种，以供处方应用及鲜药之需。在每年春天招收 16～20 岁的“药园生”。教学内容是药物的栽培、采制、鉴别，以及认识药物的有毒无毒等。毕业后成绩好的选拔为教师，称为“药园师”。

唐代和国外往来日趋频繁，药物的对外交流也日益增多。尤其值得提出的是唐代精通药学的扬州僧人鉴真，应日本留学生的邀请，于 743—753 年的 10 年中，经过 6 次渡海，终抵日本传授药学知识，对日本药学的发展，做出了巨大贡献。被日人尊为“药王”，死后立庙纪念，至今还保存着他的生活遗迹。

五代时期，后蜀（935—965 年）之主孟昶命韩保升等，将《新修本草》增补注释，撰成《重广英公本草》，又称《蜀本草》。是书增补的资料丰富，尤其是对药物图形的解说，更详于前代本草，对本草学的发展起到了一定的作用。

此外，吴越国时，佚名人曾撰《日华子本草》，又称《大明本草》。该书大约在 970 年问世，书中对药性的论述有不少新的见解，是一部实用性较强的地区性临床药书。

五、宋代时期（960—1279 年）

宋代，由于雕版印刷技术的广泛传播与应用，为本草学术的发展提供了有利条件。宋代朝廷极为重视，并多次组织专家学者进行本草修订工作。开宝六年（973 年），宋太祖命刘翰、马志等，以《新修本草》为底本进行校修，编成《开宝新详定本草》。宋太祖看后不甚满意，次年（974 年）又命李昉等再次刊订，编成《开宝重订本草》（简称《开宝本草》）。这是宋朝廷第一次修订本草。

嘉祐二年（1057 年），宋仁宗又命掌禹锡等校订本草。至嘉祐五年（l060 年），《嘉祐补注神农本草》（简称《嘉祐本草》）刊行。全书载药 1082 种（实际统计 1083 种），是在《开宝本草》基础上补修而成。与此同时，掌禹锡等又上奏朝廷，建议仿唐《新修本草》编写法编撰《图经本草》。嘉祐三年（1058 年），朝廷采纳了这一建议，诏令全国州路，征集药图和标本，并派苏颂负责编纂，历时三年功成，1061 年刊行，又称《本草图经》。全书载药 1000 余种，附药图 900 多幅，是我国现存最早的版刻图谱。

《嘉祐本草》以《开宝本草》为基础，主在以文拾遗补阙；《图经本草》仿《新修本草》编写法，重在以图订伪求实。二者相合，图文对照，内容互补，堪称姊妹篇，具有极高的文献价值。

然而，《嘉祐本草》与《图经本草》也并非十全十美。首先，二书分别刊行，应用不便；其次，遗漏了许多医师方家的经验和民间单方验方，实属不妥。于是，一些医药学家自己动手修订本草，以拾遗补漏。

元丰五年（1082 年），四川名医唐慎微，在上述两部本草基础上，又收集补充了大量宋以前各代名医方家对本草的真知灼见、经史传记和佛书道藏中有关药物的论述，以及民间防治疾病的经验和单方，撰成《经史证类备急本草》，简称《证类本草》。全书共 30 卷，载药 1558 种（一说 1746 种等），附方 3000 余首。该书图文对照，资料丰富；方药并收，药医结合；集宋以前本草之大成，堪称宋代本草代表作。不但具有很高的学术价值和使用价值，而且还有很高的文献价值。

本书在宋代曾几次修订。大观二年（1108 年）经医官艾晟重修后，被作为官订本草而刊行，遂改名为《经史证类大观本草》，简称《大观本草》。

政和六年（1116 年），又经医官曹孝忠重新校订，再次改名为《政和新修证类备用本草》，简称《政和本草》。

南宋绍兴二十九年（1159 年），医官王继先又一次校订《大观本草》，更名为《绍兴校定经史证类备急本草》，简称《绍兴本草》。

淳祐九年（1249 年，即蒙古定宗四年），平阳（今山西省临汾市）人张存惠对《政和本草》重新校刊，并将寇宗奭的《本草衍义》随文散入作为增订，又更名为《重修政和经史证类备用本草》，简称《重修政和本草》。

政和六年（1116 年），负责采买辨验药材的寇宗奭，依靠一人之力撰成《本草衍义》（原名《本草广义》）。全书 20 卷，收药 467 条，计 570 余种。它补充了《嘉祐本草》和《图经本草》的不足，指出并纠正了前人的许多疏漏和错误。对药物的性味、使用部位、功用效验和应用范围，论述得比较贴切，并有许多增补和发挥。尤其是对药材真伪优劣的鉴别，至今仍有参考价值。

国家设立药局，是北宋的一大创举，也是我国乃至世界药学史上的重大事件。熙宁九年（1076 年），朝廷在京城汴梁（今河南省开封市）开设由国家经营的“太医局卖药所”，把丸散膏丹等成药归由国家专利出售。崇宁二年（1103 年）增至五所，并另设“修合药所”（炮制作坊）二处。政和四年（1114 年）又分别改名为“医药惠民局”和“医药和剂惠民局”。

药局的创立促进了药材检验、成药生产的发展，带动了炮制、制剂技术的提高，并制定了制剂规范，《太平惠民和剂局方》（1078 年初刊）就是这方面的重要文献。是书简称《和剂局方》，由裴宗元、陈师文等编成，是我国第一部制剂规范，也是世界上现存最早的、由国家药局编撰的、具有药典性质的成方集。

此外，北宋《苏沈良方》（1075 年）最早记载从人尿中提取性激素制剂“秋石”的制备方法，南宋陈衍《宝庆本草折衷》（1248 年）记载以“猪胆合为牛黄”，以及宋代用升华法制取龙脑、樟脑，蒸馏法制酒等，均说明这一时期在中药制剂方面取得了巨大成就。

六、金元时期（1115—1368 年）

宋代本草学的长足发展和本草著作的大量刊行，为金元时期本草学的发展奠定了基础。宋代医家儒臣对药物作用机理的探索，拓宽了金元医家的学术思路。这一时期，本草学发展的主潮流，由博采资料、考订基源，转为精炼药效、探讨药理。

金元两代朝廷，对修订本草重视不够。元代朝廷虽派人增修过本草，但已早佚，对本草学的发展几无影响。而出自临床医生之手的私著本草却取得了成就，推动了本草学、特别是药性理论的发展。这些临床医生编著的本草，不求详备，但求实用，具有明显的临床药学特征。如刘完素的《素问药注》、《本草论》，张元素的《珍珠囊》（1186 年前），李东垣的《药类法象》、《用药心法》（1298 年前），王好古的《汤液本草》（1298 年），朱丹溪的《本草衍义补遗》（约 1358 年）等。

这些本草著作的主要成就概之有二：一是发展了升降浮沉、归经等药性理论，使之系统化，并作为论述各药性效的重要内容；二是深入探求药效原理，以药物形、色、气、味为主干，借助于气化、运气及阴阳五行学说，建立了一整套法象药理模式。这些成就虽然丰富了中药的药性理论，强调用药要注意季节、气候的影响，但其简单、机械的推理方式，又对后世本草学的发展产生了消极影响。

忽思慧编著的《饮膳正要》，成书于至顺元年（1330 年），是元代著名的食疗专著。书中记载了不少回、蒙等民族的食疗方药和元代宫廷食物的性质，以及有关膳食的烹饪方法，至今仍有较高的参考价值。

七、明代时期（1368—1644 年）

明代，随着医药学的发展，药学知识和技术的进一步积累，沿用已久的《证类本草》已不能满足时代要求。弘治十六年（1503 年），刘文泰奉敕修订本草。弘治十八年（1505 年）编成，书名《本草品汇精要》，简称《品汇精要》。全书共 42 卷，目录 1 卷，收药 1815 种，按玉石、草、木、人、兽、禽、虫鱼、果、米谷、菜十部分列。每药又分名、苗、地、时、收、用、质、色、味、性、气、臭、主、行、助、反、制、治、合治、禁、代、忌、解、赝24项记述。这种将药物分项解说的方法虽是本书的一大特色，但有分项过繁、界限不明之不足。本书所绘药图均为工笔彩绘，共收图1358幅（一说1360幅），其中366幅为新增药图，还有少量制药图，是我国古代收药图最多的一部彩色图谱，堪称古代彩绘本草之精品。

该书是明代唯一的官修药本草，书成之后存于内府而未刊行，直至1936年始由商务印书馆据故宫旧抄本铅印出版，但无药图，故其对以后的本草学发展影响较小。

伟大的医药学家李时珍（1518—1593年），以毕生精力对本草学进行了全面的整理总结。历时27年，于万历六年（1578年）编成《本草纲目》（简称《纲目》），万历二十一年（1593年）刊行。全书52卷，约200万言，收药1892种（新增374种），附图1100多幅，附方11000余首。序例部分对本草史和中药基本理论进行了全面、系统的总结和发挥。各论按药物的自然属性和生态条件分为水、火、土、金石、草、谷、菜、果、木、服器、虫、鳞、介、禽、兽、人16部、60类。各药按正名、释名、集解、正误、修治、气味、主治、发明、附方诸项逐一介绍。是书不但集我国16世纪以前药学成就之大成，而且在植物、动物、矿物、地理、冶金、天文、化学、物候等方面也有突出成就。

本书问世后，不但在国内广为流传，对国外也有很大影响。从17世纪初至本世纪止，先后有多种文字的译本或节译本流传世界各地，对世界医学乃至自然科学做出了举世公认的卓越贡献。

此后，倪朱谟的《本草汇言》（1624年）和缪希雍的《本草经疏》（1625年）等也为本草学发展做出了贡献。

明代的专题本草著作较多，也取得了较大成就。永乐四年（1406年），朱橚的《救荒本草》问世。书中选择可供灾荒时食用之物414种，记述其名称、产地、形态、性味良毒、食用部位及加工烹饪方法等，并精心绘制成图，对农学、植物学及医药学的发展产生了重要影响。

15世纪中期（1436—1449年），兰茂通过实地调查，搜求云南地区药物400余种，撰成《滇南本草》，它不仅是明代著名的地方本草，也是我国现存古代内容最丰富的地方本草。

万历四十年（1612年），李中立著成《本草原始》，该书着重研究中药药材，被认为是我国古代出色的药材学（或生药学）专著。

天启二年（1622年），缪希雍撰成《炮炙大法》，是明代最有影响的炮制专著。

这一时期人工栽培的药物已达200余种，种植技术也有很高的水平，如川芎茎节的无性繁殖，牡丹、芍药的分根繁殖。提取药物成分的记载也较前增多，嘉靖四十四年（1565年）陈嘉谟撰成《本草蒙筌》，该书虽为学习中药的启蒙读物，但所载用五倍子制百药煎（没食子酸），却早于欧洲200余年。

约于17世纪问世的《白猿经》，所载用新鲜乌头制取冰晶状“射罔”，实为乌头碱之结晶。比欧洲人在19世纪初叶才从鸦片中提炼出号称世界第一种生物碱的吗啡，还要早100多年。

此外，卢复历时14年，以《本草纲目》和《证类本草》所载资料为主，于万历四十四年（1616年）辑成《神农本草经》3卷，为《本经》现存最早的辑复本。

八、清代时期（1644—1911年）

清代，研究本草之风盛行。一是承前代治学之法，顺应医药学的发展，继续补充修订本草，如赵学敏的《本草纲目拾遗》（1803年）等；二是适应临床，切合实用，撷取《本草纲目》之精粹，编辑成节要性本草，如汪昂的《本草备要》（1694年）、吴仪洛的《本草从新》（1657年）、黄宫绣的《本草求真》（1769年）等；三是考据辑佚，从古代文献中重辑《神农本草经》等，如孙星衍、顾观光等人的辑本；四是对《本经》进行注释发挥，如张璐的《本经逢原》（1695年）、邹澍的《本经疏证》（1837年）等。在这些著作中具有代表性的有《纲目拾遗》和《本草求真》等。

《本草纲目拾遗》初稿成于乾隆三十年（1765年），此后又不断增补修订，定稿于嘉庆八年（1803年）。全书共10卷，载药921种，其中新增药物716种。补充了马尾连、金钱草等大量疗效确切的民间药和金鸡勒、日精油等外来药，极大地丰富了本草学，同时对《本草纲目》虽收载而记述不详的加以补充，错误的加以订正，不但总结了我国16～18世纪本草学发展的新成就，还保存了大量今已散佚的方药书籍的部分内容，具有重要的文献价值。

《本草求真》成书于乾隆三十四年（1769年），载药521种（不算附药）。全书各论9卷，分述各药的气味、归经、功能主治、配伍应用、使用宜忌及与其相关药物的性能异同，并简述其自然属性、药用部位、品质优劣及炮制贮藏等。各论之后附脏腑病证主药、六淫病证主药、药物总义等。在以临床实用为宗旨的思想指导下，各论按药物性效将其分为补、涩、散、泻、血、杂、食物七大类，每大类又分若干小类，共计32小类。为了方便检阅，特用卷前、卷后均设目法。卷前目如前所述，按药物性效分类，便于临床医生及熟悉药物性能者查检；卷后目按药物自然属性分列，且每药名后又标以序号，便于不熟悉药物性能者检索。这种双目法在当时是一种创举。所用的药物性效分类法，不仅较《本经》三品分类和陈藏器十剂分类更为先进，而且极大地影响了当代临床中药学的药物分类。

清代有大批民间药物专著，也为综合本草提供了新内容，如《纲目拾遗》就引用了《百草镜》、《草药书》、《李氏草秘》等十余种，此外，还有何谏的《生草药性备要》（1681 年）、莫树蕃的《草药图经》（1827 年）、刘兴的《草木便方》（1870 年）及无名氏的《天宝本草》（1883 年）等。

清代的专题类本草门类齐全，其中也不乏佳作，如：张睿的《修事指南》（1704 年）专论药物炮制，章穆的《调疾饮食辨》（1813 年）和王孟英的《随息居饮食谱》（1861 年）专论食疗，唐容川的《本草问答》（1893 年）专论药理，郑肖岩的《伪药条辨》（1901 年）专论药材鉴别等。

九、民国时期（1911—1949 年）

辛亥革命后，西方文化及西方医药学在我国的进一步传播，对我国的社会及医药事业的发展产生了重大影响。在此期间，曾出现了一股全盘否定传统文化的思潮，中医药学的发展受到了一定的阻碍。但是，在先贤的顽强奋争下，中药学以其顽强的生命力，按照自身的规律继续向前发展。

随着中医药学校的建立，一批适应教学和临床应用需要的中药学讲义相继问世。这些中药学讲义对各药性能主治的论述大为充实，其中尤以张山雷《本草正义》（1932 年）的论述和发挥最为精辟中肯。

药学辞典类大型工具书的出现，是这一时期中药学发展的一件大事。其中成就和影响最大的当推陈存仁的《中国药学大辞典》（1935 年）。全书收词目 4300 条，汇集古今有关论述，资料详博，查阅方便。虽有不少错讹，仍不失为近代第一部具有重要影响的大型药学辞书。

中药学的现代研究亦开始起步。植物学、生药学工作者对确定中药品种及资源调查做了大量工作。许多药学工作者则致力于单味中药的化学成分及药理作用研究，将中药学的发展推向了新的阶段。

十、新中国时期（1949 年至今）

中华人民共和国成立以来，政府高度重视中医药事业的继承和发扬，并制定了相应的政策和措施。随着现代自然科学技术和国家经济的发展，本草学也取得了前所未有的成就。

从1954年起，各地出版部门根据卫生部的安排和建议，积极进行中医药文献的整理刊行。在本草方面，陆续影印、重刊或点校评注了《神农本草经》、《新修本草》（残卷）、《大观本草》、《重修政和本草》、《滇南本草》、《本草品汇精要》、《本草纲目》等数十部重要古代本草著作。之后，对亡佚本草的辑复和流散于海外的珍贵古本草文献的收集也相继展开，并取得了成绩。

20世纪90年代，中国文化研究会动用大量人力物力，收集全世界130个图书馆及私人密藏有关本草文献编纂成《中国本草全书》（1999年）。全书收录影印了公元前220—1911年间，我国古、近代所有重要本草专著及相关本草文献，共计410册，附彩色图片7000余幅，黑白图片20000幅。其中历代本草专著160卷，方剂类本草文献76卷，古代医籍所载本草文献14卷，古代农学著作所载本草文献20卷，佛教、道教典籍中所载本草文献13卷，古代地方志所载本草文献22卷，古代外国学者撰写的本草文献49卷，古代各种类书保存的本草文献38卷，藏、蒙、维、回、彝、鲜等少数民族本草文献4卷，本草杂著包括戏剧、小说、诗、词、歌、咏、笔记、史料等记载的本草文献3卷。书后附有索引及附录7卷。

是书集历代现存本草之大成，内容宏博，成就辉煌。它不仅使我国现存的本草书籍免遭损毁的厄运，而且使近百部流散于海外的孤本、珍本本草书籍得以回归祖国；不仅收集了现存的本草专著，而且广泛采录了散见于其他文献中相关的本草资料。它的问世必将为继承、弘扬我国宝贵的中医药文化遗产起到重要作用。

20世纪50年代以来，政府先后数次组织各方面人员对中药资源进行了大规模调查，编写了一大批全国性或地方性中药专著或手册，极大地丰富了本草学，药物总数已达12800余种（生物或矿物种）。中药现代研究无论在深度和广度上都取得了巨大的成就，中药鉴定学、中药药理学、中药化学、中药炮制学、中药药剂学等分支学科有了新的发展。

中药新著不仅数量多，而且门类齐全，将本草学提高到崭新的水平。其中，最能反映当代本草学术成就的有各版《中华人民共和国药典》、《中药志》、《全国中草药汇编》、《中药大辞典》、《原色中国本草图鉴》、《中国中药资源志要》及《中华本草》等。

《中华人民共和国药典》以法典形式确定了中药在当代医药卫生事业中的地位，也为中药材及中药制剂质量的提高、标准的确定起到了巨大的促进作用。

《中药大辞典》历时20余年编纂而成，全书分上、下册和附编三部分，收药 5767 种，资料丰富，内容翔实，非常实用。

《中华本草》为当代本草代表作。该书是由国家中医药管理局主持，南京中医药大学总编审，全国 60 多个单位 500 余名专家历时 10 年共同编纂的划时代巨著。全书共 34 卷。前 30 卷为中药，已于 1999 年 9 月出版，包括总论 1 卷，药物 26 卷，附编 1 卷，索引 2 卷。共载药 8980 味，备考药 571 种，插图 8534 幅，引用古今文献约 1 万余种，计约 2800 万字。

后 4 卷为民族药专卷，包括藏药、蒙药、维药、傣药各 1 卷。藏药卷，已于 2002 年出版，收载常用藏药 396 种，插图 395 幅，计约 140 万字；蒙药卷，已于 2004 年出版，收载常用蒙药 421 种，插图 484 幅，计约 160 万字；维药卷，已于 2005 年出版，收载常用维药 423 种，插图 320 幅，计约 150 万字；傣药卷，已于 2005 年出版，收载常用傣药 400 种，插图 351 幅，计约 100 万字。

书成之后，又于 2005 年编写出版了苗药卷。全书共收苗药 391 种，插图 400 余幅，是对《中华本草》的补充。

该书全面总结了中华民族二千余年来传统药学的成就，集中反映了 20 世纪中药学科、藏药学科、蒙药学科、维药学科、傣药学科、苗药学科的发展水平，不仅对中医药、藏医药、蒙医药、维医药、傣医药、苗医药的教学、科研、临床治疗、资源开发、新药研制等具有一定的指导作用和实用价值，而且对我国传统医药学特别是中医药学走向世界具有十分重要的历史意义。

中药教育事业迅速发展，为本草学的发展造就了一大批高质量专业人才。当前，中药教育已形成了中专、大专、本科、硕士、博士、博士后各层次的完整培养体系，各种中药专业教材也多次编写修订，质量不断提高。

总之，我国的中药学源远流长，硕果累累。当今，它的发展已进入了一个新阶段，必将会取得更大的成就，为人类的卫生健康事业做出应有的特殊贡献。

第二章 中药的产地与采集

中药的产地、采收与贮存是否得当，是影响药材质量的重要因素。对野生动、植物的不合理采收，会破坏药材资源，降低药材产量。

现代研究证明，中药的产地、采收与贮存，直接影响药物有效成分的含量。研究中药的产地、采集与贮存，是保证药材质量和保护药材资源的重要课题。

第一节 产　地

一、产地影响药材质量

由于药物产地的水土、气候、温度、日照等自然条件的不同，同一种类的药物在不同的地区出产，其质量与疗效差异很大。经过长期的应用比较，逐渐形成了“道地药材”的概念。

二、道地药材

道地药材，也称“地道药材”。即产于某一地区，质量好，疗效佳，历史久的优质药材。

确定道地药材的关键是临床疗效，而药材的临床疗效又与品种、产地、质量等多种因素有关。如四川的黄连、川芎、附子，江苏的薄荷、苍术，广东的砂仁、陈皮，东北的人参、细辛、五味子，云南的茯苓，河南的地黄，山东的阿胶等，都是著名的道地药材。

道地药材虽在长期的生产和用药实践中形成，但并不是一成不变的。如环境条件的变化及无计划的采掘使上党人参灭绝，东北人参遂独为道地；三七原产广西，称为广三七、田七，云南产者（滇三七）后来居上，遂为三七的新道地产区。

长期的临床实践证明，重视中药产地与质量的关系，强调道地药材的开发和应用，是保证中药疗效的重要环节。随着医疗事业的发展，中药材需求量日益增加，再加上很多药材的生产周期长，产量有限，单靠道地药材产区的扩大生产，已经无法满足药材需求，故必须在保证药材质量和疗效的前提下，研究道地药材的栽培和养殖技术，创造特定的生产条件，开展异地引种药用植物和驯养药用动物，以扩大药源，生产优质中药材。

第二节 采 集

中药材的有效成分，是药物效用的物质基础。这种物质基础的量和质，又受到中药材的采收季节、时间和方法的影响。

中药材的采集是确保药物质量的重要环节，是影响药物性能和疗效的重要因素。

一、植物类药物的采收

在不同生长发育阶段的植物中，其化学成分的积累是不相同的，甚至会有很大差别。有些药物因生长年限不同，所含有效成分差异很大。如甘草中的甘草酸，生长三四年者比生长一年者几乎高出一倍；人参总皂苷的含量，以生长 6～7 年者最高。

有些则随月份变化，如丹参以 7 月份有效成分含量最高；黄连也以 7 月份小檗碱含量最高，可延续到第 6 年。

有些随时辰变更而变化，如曼陀罗中生物碱的含量，早晨叶子含量高，晚间根中含量高。

由此可知中药材讲究采收时间是有科学根据的。

按药用部位的不同，各类药采集时间为：

（一）全草类

多数在植株充分生长、枝叶茂盛的花前期或刚开花时采收。有的割取地上部分，如薄荷、荆芥、益母草、紫苏等；有的带根拔起入药，如车前草、蒲公英、紫花地丁等。

茎叶同时入药的藤本植物，则待其生长旺盛时割取，如夜交藤、忍冬藤等。

此外，有的须用嫩苗和带叶花梢则当适时采收，如茵陈、夏枯草等。

（二）叶类

通常在花蕾将放或正在盛开时进行。此时植株茂盛，性味完壮，药力雄厚，最宜采收，如大青叶、荷叶、艾叶、枇杷叶等。

个别也有例外，如桑叶须在秋末冬初经霜后采。

（三）花类

一般应在花蕾开放时采收，次第开放者应分次采收，如菊花、旋覆花、月季花。有些应在花蕾含苞欲放时采收，如金银花、槐米、辛夷等。

此外，红花则宜在花瓣由黄色变橙红色时采收，以花粉入药的蒲黄则须在花朵盛开时采收。

（四）果实和种子类

多数果实类药材当在其成熟后或将成熟时采收，如瓜蒌、枸杞、马兜铃；少数有特殊要求者则须在果实幼嫩时采摘，如乌梅、青皮、枳实等。

以种子入药者，属同一果序的果实成熟期相近，可以割取整个果序；属次第成熟，则应分次采摘。

有些干果成熟后很快脱落，或果壳裂开种子散失，宜在开始成熟时采收，如茴香、白豆蔻、牵牛子等。

易变质的浆果又宜在清晨和傍晚时采收，如枸杞、女贞子等。

（五）根和根茎类

一般在早春和深秋采收为宜，此时新芽初萌或植株将枯，根或茎中有效成分含量最高，如天麻、苍术、葛根、桔梗、大黄、玉竹等。其中有的因冬采春采而质量有别，如天麻冬采佳，春采差。

此外，也有少数例外，如半夏、延胡索以夏季采收为宜。

（六）树皮和根皮类

多在春夏之间采剥，因这时植株生长旺盛，树皮易于剥离，如黄柏、厚朴、杜仲等。

有些根皮类药则以秋后采收为佳，如牡丹皮、地骨皮、苦楝根皮等。

此外，肉桂则宜在十月采收，因此时油多又易剥离。

二、动物类药的采收

动物类药材因品种不同，采收各异。具体时间，以保证药效和容易获得为原则。如桑螵蛸应在3月中旬采收，过时则虫卵已孵化；鹿茸应在清明后45～60天截取，过时则角化；驴皮应在冬至后宰剥，因此时驴皮厚而质佳；斑蝥等小昆虫等应在数量较多的活动期捕捉；等等。

三、矿物类药的采收

一般可随时采收。

第三章 中药炮制

一、概念

所谓中药炮制，是指依据中医中药理论，按照中医临床辨证论治的需要，以及调配、制剂或药物自身性质特点的不同要求，所采取的一种专门的制药加工技术。简言之，炮制就是将原生药材加工成中药饮片的过程，是中药材在制剂前的各种必要加工处理的通称。

炮制，古称炮炙，也称修事、修治和修制。由于“炮”和“炙”的原义是指用火烧烤、焚烧、烘烤，或在烈日下曝晒等简单的加工处理，不能概括中药材在制剂前的各种加工处理技术，故今人改用“炮制”一词。

炮制是否得当，直接关系到饮片的药性、功效及治疗效果的优劣。

二、目的

炮制的目的主要有：

1. 增强药效。大多数炮制方法均可从不同角度提高药效成分的溶出率，以增强药物的疗效，如切制能增加药材与溶剂的接触面积，使药效成分易于溶出等。许多中药经用某种特定的辅料炮制后，可增强药效，如蜜炙百部、紫菀，可增其润肺止咳作用；酒炒川芎、当归，可增其温经活血作用；醋制延胡索、香附，可增其止痛作用；姜汁炙半夏、竹茹，可增其止呕作用；羊脂炙淫羊藿，可增其补肾壮阳作用等。有的中药经火煅或清炒后可增强其药力，如火煅明矾为枯矾，可增其燥湿、收敛作用；炒制槐花，能增其止血作用；等等。

2. 消降药毒。即消除或降低药物的毒性、烈性或副作用。如川乌、附子、草乌、半夏、天南星、马钱子等毒性较大，生品内服极易中毒，炮制后毒性降低；巴豆、千金子毒大峻泻，去油用霜，可减缓其毒性与泻下力；酒炙常山，可减缓其峻烈的催吐作用；等等。

3. 改变性能。许多药物经炮制后可改变其性能，使之更能适合病情需要。如地黄生用凉血，而制成熟地黄则性转微温以补血见长；生姜煨熟，能减缓其发散之力，增强其温中之效；南星经牛胆汁制后，不但能使其药性由温变凉，而且还能增强其息风止痉作用；大黄本为沉降之性，酒制后既能使其上行而清上焦之热，又能增强其活血化瘀作用；何首乌生用润降通便，制熟后则失去润降作用而专补肝肾；等等。

4. 便于贮藏。有些药物在贮藏前要进行干燥处理，降低其含水量，以免在贮存中因霉变、腐烂而变质。如植物类药材在贮藏前通常要干燥；桑螵蛸须蒸制杀死虫卵，防止孵化，以便贮藏等。

5. 保存效能。植物种子类药材要经过蒸、炒等加热处理，以终止种子发芽，保存药物的效能，如苏子、莱菔子等。一些含苷类成分较多的药材，其苷类成分在贮藏过程中可能被药材自身所含的酶所分解，故需在贮藏前通过加热处理而破坏其酶，以保存其效能，如黄芩、苦杏仁等。

6. 适宜调制。矿物、动物甲壳及某些种子类药材，需进行粉碎、切制等加工处理，以便处方调配或制剂，如自然铜、磁石、珍珠母、穿山甲等；许多植物类药材须经过加工切成段、丝、片、块等饮片，以便分剂调配。

7. 净药准量。即纯净药材，以便准确称量。在采收、保存药材的过程中，常混有泥土、杂质，或保留有非药用部分，必须经过纯净处理，去除杂质和非药用部分，以保证药物的净度和剂量的准确。如根类药材应洗去泥沙，除去芦头（残茎）；皮类药材应剥去粗皮（栓皮）；枇杷叶要刷去毛；蝉蜕要去头足等。

8. 矫味利服。动物类药材或其他有特殊臭味的药物，应采用漂洗、酒炙、醋炙、炒黄等处理，以矫味矫臭，利于服用，如海藻、肉苁蓉当漂去咸味腥味等。

三、方法

中药的炮制方法主要有五类，具体是：

1. 修制

（1）纯净：是采用挑、拣、簸、筛、刮、刷等手段，去掉灰屑、杂质及非药用部分，使药物清洁纯净的炮制方法。如拣去合欢花中的枝、叶，刷除枇杷叶、石韦叶背面的绒毛，刮去厚朴、肉桂的粗皮等。

（2）粉碎：是采用捣、碾、镑、锉等手段粉碎药物，以符合制剂和其他炮制法的要求的炮制方法。如牡蛎、龙骨捣碎，便于煎煮；琥珀、珍珠研粉，便于吞服；羚羊角镑成薄片，或锉成粉末，便于制剂和服用等。

（3）切制：是采用切、铡的手段，把药物切制成一定规格的炮制方法。经如此炮制的药物，既便于进行其他炮制，又利于干燥、贮藏和调剂时称量，还有助于药物成分的溶出。

切制的规格很多，如天麻、槟榔宜切薄片，泽泻、白术宜切厚片，黄芪、鸡血藤宜切斜片，白芍、甘草宜切圆片，肉桂、厚朴宜切圆盘片，桑白皮、枇杷叶宜切丝，白茅根、麻黄宜铡成段，茯苓、葛根宜切成块等。

2. 水制。是采用水或其他液体辅料处理药材的炮制方法。水制的目的主要是清洁、软化药物、调整药性。常用的有洗、淋、泡、漂、浸、润、水飞等。

（1）洗：是将药材放入清水中，快速清洗的炮制方法。

（2）淋：是将质地坚硬的药材，在保证其药效的前提下，放入水中浸泡一段时间，使其变软的炮制方法。

（3）润：又称闷。是根据药材质地的软硬，加工时的气温与使用的工具，用淋润、洗润、泡润、浸润、晾润、盖润、伏润、露润、包润、复润、双润等多种方法，使清水或其他辅料润透药材，在不损失或少损失药效的前提下，使药材软化，便于切制饮片的炮制方法。如淋润荆芥，泡润槟榔，酒洗润当归，姜汁浸润厚朴，伏润天麻，盖润大黄等。

（4）漂：是将药物置宽水或长流水中浸渍一段时间，并反复换水，以除去药物的腥味、盐分及毒性成分的炮制方法。如将昆布、海藻、盐附子漂去盐分，紫河车漂去腥味等。

（5）水飞：是借药物在水中的沉降性质分取药材极细粉末的炮制方法。常用于矿物类、贝甲类药物的制粉，如飞朱砂、飞炉甘石、飞雄黄、飞滑石等。

3. 火制

（1）炒：是将净选或切制后的药材置加热容器内，用不同的火力连续加热，并不断搅拌或翻动至一定程度的炮制方法。具体有不加辅料与加辅料之别。

不加辅料炒，又称清炒，具体有炒黄、炒焦、炒炭等。炒黄能增强疗效、缓和药性、降低毒性，如牛蒡子炒后，能缓和其寒滑之性，并易于煎出其有效成分；薏苡仁炒后，能增强其健脾止泻作用等。炒焦能增强疗效和缓和某些药物的性能，如栀子炒焦，能缓和其苦寒之性；槟榔炒焦，能使其药性缓和等。炒炭能增强药物的收敛止血作用，如栀子炒炭存性，能增强其凉血止血作用；乌梅炒炭，能增强其收敛止血作用等。

加辅料炒，是指将某种辅料放入锅内加热至规定程度，投入药物共同拌炒的炮制方法。所用固体辅料有中间传热作用，能使药物受热均匀，炒后能使药物质变酥脆，易于药物成分的煎出，并能降低毒性，缓和药性，增强疗效，常用的有土炒、麸炒、米炒、砂炒（烫）、蛤粉炒（烫）、滑石粉炒（烫）等，如土炒白术、麸炒枳壳、米炒斑蝥、砂炒穿山甲、蛤粉或滑石粉炒阿胶等。

（2）炙：是指用液体辅料拌炒药物，使辅料渗入药物组织内部，以改变药性，增强疗效或减少副作用的炮制方法。通常使用的液体辅料有蜜、酒、醋、姜汁、盐水、童便等。如蜜炙黄芪或甘草可增其补中益气作用，蜜炙款冬花可增其润肺止咳作用，酒炙川断可增其通血脉作用，酒炙牛膝可增其补肾强腰膝作用，醋炙青皮可增其疏肝止痛作用，盐炙杜仲、巴戟天可增其补肾作用等。

（3）煅：是将药物直接放于无烟炉火中或适当的耐火容器内煅烧的炮制方法。具体有明煅和闷煅之别。其中：

明煅，又名直接煅。是将药物直接放于炉火上或装入适当的容器内，进行煅烧的方法。本法一则能使被煅药物质地松脆或失去水分，易于粉碎及煎煮，多用于坚硬的矿物药或贝壳类药，如煅白矾、煅赭石、煅紫石英、煅海蛤壳等。二则能增强被煅药物的收敛作用，如煅龙骨、煅牡蛎、煅赤石脂等。

闷煅，又名扣锅煅、间接煅、密闭煅。是将药物在高温缺氧的条件下煅烧成炭（全部炭化）的炮制方法。本法能改变药物的性能，产生新的功效，增强止血作用，或降低毒性，如血余炭、陈棕炭、灯心草炭、干漆炭等。

（4）煨：是将药物用湿面或湿纸包裹，置于加热的滑石粉中，或将药物直接置于加热的麦麸中，或将药物层层隔纸加热的炮制方法。在古代，是将药物用湿面或湿纸包括，埋于热火灰中，加热至面或纸焦黑、药物至熟为度，又称炮法。本法可降低药物的烈性或副作用，或改变其性能，如煨诃子、煨肉豆蔻等。

（5）烘焙：是将药材用文火间接或直接加热，使之充分干燥的炮制方法。以便粉碎、贮存或降低毒性。如焙虻虫、焙蜈蚣、焙壁钱幕（蟢子窝）。

4. 水火共制

（1）煮：是用清水或液体辅料与药物共同加热的炮制方法。本法能降低药物的毒烈之性，如醋煮芫花，水煮川乌、草乌，可减低其毒性；或增强药物的某一功效，如酒煮黄芩可增强其清肺热的功效；或清洁药物，如以豆腐与珍珠同煮，能使令其洁净。

（2）蒸：是利用水蒸气或隔水加热药物的炮制方法。本法能减缓药物的猛烈之性，如酒蒸大黄可缓和其泻下作用；或改变药物的性能，如何首乌经反复蒸晒后，不再有泻下力而能补肝肾、益精血等；或便于保存药效，或利于贮存，或便于切片，如清蒸黄芩、酒蒸黄芩、蒸桑螵蛸等。

（3）淬：是将药物煅烧红后，迅速投入冷水或液体辅料中，使其酥脆的炮制方法。淬后不仅易于粉碎，而且辅料被其吸收，可发挥预期疗效。如醋淬自然铜、鳖甲、赭石，黄连煮汁淬炉甘石等。

（4）焯：又称水烫。是将药物快速放入沸水中短暂潦过，立即取出的炮制方法。本法常用于种子类药物的去皮和肉质多汁类药物的干燥加工处理。如焯杏仁、桃仁，以便去皮；焯马齿苋、天门冬，以便晒干等。

5. 其他制法

（1）制霜：是将种子类药材压榨去油或矿物类药材重结晶的炮制方法。如巴豆、千金子去油制霜、芒硝制成西瓜霜等。

（2）发酵：是将药材与辅料拌和，在一定温度和湿度条件下，经霉菌和酶的催化分解，使其发泡、"生衣"的炮制方法。以改变原药的性能，生产出新药。如神曲、豆豉、半夏曲等。

（3）发芽：又称蘖法。是将成熟果实及种子，在一定温和湿度条件下，促使其萌发幼芽，并由此而具有新的功效。如谷芽、麦芽、大豆黄卷等。

（4）复制法：是将净选后的药物加入一种或数种辅料，按规定程序反复加工的炮制方法。本法能增强疗效、改变药性、降低或消除毒烈之性。如以鲜姜、白矾制半夏，以鲜姜、白矾、牛（或猪）胆汁制天南星等。

此外，还有干馏法，如竹沥、蛋黄油、黑豆馏油等均为用此法所制，等等。

第四章 中药的性能

所谓中药的性能，即中药效用的基本性质和特征的高度概括，又称药性。研究中药性能的理论，叫药性理论，包括四气、五味、升降浮沉、归经、有毒无毒等。

中医认为，药物防治疾病的基本功效，不外是扶正祛邪，消除病因，恢复脏腑功能的协调，纠正阴阳的偏盛偏衰，使之在最大程度上恢复到正常状态。药物之所以能够针对病情，发挥上述基本作用，是因其各具若干特性和效用，前人也称之为偏性。意思是说，以药物的偏性，调理脏腑功能，纠正疾病所表现的阴阳偏盛或偏衰，以达扶正祛邪、防治疾病之目的。

中药对人体的效用有两面性，即治疗效用和毒害作用。治疗效用即正效应，又称功效或功能。毒害作用即负效应，又称不良反应，包括副作用和毒性反应等。充分而合理地利用中药的治疗作用，尽量避免毒害作用的发生，既是高效安全用药的重要保证，又是临床用药的基本原则。

中药的性状，即药物所有特征的总和，包括形状、大小、色泽、气味、滋味、质地（轻重、疏密、坚软、燥润）等，是以药物（药材）为观察对象。而中药的性能则是在中医药理论指导下，依据用药后机体的反应归纳升华而得，是以人体为观察对象。研究者常将二者相联系，并用性状解释药物的作用原理。二者的含义不同，不能混为一谈。

第一节 四　气

一、概念

四气，即指药物具有的寒热温凉四种药性。它反映药物影响人体阴阳盛衰和寒热变化的作用特点。

四气之外，还有平性，是指药物寒热偏性不明显者，但这只是相对而言，实际上仍有偏温偏凉之别，还未超出四气的范围。

二、源流

《素问·五常政大论》等篇最早记述药有寒热。

《汉书·艺文志·方技略》有“经方者，本草石之寒温”之说，说明药性分寒温最迟不晚于西汉。《本经·序例》首先提出“药有寒热温凉四气”，“四气”之名始于此。

宋代，寇宗奭在《本草衍义》中，虽提出将四气改为四性，以相别于香臭之气，但未被广泛采纳。今则四气与四性并用。

三、产生

药性寒热温凉，从药物作用于人体所发生的反应概括而来，与所疗疾病的寒热性质相反。也就是说，药性的确定是以用药反应为依据，以病证寒热为基准。能够减轻或消除热证的药物，一般属于寒性或凉性，如石膏、板蓝根对气分高热、咽喉肿痛等热证，有清热泻火、解毒消肿作用，即表明其具寒凉之性。

反之，能减轻或消除寒证的药物，一般属于热性或温性，如附子、干姜对脘腹冷痛、阳衰欲脱等寒证，有温中散寒、回阳救逆作用，即表明其具温热之性。

四、效用

四气，从本质而言只有寒热二性。各自对机体作用有两面性，即正效应（治疗作用）与负效应（伤害作用）。

1. 正效应　此即在正确应用时，四气对人体的治疗作用。

寒凉性有清热、泻火、凉血、解热毒等作用。

温热性有温里散寒、补火助阳、温经通络及回阳救逆等作用。

2. 负效应　此即在应用不当时，四气对机体产生的伤害作用。

寒凉性有伤阳、助寒之害。温热性则有伤阴、助火之害。

五、具体表述

寒、热、温、凉、平，是药物四气的概括性表述。在具体表述时，除上述五种外，又常按四气程度的不同进一步区分，标以大寒、大热、微温、微寒、平而偏凉、平而偏温等。

由上可知，中药的“气”实际不止 4 个，而是至少有 5 个，甚至于 10 个。为什么称“四气”而不称“五气”或“十气”呢？此乃四气是模拟我国四时气候而言，对应冬、夏、春、秋四时。

如此，那就只能将寒、大寒统归于寒，对应冬；热、大热统归于热，对应夏；温、微温、平而偏温统归于温，对应春；微寒、凉、平而偏凉统归于凉，对应秋。故习称四气，而不称五气，更不称“十气”。

六、阴阳属性

四气中，温热与寒凉属于两类不同的性质。如此：

温、热属阳，大热、微温、平而偏温均归温热也属阳；

寒、凉属阴，大寒、微寒、平而偏凉均归寒凉也属阴。

同一类气，又有程度上的差异，其阴阳属性又可再分。温次于热，温为阳中之阴，热为阳中之阳；凉次于寒，凉为阴中之阳，寒为阴中之阴；等等。

七、药性寒热与药物功效的关系

1. 药性寒热与药物功效是共性与个性、抽象与具体的关系。

药性寒热与八纲寒热相对应，是高层次上的抽象，而阴阳则是更高层次上的抽象。药性寒热只反映药物影响人体阴阳盛衰和寒热变化方面的基本倾向，并不完全说明药物的具体作用，故掌握药性寒热不能脱离其具体功效，也只有这样才能掌握具体药物性寒或性热的特点。如：

附子与干姜，虽均性热，但附子善回阳救逆，干姜则长于温中散寒。

2. 药性寒热是从特定角度概括药物作用的性质，它只反映药物作用性质的一个侧面，而非全部。必须结合五味、升降浮沉等，方能全面认识与掌握药性。

八、对临床用药的指导意义

学习四气是为了指导临床合理用药。其意义有以下几点。

1. 据病证的寒热选择相应药物，治热病投寒药，治寒病投热药。如治气分高热，投寒性的石膏、知母；治亡阳欲脱，投热性的附子、干姜等。

2. 据病证寒热程度的差别选择相应药物。如治亡阳欲脱，选大热之附子；而治一般中寒腹痛，投温性之煨姜。反之，则于治疗不利，甚则损伤人体。

3. 寒热错杂者，则寒热并用，至于孰多孰少，据情而定。

4. 真寒假热或真热假寒者，则当分别治以热药或寒药，必要时加用药性相反的反佐药。

九、气的转化

通过适当的炮制，有些药物的气（即性）是可以转化的，在临床用药时经常采用。如生地黄性寒，而制成熟地黄则性微温；生甘草平而偏凉，而制成炙甘草则平而偏温；等等。

第二节　五　味

一、概念

五味，即指药物因功效不同而具有辛甘酸苦咸等味。其既是药物作用规律的高度概括，又是部分药物真实滋味的具体表述。

二、源流

五味，最早见于《尚书·洪范》，《周礼》、《左传》、《礼记》亦载。此时的“五味”与今之药性“五味”有别，人们只是通过口尝确定药食的滋味，并试图以此来解释药食对人体的效用，后人称之为“滋味说”。

之后，在五行等学说的影响下，口尝滋味说逐渐被改造为药性五味说。

战国时期，《黄帝内经》最早论述了五行与五味的关系，归纳了五味的基本作用及过食五味对机体的损害，并将其列为药性之一。

汉代，《本经》进一步确认，将药物的具体作用与味紧密结合起来。

此后，历代不断补充提高，味的确定亦逐步转为主以临床效用、参以口尝滋味。发展至今，遂成为今之中药药性理论中的五味学说。

三、产生

五味学说是中医归纳解释药物效能的说理工具。五味，最初是由健康人口尝药物的真实滋味而得知，如黄连味苦、蜂蜜味甘、生姜味辛、乌梅味酸、芒硝味咸等。继而人们发现药物的滋味与药效之间有着密切的联系和对应性，如功能发表行散的药多辛味、能补虚缓急的药多甘味、能敛肺涩肠的药多酸味、能降泄燥湿的药多苦味、能软坚散结的药多咸味。

于是，在遇到用口尝滋味不能解释药物的效用时，便依据上述规律反推其味，所推出的味与口尝味无关系。如葛根，临床证明其既能生津止渴，又能发表透疹，用口尝所得的甘味，只能归纳解释其能生津止渴，而对发表透疹则难以归纳解释；故又据发表透散多辛味的原则，遂赋予其辛味。如此，葛根的药味是甘、辛。

经过无数次推理比较，医药学家逐步认识到这种以药效确定药味的方法要比口尝法更科学、更接近于临床实际，故今之药味确定，主以药效，参以口尝。药味可以与滋味相同，也可以与滋味相异。药味既是药之滋味，又超出药之滋味。

四、效用及对临床的指导意义

五味是药物对人体不同效用的概括，效用中又包括正效应（即治疗作用）和负效应（即伤害作用）。各具体味对人体的效用分述如下。

（一）辛

辛味能散、能行。

1. 正效应

①发散。如具辛味的荆芥、生姜、薄荷等，能发散表邪，治外感表证常选用。

②行气、活血。如具辛味的香附与川芎，分别能疏肝理气与行气活血，治气滞、血瘀所致的各种病证常选用。

此外，有辛润一说，意即有的辛味药能行散、输布津液而润燥，如半夏味辛，合硫黄治虚冷肠燥便秘。或云有的辛味药自身就能润养，如菟丝子能养阴。

还有辛燥、辛开之说，意即有的辛味药能燥湿、开窍等，如白芷等能散风、燥湿、通窍，治风湿或鼻塞等每用。

2. 负效应　耗气伤阴，故气虚阴亏者慎服。

（二）甘

甘味能补、能缓、能和、能解毒。

1. 正效应

①补虚。如具甘味的黄芪能补气升阳，熟地能补血滋阴，核桃仁补肾，枸杞子滋补肝肾，治气虚、阳虚、血虚、阴虚等常分别选用。

②和中、缓急、调和药性。如具甘味的甘草、饴糖等，能和中、缓急止痛、调和药性，治中焦不和、脘腹或四肢挛急作痛，或缓和药物的偏性常选用。

③解毒。如具甘味的甘草、蜂蜜，能解药、食毒，治食物或药物中毒常选用。

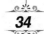

此外，甘味药多质润而善于滋燥，如具甘味的阿胶、蜂蜜等，能滋润肺

燥与肠燥，治肺燥、肠燥常选用。

2. 负效应　腻膈碍胃，令人中满，故湿阻、食积、气滞中满者慎服。

（三）酸

酸味能收、能涩、能生津、能安蛔。

1. 正效应

①收敛固涩。如具酸味的五味子能固精止汗涩肠止泻，五倍子能涩肠止泻，乌梅能敛肺止咳，山茱萸能收敛固脱，治正虚滑脱不禁诸证常分别选用。

②生津。如具酸味的木瓜、乌梅能生津，治津伤口渴常选用。

③安蛔。如具酸味的乌梅、醋等能安蛔，治蛔厥腹痛常选用。

此外，还能开胃，助消化，如具酸味的山楂、木瓜等，能开胃消食，治食积或津亏消化不良常选用。

2. 负效应　收敛邪气，闭门留寇，故邪气未尽之病证宜慎用。

（四）苦

苦味能泄、能燥、能坚。

1. 正效应

①“泄”，原本有四散开来之意。按此，苦泄的含义有四：

一指通泄，即泻下通便，如具苦味的大黄、芦荟、虎杖等，能泻下通便，治热结便秘每用。

二指降泄，即降逆气，如具苦味的杏仁能降泄肺气，治咳喘气逆必投；赭石善降逆，治呃逆、呕吐、喘息常选。

三指清泄，即清热泻火，如具苦味的黄连、栀子均能清热泄火，治火热内蕴或上攻诸证常选用。

四指行（或散）泄，如具苦味的大黄除能降泄外，又能散泄，善活血化瘀，治血瘀兼便秘者每用；马钱子能散泄，能通络散结、消肿定痛，治顽痹痛、疮肿、癌肿每用；丹参能行泄，能活血通经、祛瘀止痛，治血瘀诸证每用。

②燥湿，如具苦味性温的苍术、厚朴均能温燥寒湿，治寒湿诸证常选用；具苦味性寒的黄柏、苦参等均能清热燥湿，治湿热诸证每用。

③苦坚的含义有二：一指苦能坚阴，意即泻火存阴，如均具苦味的黄柏与知母同用能降火坚阴，治阴虚火旺常选用。

二指坚厚肠胃，如少量投用具苦味的黄连、龙胆草等能健胃，治脾胃虚弱可在使用大量其他健脾胃药的同时配入。

2. 负效应　伤津、败胃，故津大伤及脾胃虚弱者不宜大量服。

（五）咸

咸味能软、能下。

1. 正效应

①软坚散结。如具咸味的昆布、海藻能消痰软坚，鳖甲能软坚散结，治瘰疬痰核、癥瘕肿块常选用。

②泻下通肠。如具咸味的芒硝等，善泻热通肠、润软燥便，治热结便秘、燥结难下必用。

此外，咸能入血，如具咸味的水牛角，入血分能清热凉血定惊，治血分病常选用。

咸入肾，如具咸味而性寒的龟甲能滋肾阴、退虚热，治肾阴虚或阴虚潮热常选用；咸味而性温的鹿茸，善壮肾阳、益精血，治肾阳虚或精血亏虚常选用。

2. 负效应 《素问·五脏生成》云："多食咸，则脉凝泣而变色"，有的药如食盐不宜多食，高血压动脉硬化者尤当如此。

有的咸味药如芒硝，能伤脾胃，脾虚便溏者慎用。

（六）涩

涩味能收、能敛。

1. 正效应 同酸味一样有收敛固涩作用，如具涩味的龙骨能收敛固涩，治滑脱诸证常选用；赤石脂能涩肠止泻，治久痢脱肛常选用；乌贼骨能收敛止血止带，治崩漏带下常选用。

2. 负效应 收敛邪气，闭门留寇，故邪气未尽之病证当慎用。

（七）淡

淡味能渗、能利。

1. 正效应 渗湿利水。如具淡味的猪苓、茯苓，善利水消肿，治水肿、小便不利常选用。

2. 负效应 淡味药大多能伤津液，凡阴虚津亏者慎服。

以上所论共有七种味。然而，由于受到五行学说的桎梏，常将淡附于甘、涩附于酸，故习称五味，今人有主张将其简称为"味"。

（八）芳香

其属"五臭"理论范畴；有的也标上辛味，称为辛香之气。芳香味能散、能行、能开。

1. 正效应 化湿、辟秽、开窍、醒脾等，如具芳香味的藿香能化湿，薄荷能辟秽，麝香能开窍，佩兰能醒脾等，治湿阻中焦、神昏窍闭、湿浊困脾等常分别选用。

2. 负效应　与辛味一样，能耗气伤津，故气虚津亏者慎用。

其次，在五臭中还有臭、膻、腥、碱、焦等。其中：

臭味与香味没有严格的界限，对人体的正负效应相似。

焦味能健胃，如治食积不消常选用焦麦芽、焦山楂、焦神曲等。

至于膻、腥、碱等，今之解释药性很少应用，故不作介绍。

五、具体表述

药“味”的具体表述，按分级的多少可分为两大类。

1. 三级表述法，如常将苦味分为微苦、苦、大苦等。

2. 二级表述法，如常将辛味分为微辛、辛；甘味分为微甘、甘；酸味分为微酸、酸；咸味分为微咸、咸；涩味分为微涩、涩；淡味分为微淡、淡等。

六、阴阳五行属性

（一）阴阳

辛、甘、淡属阳，酸、苦、咸、涩属阴。芳香属阳。

因味有厚（浓）薄（淡）之分，故每种味均又可分阴阳。如辛属阳，可分为微辛与辛；前者为味薄者，当属阳中之阴；后者为味厚者，当属阳中之阳。苦属阴，可分为微苦、苦、大苦；前者为味薄者，当属阴中之阳；中者对于前者来说为味厚者，当属阴中之阴，而对于后者来说则为味薄者，当属阴中之阳；后者无论对前者还是中者均为味厚者，当属阴中之阴。等等。

（二）五行

辛入肺应金，甘入脾应土，酸入肝应木，苦入心应火，咸入肾应水。

七、味的转化

通过特定的炮制手段，有些药物的味是可以转化的。如生大蒜辛温，而熟大蒜则甘温；生何首乌苦多甘少，而制何首乌则甘多苦少兼涩；椿皮生用苦多涩少，炒炭则涩多苦少；等等。

八、气味配合

（一）意义

气与味分别从不同角度说明药物的作用，其中气偏于定性，味偏于定能，只有将气、味合参才能较全面地认识药物的性能。如紫苏与薄荷，虽均味辛而能发散表邪，但紫苏性温而发散风寒，薄荷性凉而发散风热；黄芪与石斛，虽均味甘而能补虚，但黄芪性温而善补气升阳，石斛性微寒则善清热养阴。

（二）原则

气与味相合的原则有二：一为任何气与任何味均可组配；二为一药中气只能有一，而味可以有一个，也可以有两个或更多。味越多，说明其作用越广泛。

（三）规律

气味配合规律有二：一为气味均一；二为一气二味或多味。

（四）气味配合与疗效的关系

1. 气味相同，功能相近。例如：

辛温的药多能发散风寒，药有麻黄、紫苏等；

辛凉的药多能发散风热，药有薄荷、菊花等；

苦寒的药多能清热解毒，药有黄芩、黄连等；

甘温的药多能补气或助阳，药有黄芪、锁阳等。

有时气味也有主次之别，如黄芪与锁阳虽均为甘温，但黄芪以甘为主则补气，锁阳以温为主则助阳等。

2. 气味相异，功能不同。

①味异气同，功能不同。如麻黄辛温能散寒发表，苦杏仁苦温能降气止咳，乌梅酸温能敛肺涩肠，大枣甘温能补脾益气，肉苁蓉咸温能补肾助阳。又如鹿茸甘咸温能壮肾阳、益精血，苍术苦辛温能燥湿健脾、散风寒湿等。

②味同气异，功能不同。如桂枝辛温能发表散寒，薄荷辛凉能发表散热，附子辛热能补火助阳，石膏辛寒能清热泻火等。又如知母苦甘寒能清热泻火、滋阴润燥，狗脊苦甘温能补肝肾、强腰膝、祛风湿。

第三节 升降浮沉

一、概念

升降浮沉，即指药物在人体的作用趋向。这种趋向与所疗疾患的病势趋向相反，与所疗疾患的病位相同。

二、源流

药物的升降浮沉学说起源于战国时期的《黄帝内经》。

金元时期渐趋成熟，以张元素建树最大，《珍珠囊》首载升降浮沉。

明清时期又有发展，总结出规律，并普及推广，用作辨证用药的说理工具，以补充性味理论之不足。

当今，逐步完善，更加科学。

三、产生与依据

（一）产生

药物的升降浮沉是通过观察药物的性状和研究药物的性能功效，逐步总结出来的。如薄荷质轻辛凉，功能疏散风热、清利头目，故性属升浮；赭石质重苦寒，功能平肝潜阳、降逆止血，故性属沉降。

（二）依据

1. 药物的质地轻重。凡花叶类及质轻者多主升浮，如桑叶、菊花；种子、果实及质重的矿物贝壳类药多主沉降，如苏子、枳实、磁石、石决明等。

2. 药物的气味厚薄。一般认为，味薄（辛、甘、微苦等）者升，气薄（寒、凉、微寒、平等）者降，气厚（热、温）者浮，味厚（酸、苦、咸等）者沉。气厚味薄者浮而升，味厚气薄者沉而降，气味俱厚者能浮能沉，气味俱薄者可升可降。如苏叶味辛性温属气厚味薄，故升浮；黄连、黄柏味苦性寒属味厚气薄，故沉降；浮萍味辛性寒属气味俱薄，故可升（发汗）可降（利水）等。

3. 药物的性味。从四气讲，温升、凉降、热浮、寒沉。从五味讲，辛甘淡主升浮，酸苦咸主沉降。凡性温热、味辛甘的药多主升浮，如紫苏、荆芥等；性寒凉、味酸苦咸的药多主沉降，如天花粉、芒硝等。

4. 药物的效用。药物的临床疗效是确定其升降浮沉的主要依据。病势趋向常表现为向上、向下、向外、向内，病位常表现为在上、在下、在外、在里，能够针对病情，改善或消除这些病证的药物，相对也具有向上、向下、向里、向外的不同作用趋向。如白前能祛痰降气，治肺实咳喘、痰多气逆，故性属沉降；桔梗能开宣肺气、利咽，治咳嗽、音哑、咽痛，故性属升浮；胖大海，既能清宣肺气、利咽而具升浮之性，又能清热解毒、通便而具沉降之性；前胡，既能降气祛痰而显沉降性，又能宣散风热而显升浮性；等等。

上述四点依据，在具体运用时应相互合参。特别是前三点，绝不能一途而取，还必须结合临床疗效，才能准确判定其性属升浮还是沉降，抑或升浮与沉降并具（也就是常说的二向性）。

四、效用

升和浮，沉和降，都是相对的。升是上升，降是下降，浮表示发散向外，沉表示收敛固藏和泄利等。

1. 正效应：升浮性的药，能上行向外，分别具有升阳发表、祛风散寒、涌吐、开窍等作用。

沉降性的药，能下行向内，分别具有泻下、清热、利水渗湿、重镇安神、潜阳息风、消积导滞、降逆止呕、收敛固涩、止咳平喘等作用。

2. 负效应：如果不认识或不能合理地运用药物的升降浮沉之性，即可对人体造成伤害。

若将升浮之性明显的药误投或过用于病势上逆病证，即可加重病情。如治病势上逆的肝阳上亢证，本应投用沉降性的平肝潜阳类药，若误投桂枝、麻黄等升浮性药，岂不是助纣为虐？

若将沉降之性明显的药误投或过用于病势下陷病证，即可加重病情。如治病势下陷的久泻脱肛，本应投用升浮性的补气升阳类药，若误投大黄、虎杖等沉降性药，岂不是越治越重？

五、阴阳属性

升浮属阳，沉降属阴。具有二向性的药，从升降浮沉角度讲，其阴阳属性不明显，一般称其为阴中有阳，或阳中有阴；有时也称阴多阳少，或阳多阴少。

六、对临床用药的指导意义

人体的疾病是复杂多变的，疾病的病位有在上、在下、在表、在里，或兼而有之之别，疾病的发展趋势有外发、内陷、上逆、下陷，或兼而有之之异。掌握药物的升降浮沉之性，可以更好地指导临床用药，以纠正机体功能的失调，使之恢复正常；或因势利导，有助于祛邪外出。具体有：

1. 顺其病位选择用药。一般说，病位在上、在表类病证，宜选用或配用具有升浮之性的药。如治病位在上之风热目赤肿痛，常选用药性升浮的薄荷、蝉蜕、蔓荆子等；治病位在表的风寒表证，常选药性升浮的荆芥、紫苏、防风等。

病位在下、在里类病证，宜用沉降之性的药。如治病位在下的脚气肿痛，常选用药性沉降的黄柏、苍术（主沉降）、牛膝等；治病位在里的热结便秘，常选用药性沉降的大黄、芒硝、枳实等。

若见表、里同病或上、下同病，又当浮沉并用或升降并用，以双向调节。或选既升浮又沉降，具有双向调节作用的药，如治内有痰热咳嗽，外有风热感冒，常选既具升浮之性而宣散风热，又具沉降之性而降气祛痰的前胡；治上有肺热咽痛声哑，下有燥热便秘，常选上述具有双向调节作用的胖大海等。

或将升浮类药与沉降类药同时配用，如治外有风寒感冒，内有肺热咳喘，常选主升浮而能发汗解表、宣肺平喘的麻黄，配伍主沉降而能清泄肺热的生石膏同用，以外散风寒而发汗解表，内清肺热而平喘；治上有风火头痛，下有热结便秘，常选性升浮而能散风止痛的白芷、荆芥，与性沉降而能清热通便的生石膏、生大黄配伍同用，以上散风火而止痛，下清里热而通便。

2. 逆其病势选择用药。一般说，病势下陷类病证，宜选用或配用具有升浮之性的药。如治病势下陷之久泻脱肛，常在补中益气的基础上，再配用药性升浮而能升举阳气的升麻、柴胡等；治病势上逆之肝阳上亢，常选用药性沉降的夏枯草、磁石、熟地黄等。

又如治病势外泄之虚汗不止，常在选用补虚药的基础上，再配性沉降而能收敛止汗的麻黄根、煅龙骨等；治麻毒闭肺，常在选用清热解毒药的基础上，再配性升浮而能宣肺开闭透疹的麻黄、浮萍等。

若见病势上逆之证与病势下陷之证同时互见于一体，亦当浮、沉并用，或升、降并用，以达双向调节之目的。如治既有病势下陷之久泻脱肛，又有病势上逆之火炎口疮，常在补中益气的基础上，再选配性升浮而能升举清阳的柴胡、炙升麻，并酌加少量性沉降而能清热泻火的胡黄连、炒黄柏等配伍同用，以益气升阳而举陷，清泻虚火而疗疮。

3. 据气机运行特点选择用药。在组方遣药时，有时也根据人体气机升降出入、周而复始之特点，常将升浮性药与沉降性药同用。至于以何为主，以何为辅，当据情酌定。如《伤寒六书》黄龙汤为泻热通便、益气养血之方，即主以性沉降之大黄、芒硝、枳实等，佐以少量性升浮之桔梗，使降中有升，以增强疗效。

此外，在特殊情况下，有时也采用顺其病势选择用药法，以因势利导祛除病邪。如治暴饮暴食之胃胀呕恶者，可选择性升浮而能涌吐之瓜蒂，以祛除食积，促进脾胃功能早日复常；治泻痢初起腹胀痛而按之痛重者，常选配性沉降的大黄、槟榔，以祛除湿热积滞，促进胃肠功能早日复常。

七、影响升降浮沉因素

每一味药物的升降浮沉既是绝对的，又是相对的，在一定条件下是可以转化的。影响其转化的因素主要有两个方面：

1. 炮制。某些药物的升降浮沉之性可因炮制而改变，如酒炒则升、姜汁炒则散、醋炒则收敛、盐水炒则下行等。

2. 配伍。在复方配伍中，少量性属升浮的药，在同较多的沉降药配伍时，其升浮之性可受到一定制约；反之，少量性属沉降的药，在同较多的升浮药配伍时，其沉降之性可受到一定制约。

第四节　归　　经

一、概念

归，即归属，指药物作用的归属；经，即人体的脏腑经络。归经，即药物作用的定位。就是把药物的作用与人体的脏腑经络密切联系起来，以说明药物作用对机体某部分的选择性，从而为临床辨证用药提供依据。

二、源流

归经理论源于战国时期的《黄帝内经》。

南北朝《名医别录》已有归经的模式，如“韭归心”等。

宋代，作了补充。金元时期，逐步充实，并系统化。

明代，进一步完善，《本草品汇精要》在各药专列“行”一项，表述其归经。

清代，沈金鳌正式用“归经”一词，归经理论日趋完备，并成为药性理论的重要内容。

三、产生

归经理论产生于中医临床实践。前人在用药实践中观察到，一种药物往往主要对某一经或某几经发生明显的作用，而对其他经的作用较小，甚至没有作用。如同属寒性药，虽都能清热，但作用范围有别，有的偏清胃火，有的偏清肺热，有的偏清心火，有的偏泻肝火，有的偏泻肾火。又如同属补虚药，也有补肺、补脾、补肝、补肾之别。这说明药物的作用对机体的脏腑经络存在着选择性，将这些认识加以归纳，使之系统化，便成了归经理论。

四、依据

（一）理论基础

1. 藏象学说。所谓藏象学说，即论述人体脏腑各自的生理功能、病理变化及其相互关系的学说。它既是中医辨证论治的基础，又是中药归经的理论依据。如心主神志的生理功能出现异常，即可出现失眠、多梦、神志不宁、癫狂、呆痴、健忘、昏迷等症，分别选用枣仁（养心安神）、远志（宁心安神）、朱砂（镇惊安神）、麝香（开窍醒神）等可减轻或消除上述诸症，即云其归心经；又如肺司呼吸，主宣肃，当出现咳喘胸闷等症时，即可知病变在肺，投用桔梗（宣肺祛痰止咳）、杏仁（平喘止咳）、桑白皮（清肺止咳）等药能减轻或消除上述诸症，即云其归肺经。

2. 经络学说。所谓经络学说，即研究人体经络的生理功能、病理变化及其与脏腑相互关系的学说。它补充了藏象学说的不足，是中药归经的又一理论依据。该学说认为人体除了脏腑外，还有许多经络，其中主要有十二经络及奇经八脉。每一经络又各与内在脏腑相联属，人体通过这些经络把内外各部组织器官联系起来，构成一个整体。体表之邪可以循经络内传脏腑，脏腑病变亦可循经络反映到体表，不同经络的病变可引发不同的症状。当某经络发生病变出现病症，选用某药能减轻或消除这些病症，即云该药归此经。如足太阳膀胱经主表，为一身之藩篱，风寒湿邪外客此经后，可引发头项痛、身痛、肢体关节酸楚等症，投用羌活（散风寒湿止痛）能消除或减轻这些症状，即云羌活归膀胱经，等等。

（二）确定依据

1. 药物特性。每种药物都具有不同的形、色、气、味等特性，有些医家（特别是古人）有时也以此作为归经的依据，其中尤以五味多用，如辛入肺，陈皮、半夏、荆芥均味辛，故归肺经；甘入脾，饴糖、甘草、党参均味甘，故归脾经等。然按此确定药物的归经往往带片面性，即便是将诸特性合参有时也不准确。

2. 药物疗效。前人通过长期的临床观察，逐步认识到每种药物治病都有一定的范围，以此确定药物的归经十分准确，如苏子、白前能治咳喘，而咳喘为肺脏功能失调所致，故归肺经；茯神、柏子仁能治心悸失眠，而心悸、失眠为心脏功能失调所致，故归心经；钩藤、天麻能治眩晕抽搐，而眩晕抽搐为肝脏功能失调所致，故归肝经，等等。

五、表述方法

一般采用十二脏腑经络法表述，常直接书为归心、肝、脾、肺、肾、胃、大肠、小肠、膀胱、胆、心包经等；或不提脏腑之名而用经络的阴阳属性表述，如入少阴、入太阴、入厥阴、入少阳、入太阳、入阳明。

有时也将上述二法合并表述，如入少阴心经、入厥阴肝经等。

此外，有时按入气、入血；走表、走里；入上焦、入中焦、入下焦；入卫分、入气分、入营分、入血分等表述。

六、对临床用药的指导意义

掌握归经，有助于提高用药的准确性，使临床用药更加合理。具体有二：

1. 指导医生根据疾病表现的病变所属脏腑经络而选择用药。如热证有胃火、心火、肺热、肝热之不同，治胃火牙痛、头痛，即选归胃经而善清胃火的黄连、升麻等；治心火亢盛，即选归心经而善清心火的黄连、莲子心等；治肺热咳喘，即选归肺经而善清肺热的黄芩、桑白皮等；治肝热或肝火证，即选归肝经而善清肝火的龙胆草、夏枯草等。

2. 指导医生根据脏腑经络病变的传变规律选择用药。由于脏腑经络的病变可以互相影响，临床治疗各种病证并不是某经病单纯使用某经药，还要根据脏腑经络之间的生理关系和疾病传变规律，选择归它经的药与之相配进行治疗。如咳嗽痰喘，治疗时就不能只选用归肺经的药，若为肝火犯肺所致，常以归肺经能清肺化痰的海蛤粉与归肝经能清热凉肝的青黛同用，使肝肺两清，咳喘早愈；若兼脾虚者，又当以归肺经的止咳化痰药与归脾经的健脾药同用，使痰消、咳喘早愈。

七、几点说明

1. 某些药物的归经有偏脏腑与偏经络之别。经络与脏腑虽有密切联系，但又各成系统，故有经络辨证和脏腑辨认不同，且前者早于后者。致使不同历史时期的医家在确定药物归经时，或侧重于经络或侧重于脏腑，如羌活与泽泻虽皆归膀胱，但含义不同。羌活擅散膀胱经风寒湿，其归膀胱是指作用偏于膀胱之经；泽泻擅清膀胱湿热，其归膀胱是指作用偏于膀胱之腑。

2. 一药可归一经，也可归二经，乃至数经。归经越多，说明其作用越广泛。

3. 归经必须与四气、五味、升降浮沉合参，单凭归经只能了解药物在人体的作用部位。只有与其他药性合参，才能全面认识药物的性能。

4. 归经所说药物作用的定位，是指中医的脏腑经络，不能与西医学的解剖部位混为一谈。

5. 归经所依据的是用药后的机体效应所在，而不是指药物成分在体内的分布。

第五节 有毒与无毒

一、概念

1. 有毒

(1)“毒”字的本意。

要弄清有毒与无毒的内涵，就必须先弄清“毒”字的本意。

今考，汉代许慎《说文解字·第一下》云：“‘毒’，厚也。害人之艸(草)，往往而生。从‘屮’，毒声。”也就是说，所谓毒，即厚也。其本意应该是一个中性形容词，表示“多也”、“重也”、“剧也”、“峻烈也”等。“恶而厚”可谓之为“毒”，“善而厚”也可谓之为“毒”。中医药文献中常见。

语言是不断发展的，时至今日“毒”字的含义已转化为多指“恶而厚”(害)，而极少指“善而厚”(益)。故尔，大多数人只知“毒”字有“恶”的含义，却不知其为中性形容词，表示“多也”、“厚也”等，还有“善”的含义。

然而，在研究讨论中药的有毒无毒理论时则不能忘记此点。

(2) 狭义的“毒”或“有毒”，即单指药物对人体的伤害，属“毒”字“恶而厚”的范畴。

一般说，凡有毒的药物，大多性质强烈，作用峻猛，极易毒害人体，常用治疗量幅度较小或极小，安全性低。用之不当，药量稍有超过常用治疗量，即可对人体造成伤害，轻者损伤人体，重者毙命。今人所说的“中药的毒性”即指此。药如砒石、千金子、巴豆、芫花、乌头、马钱子等。

(3) 广义的“毒”或“有毒”，常见的有两种解释：

①药物的总称。药即“毒”，“毒”即药，凡药皆可谓之“毒药”。此说古之文献多见。

②药物的偏性。即指药物对人体的某种偏性。中医药学认为，药物之所以能疗疾，就在于它具有某种或某些特定的、有别于其他药物的偏性。临床

医生每取其偏性，以祛除病邪，调节脏腑功能。古人常将这种偏性称之为“毒”或“有毒”。意思是说，每种药物都具有各自的偏性，或散或收，或升或降，或寒或热，或补或泄，或润或燥，或兼而有之等，统称为“毒”或“有毒”。

从某种意义上说，广义的“有毒”虽在表述上有药物的总称与药物的偏性之分，而实际上却很难分割。凡药必有偏性，有偏性才称其为药。故也有人将药物的总称与药物的偏性合称为药物偏性的总称。

药物或药物的偏性，对人体有双重作用，既能祛邪疗疾，又能造成伤害。如：

黄芩、黄连苦寒清泄，既可清热泻火，治热性病；又能伤阳败胃，引发寒邪内生或脾胃被伤等。

干姜、附子辛热，既可散寒温阳，治阳虚里寒；又能伤阴助火，引发火邪内生或津液被伤等。

升麻、柴胡升提，功善升举清阳，既可治病势下陷之证，又能加重病势上逆之疾。

旋覆花、赭石沉降，功能降逆止呃止呕，既可治气逆呕呃喘息之证，又能加重病势下陷之疾等。

凡此种种，皆谓之“毒”或“有毒”。它既包括“毒”字“善而厚”之义，又包括“毒”字“恶而厚”之义。

此说古今皆可见到，对于全面认识中药的性能有指导意义。

2. 无毒　所谓“无毒”，即指单用某药，在不超过常规用量时，不会对人体造成伤害。古今中药学专著中所说的某药无毒多指此。

一般说，凡无毒的药物，性质均比较平和，常用治疗量幅度较大，安全系数较高，临床应用时，只要合理对证，就不会对人体造成伤害。

然而，这部分药也不是个个绝对无“毒”，不会对人体造成伤害。其中：

一部分偏性较突出，药力较强，当常量或稍大于常量应用时，虽不会损害人体，而大量应用则可对人体造成伤害，如：

大黄苦寒，功能泻热通肠，若常量应用可治火热上攻或热结便秘，而大量或超大量应用则伤阳败胃。

人参味甘而微温，功能补气生津、益智安神，若常量应用可治气虚欲脱及气津两伤等证，而大量或超大量应用则可引发滥用人参综合征，轻则火热上炎、口鼻出血，重则兴奋狂躁，乃至于死亡等。

另一部分则偏性甚弱，药力平和，即使大量或超大量应用，也不会对人体造成伤害，如粳米、浮小麦、山药、薏苡仁等药食两用之品。

也就是说，被列为无毒的中药，又可分为有潜在毒害的药与毫无毒害的药两大类。这样，连同前述有毒药，就可将中药分为三大类：即对人体有明显毒害的药、有潜在毒害的药与毫无毒害的药。

3. 有毒与无毒　与“毒”的含义一样，“有毒与无毒”也有狭义与广义之别。

狭义的有毒与无毒，即指药物对人体能否造成伤害。一般说，凡标明有毒者，均表示该药偏性突出，会对人体造成明显的伤害，如砒霜、生乌头等有大毒，对人体毒害极大，特别在不合理应用时更是如此。而未标有毒者，则说明该药对人体伤害较小或根本不会伤害人体。其中偏性较突出者，如干姜、黄连等虽为无毒，但却对人体分别潜在着伤阴助火与伤阳助寒等损害；而偏性甚弱者，如浮小麦、粳米等则为名副其实的无毒，根本不会对人体造成伤害。

广义的有毒与无毒，即除表示药物能否对人体造成伤害外，还表示药物对人体治疗作用的强弱。一般说，有毒者力强，无毒者力弱。如大黄与巴豆虽均能泻下，但大黄无毒而力较缓，巴豆有大毒而力峻猛；肉桂与附子虽均能补火助阳，但肉桂无毒而力缓，附子有毒而力强；茯苓与香加皮虽均能利水消肿，但茯苓无毒而力缓，香加皮有毒而力强；等等。说明了药物对人体作用的两面性。

现代药理学中所说的毒性是指药物对机体的损害，副作用是指在常用剂量时药物出现与治疗需要无关的不适反应。毒性反应对人危害较大，多因过用、久用而致。副作用对人体危害轻微，停药后能消失。此种说法虽有时也被中医药学者所采用，但不能与中药的“有毒”或“毒”等同，此乃二者的内涵迥异之故。

二、源流

人们对中药有毒无毒的认识，可上溯到远古时代。在发现药物治疗作用的同时，就对药物的有毒无毒有了初步认识。

在原始社会，先祖通过生产和生活医疗实践，对药物的有毒与无毒已有了初步了解。

周代，医药学家已学会了用药物的“毒”治病。

战国秦汉之间，《黄帝内经》关于药物“有毒无毒”的论述，说明医药学家进一步认识到药物分为有毒与无毒两类。

汉代，药物的有毒无毒理论，同四气五味一样，已成为指导临床用药的基本原则。《神农本草经》论述了毒药的配伍、炮制及使用方法；并按药物的有毒无毒分为上中下三品。

魏晋南北朝，人们对药物毒性的认识逐步加深，梁代陶弘景《本草经集注》，对所载药物逐一标明“有毒”或“无毒”。

唐代，王冰《次注黄帝素问·五常政大论》提出在使用药物时要做到：“能毒者以厚药，不胜毒者以薄药”；“大毒治病十去其六，常毒治病十去其七，小毒治病十去其八，无毒治病十去其九。谷肉果菜，食养尽之，无使过之，伤其正也。不尽，行复如法”。这些论述，至今仍为指导临床用药的重要原则。

此后，历代医药学家如金代的张子和、明代的张景岳、清代的徐大椿等对有毒无毒的理论与内容不断补充修正，使其日臻完善。

三、产生

有毒无毒的理论来源于生活、医疗和动物实验等实践。古代文献记载较多的是通过生活、医疗实践了解药物的有毒无毒，而通过动物实验者虽有记载，但却甚少，且非常简单。

当代，通过动物实验验证药物的有毒无毒已成为常规手段，应借鉴现代药理学研究成果，并结合临床报道，更好地认识有毒无毒。

四、确定依据

如何确定药物的有毒无毒？一直是中医药学家探讨的问题，总括各家论述主要有三点：

1. 含否毒害成分。一般有毒药主含偏性非常突出的毒害成分，如砒石含三氧化二砷、马钱子含番木鳖碱等；而无毒药则不含或虽含而量却甚微。

2. 整体是否有毒。中药大多为天然药，一药中常含许多成分，这些成分相互制约，毒害成分也不例外，致使有些含毒害成分的中药在整体上不显示毒性。

3. 用量是否适当。使用剂量是否适当，是确定药物有毒无毒的关键，未超出人体最大耐受量即为无毒，超过则为有毒。如苦杏仁等。

在上述三个依据中，“用量是否适当”尤为重要，它是确定药物有毒无毒的关键。

五、表述方法

当代，对偏性比较平和的无毒药一般不分级，具体行文时也不用文字标出。而对偏性突出或非常突出的有毒药一般分为三级，即大毒、毒、小毒，具体行文时常用文字标出其有大毒、有毒、有小毒，如云砒石有大毒、附子有毒、吴茱萸有小毒等。

有大毒的药，其作用强烈，对人体伤害较大；有小毒的药，其作用较缓，对人体伤害较小；有毒的药，其作用强度与毒害程度则介乎于大毒与小毒之间。

六、分类

1. 有毒类药　依据其毒害成分是否容易消减为标准，可分为两类。即：

（1）毒害成分不易消减类

即指此类药物的毒害成分应用炮制手段不易消除或减弱，如源于矿物类的砒石、砒霜、朱砂、轻粉、铅丹等有大毒或有毒药。临床应用时，主要通过控制其剂量，以保证用药安全。

（2）毒害成分易于消除类

即指此类药物的毒害成分可通过炮制或控制用量消除或减弱。如源于植物类的乌头、附子、马钱子、巴豆、半夏等，源于动物类的蟾酥、白花蛇、蜈蚣、全蝎、蛇毒、蜂毒等。临床应用时，可通过合理炮制或控制剂量，以保证用药安全。

另，如前所说，也可根据药物偏性突出的大小，将其分为大毒、毒、小毒三类，以提示其对人体的作用强度与危害程度，以便合理选用。

2. 无毒类药　依据超常规剂量使用能否毒害人体为标准，也可分为两类。即：

（1）潜在毒害类

即指此类药在常量或稍大于常量应时，一般不会对人体造成毒害，而大量或超大量应用，就可能对人体造成毒害。如源于植物类的大黄、人参、甘草等，源于动物类的鹿茸、海狗肾、黄狗肾等，源于矿物类的磁石、代赭石、皂矾等。

（2）实际无毒类

即指此类药物，药食两可，即使是超大量应用或作食用，也不会毒害人体。如源于植物类的山药、小麦、薏苡仁等，源于动物类的紫河车、羊肉、猪肤等。

七、影响因素

药物的有毒与无毒受到多种因素影响。主要有：

药物的品种、来源、入药部位、产地、采集时间、贮存、加工炮制、剂型、制剂工艺等；

应用时的配伍、给药途径、用量、用药次数、时间长短、涂敷面积的大小等；

用药时病人的体质、年龄、性别、种属、皮肤与黏膜的状况等；

此外，还有被污染的药物生长或加工环境等。

八、毒害原因

引起中药毒害的原因，主要有以下几点：

1. 品种混乱。有些人不辨真伪，误将混淆品种作正品使用，引发中毒。如有的地区曾误将有毒的香加皮作五加皮入药，导致中毒。

2. 误服毒药。有些人迷信传说和文献错载，误服有毒中药，致使中毒。如有人误信马钱子能避孕，取七粒捣碎服，遂致中毒死亡。

3. 用量过大。有些人误认为中药均无毒或毒害甚小，不必严格控制剂量，在求愈心切的心理支配下，盲目加大用量，导致中毒。如有人过量服用人参或大面积涂敷斑蝥而致中毒死亡。

4. 炮制失度。有些有毒药生用毒大，炮制后毒减。若炮制失度，毒害之性不减，即可引发中毒。如有人服用含有炮制失度的草乌制剂而致中毒。

5. 剂型失宜。有些药物在服用时对剂型有一定要求，违者则中毒。砒石不能作酒剂，违之则毙命。

6. 疗程过长。有些人误认为中药无毒，长期使用有毒的中药或含有有毒成分的中成药，导致毒害发生。

7. 配伍不当。中成药组方不合理、中药汤剂配伍不合理、中西药联用不合理等，也常导致毒害的发生。

8. 管理不善。有些单位对剧毒药管理不善，造成药物混杂，或错发毒药，遂致中毒。如有人在调剂时，误将砒石当花蕊石发给病人，造成中毒身亡。

9. 辨证不准。临床因辨证失准，寒热错投，攻补倒置，导致毒害发生的案例时有。如明为脾虚泄泻，反用大剂黄连，致使溏泄加重；虽为血虚，但兼便溏，仍投大剂当归，致使溏泄不已。

10. 个体差异。由于个体差异，各个体对某些药物的耐受性相异，乃至高度敏感，也常引起“毒害”。如白芍、熟地、牡蛎，本为无毒之品，常人服之一般不会发生毒害，但有个别病人服后引起过敏，临床时有报道。

11. 离经悖法。无论是应用单味中药，还是复方中药及中成药，都应在中医药理论指导下进行，否则就会引发或轻或重的毒害。如近年有人将张仲景《伤寒论》小柴胡汤，按原方原量制成颗粒剂，用于肝炎和肺炎的治疗，由于用药时不是以中药理论为指导，而是以西医药理论与药理研究结果为指导，结果导致严重的不良后果。

由上可知，导致药害的主要原因是人们对药物的了解不够或应用不当，而不在于药物自身所具的固有性效。

九、对临床用药的指导意义

药物对人体的作用具有两面性，有毒与无毒学说在动态中论述了中药这种对人体作用的两面性，对临床用药具有重要的指导作用，主要有：

1. 正确使用有毒药，化有毒为无毒　用量是决定有毒中药能否毒害人体的关键，经过合理炮制的有毒中药也是如此。一般说，凡是经过合理炮制的有毒中药，只要用量适当就不会对人体产生毒害。故而，对有毒或大毒的中药，无论以体内或体表何种方法给药，均须严格控制其用量，既不可一次过量用，又不可常量久用。有些人盲目地加大用量或常量久用，都是错误的。正确的用法是：从小剂量开始，逐步加量，至效而未出现毒害反应为止。

2. 区别对待无毒药，不使无毒变有毒　从总体看，无毒药与有毒药相比，虽有药性平和、常用治疗量幅度大、安全性高等优点，但也不是味味绝对不会对人体造成毒害，故临床应用应具体分析，区别对待。特别是对有潜在毒害作用类的药，更应小心谨慎。

3. 严把质量关，是减毒的根本措施　为了最大限度地减轻其对人体的伤害，保证高效安全用药，就必须从根本上解决问题，严格把好药材、饮片及成药的质量关，杜绝伪劣、假冒及霉变药品流入市场。每个中医药工作者必须具有高度的责任心和过硬的业务水平，在中药栽培、采收、贮存、生产及调剂等环节严格把关，务使品种准确而不掺杂伪劣，贮存妥切而不走油霉烂，炮制依法而不违规省时，制剂合理而不偷工减料。

4. 用法得当，是减毒的重要环节　中药的使用方法是否合理得法，对中药的有毒无毒影响极大。用之违法，非但无功，反而有害。临床用药应做到：

（1）合理配伍，避开配伍（包括中西药联用）禁忌；

（2）选择正确的、有利于增效减毒的给药途径。毒大力强者内服宜慎，尽量多地采用消化道（包括口服、鼻饲、肛门滴注）、呼吸道及体表给药法，少用或不用血管给药法；

（3）合理确定日（24 小时内）给药次数。每日所用总量不能超过人体的最大耐受量；

（4）谨防蓄积中毒，不可无节度地长期使用有毒的单味药、复方或中成药。一般用至邪去病愈或初步痊愈，即可停用，以待自身调节；或减量用，或改用力缓之药，或以食调养，以巩固疗效；

（5）外用中药特别是有大毒者，不可超量大面积施用，以防过量吸收而致中毒。

5. 准确辨证，是减毒的必要保证　全面准确地辨析用药者的病证、体质、年龄、性别、种族及皮肤状况等，是消除或减缓中药不良反应的必要保证。杜绝乱用滥投，孕妇、老幼及体弱者忌用或慎用毒烈之品。

6. 识别过敏者，及早予以防治　中药的“有毒”，有时是指过敏反应。减少或杜绝中药的这种“有毒”反应，关键是善于识别，及早防治。而掌握导致过敏反应的一般规律，又是善于识别过敏反应的先决条件。故每一个医生在组方遣药时，务必要详细询问用药者的病史，弄清楚其对单味中药或中成药有无过敏史，以便避免使用对用药者致敏的药物。

用药后，医者与用药者都要密切观察，若出现皮疹、恶心、呕吐、心悸、尿血、喘息等不良反应，且这种反应与药物的性效无关，应立即停用，并酌情处理。若确系所用药物的过敏反应，应在条件允许下，尽可能确认变应原究为何种中药或中成药，并告知患者日后不得再用，以免重蹈覆辙。

又，有人统计，中药注射剂注射给药导致的过敏性休克和急性心源性脑缺氧综合征的几率，不仅高于以其他剂型和给药途径的给药者，而且有死亡者，故临床应用中药注射剂尤当小心。

此外，中药的有毒无毒学说还纠正了某些人的“中药无毒可以放胆用之”的错误认识；便于应用“以毒攻毒”之法，选取有毒之药，治疗沉疴顽疾。

十、解救原则

遇有中药中毒，首先应立即停止原药的服用，以免加重病情。

其次要通过查询中毒经过、所用方药及中毒症状，确定中毒原因及药物，便于合理解救。

其三是应用合理的解救方法和药物，尤其要结合现代认识及诊断方法，应用最佳解救措施，争分夺秒地进行救治。

十一、两点说明

1. 在古代文献中有关药物毒性的记载大多是正确的，但由于历史条件和个人经验与认识的局限，也有一些是错误的。如《本经》将有毒之丹砂列为无毒之上品，《本草纲目》将马钱子列为无毒等。对此，应当结合现代药理学研究成果予以重新认识。

2. 古代文献对药物的急性毒性记载多，而对慢性毒性确记载甚少，应结合现代临床与实验研究予以补正。如黄药子，古云无毒，今定为有小毒。

第五章 中药的功效与主治病证

中药的功效与主治病证，既是遣药组方的依据和防治疾病的基础，又是临床中药学的核心内容和中医学的重要组成部分。深入研究中药功效与主治病证的含义、认定、表述方法及存在问题等，有助于学习、研究临床中药学。

第一节 功 效

一、概念

功效，是指中药防治、诊断疾病及强身健体的作用。又称功能、功用、效能、效用。其有高级与初级之别。

所谓高级功效，是指以中医药理论为基础，应用分析、归纳、推理、概括等手段，对中药防治、诊断疾病及强身健体作用的高度概括。其表述用语，成熟精炼，简明扼要。

所谓初级功效，是指以中医药理论为基础，应用直接观察等手段，对药物防治、诊断疾病及改善机体某种状况的客观记载。其表述用语，原始直白，虽也简明，但不精炼。

二、认定

中医对中药功效的认识、概括和确定，是在中医药理论指导下，根据机体的用药反应，即用药前后症状、体征的变化，通过审证求因、辨证论治及归纳分析的方法反推而得。中药功效的认定和系统形成，与中医药学理论体系的形成和发展有着密不可分的关系。对于初级功效的认定，相对容易简单。而对于高级功效的认定，则相对困难复杂。

对每味药物功效的认定，都经历了由初级渐进到高级的漫长过程。最初，人们只能认识到某药能防治某种疾病或调理机体的某种作用，这就是常说的单验方。这种单验方所表示的药物的主治病证，就是人们对药物治疗作用的最早认识。后来，人们用文字把这些单验方的主治病证或对人体某一功能的调理效用，作为它的治疗作用记载于本草，便成为它的初级功效。

继而，随着时间的推移和中医药理论的不断发展，通过临床反复实践与验证，人们对其治疗作用及其作用机制的了解越来越多，认识也愈加深刻。最后，再在中医药理论指导下，通过分析、归纳、推理、概括等手段，将其初级功效上升为高级功效，并不断补充完善。

今天，对某药功效的确定，一般要经过两个大的阶段。即首先要广泛收集资料，了解古今中外中医药著作，特别是本草专著，对其性能特点（性、味、升降浮沉、归经、有毒无毒）、功效及主治病证等的有关论述；其次要以中医药理论为指导，认真分析所得资料，并参考当代临床经验和研究成果，应用文献考证、系统归纳、逻辑推理等手法，通过去伪存真、反复推敲，最后提炼出能准确反映其治疗作用的功效。

这种理性的概括与升华，既是对用药经验的总结，又是对药性理论的发展，使人们对药物的认识，从感性上升到了理性，出现了质的飞跃。从而，将中药的治疗作用概括得简明精炼，既紧密结合中医药理论，又有利于学习记忆，还为临床医生灵活掌握应用中药创造了极为有利的条件。

三、表述

中药功效的用语大多采用动宾短语结构构成的词组。其中，对初级功效的表述，常常与病证或症状等相对应，所用语句多为动词加疾病名称构成的词组，如“已心痛”，“已疥”，“截疟”，“治瘘”，“治皮胀”，“主寒热、疝瘕、头风、目黄、耳聋”，“延年”等。

对高级功效的表述，常常与病因病机、治则治法等相对应，所用语句多为动词加病邪（如风、寒、暑、湿、燥、火等）、脏器（如心、肺、脾、肾、肝、胃、小肠、胆、皮肤等）、生理功能或分泌排泄物（如阴、阳、气、血、津、液、精、尿、便）及病理产物或反应（如痰浊、瘀血、疼痛、结石）等名称构成的词组。如清热、燥湿、散风寒、祛风湿，平肝、补肝、补肾、清肺，补气、生津、行气、活血、通便、利尿，化痰、祛痰、泻火、化瘀、排石等。

当今，记述功效的用语大多比较简略，常凝练为短短的几个字，并形成较为固定的功效术语表述模式。一般使用由两字、三字、四字构成的词组，个别时也有超出者。其中：

两字词组多表述单一型功效，如祛风、清热、泻下、截疟等。

三字词组或表述复合型功效，如散风寒、清湿热等；或表述单一型功效，如清肺热、补脾气、疏肝气、治痢疾等。

四字词组大多表述复合型功效，如发汗解表、发表理气等；少数表述单一型功效，如补益肺气、疏理肝气、发散表邪等。

五字以上者则大多表述复合型功效，如祛风寒湿邪、滋补肝肾之阴、清泻肺胃之火等；个别表述单一功效，如清泻大肠之火、清泻三焦之火等。

四、分类

由于中药的功效是以中医药理论为指导，通过临床实践推导而得，故其表述用语也基本上与中医的治疗学或辨证学等相呼应。据此，其分类主要有：

1. 按中医治疗学分类

（1）对因功效：是指某些中药能针对病因起治疗作用。具体包含祛邪、扶正、调理脏腑功效、消除病理产物等。其中：

属于祛邪的功效有祛风、散寒、除湿、清热、泻下、涌吐、解毒、杀虫等；

属于扶正的功效有补气、助阳、滋阴、养血等；

属于调理脏腑或气血的功效有疏肝、柔肝、宣肺、和中、理气、活血、安神、开窍、潜阳、息风等；

属于消除病理产物的功效有消食、利水、祛痰、化瘀、排石、排脓等。

然而，因祛邪、扶正、调理脏腑功效、消除病理产物等往往相互关联，故上述划分又是相对的。如：

泻下，既有祛除病邪的作用，又有消除病理产物及调理脏腑功效的作用。

活血化瘀，既指改善血行不畅、血脉瘀滞的病理状态；又指消除瘀血的病理产物。再则，活血与化瘀的涵义也有区别，前者重在调理脏腑功效，后者重在消除病理产物等。

（2）对症功效：是指某些中药能缓解或消除疾病过程中出现的某些或某种症状，有助于减轻患者痛苦，防止病情恶化，如止痛、止血、止呕、止咳、平喘、止汗、涩肠止泻、涩精止遗等。

（3）对病证功效：是指某些中药对疟疾、赘疣、痹证、鼻渊、黄疸、肺痈、绦虫证等病证，具有明显优于他药的疗效，如截疟、蚀疣、祛风湿、通鼻窍、利胆退黄、消痈排脓、驱杀绦虫等。

（4）对现代病症功效：是指某些中药对西医学所描述的高血压症、高脂血病、糖尿病、肿瘤等病症有明显的疗效，而使用传统功效术语又难于表达清楚，权借现代药理学术语来表达，如夏枯草降血压，决明子降血脂，天花粉降血糖，半枝莲抗肿瘤等。

此外，还有根据中药作用于机体后的反应而确定的功效，如毛茛外用能引赤发泡等。

另，还必须明确，一味中药往往具有多种功效。不少药物既具有对因功效，又具有对症或病证的功效。临床选择药物时，应尽量利用该药多种功效的综合作用，以取得更好的治疗效果。

2. 按中医辨证学分类　中药的功效与中医的辨证方法相应而生，每一种中医的辨证方法都有与其相对应的中药功效群。

(1) 对八纲辨证的功效：是指中药的某些功效分别与八纲辨证的各纲辨证相对应。如：

对应表里辨证的有解表、发表、温里、攻里等；

对应寒热辨证的有散表热、清里热、散表寒、散里寒等；

对应虚实辨证的有补虚、泻实等；

对应阴阳辨证的有补阴、滋阴、敛阴、补阳、助阳、温阳、回阳等。

(2) 对病因辨证的功效：是指中药的某些功效分别与病因辨证的六淫与疫疠、七情、饮食劳伤、外伤等辨证相对应。如：

对应六淫与疫疠的有散风、祛寒、清暑、渗湿、燥湿、化湿、润燥、清热、泻火、解毒等；

对应七情的有镇惊、定惊、解郁、安神、省神、醒神等；

对应饮食劳伤的有消食、消积、补虚、强身等；

对应外伤的有生肌、敛疮、续筋接骨、解蛇虫毒等。

(3) 对气血津液辨证的功效：是指中药的某些功效与气血津液辨证的气、血、津液病证辨证相对应。如：

对应气病辨证的有补气、行气、降气、敛气等；

对应血病辨证的有养血、活血、止血、和血、摄血等；

对应津液辨证的有生津、保津、化痰、涤痰、化饮、逐饮、利水、逐水等。

(4) 对脏腑辨证的功效：是指中药的某些功效分别与脏腑辨证的各脏腑病证辨证相对应。

①对应一脏或一腑的如：

对应心脏的有养心、清心、泻心火、补心血、通心脉等；

对应肺脏的有宣肺、温肺、清肺、润肺、敛肺、降肺气等；

对应大肠的有通肠（便）、润肠、滑肠、涩肠等；

对应脾脏的有补脾、健脾、温脾、运脾、清脾热、补脾气、升脾阳等；

对应胃腑的有温胃、健胃、养胃、开胃、泻胃火、降逆止呕等；

对应肝脏的有疏肝、清肝、养肝、暖肝、平肝、潜阳、泻肝火、养肝阴（血）、息肝风等；

对应胆腑的有利胆、清胆、温胆、利胆排石等；

对应肾脏的有温肾、补肾、益肾、固肾、滋肾阴、助肾阳、暖肾气、补肾纳气、益肾填精等；

对应膀胱腑的有清利膀胱湿热、散膀胱冷气等；

对应三焦、脑腑、女子胞的有通利三焦、健脑、醒脑、暖宫等。

②对应两脏或一脏一腑及其以上的如补肺脾、补心脾、补肝肾、补肺肾、补脾肾之阳、补脾胃之气、补肺脾肾之阴等。

（5）对经络辨证与六经辨证的功效：是指中药的某些功效与经络辨证或六经辨证的各经病证辨证相对应。如和解少阳、散太阳经风寒、散少阴经风寒、散厥阴经风寒、降厥阴经上逆之寒气等。

（6）对卫气营血辨证的功效：是指中药的某些功效与卫气营血辨证的卫分、气分、营分、血分病辨证相对应。如疏散风热、清气分热、清营分热、透营转气、清营凉血、凉血解毒、散血解毒等。

（7）对三焦辨证的功效：是指中药的某些功效与三焦辨证相对应。如宣化上焦湿浊、芳化中焦湿浊、清中焦湿热、清利下焦湿热、补中气、温中散寒等。

这种分类法，突显了中药学与中医学辨证学的紧密关系，有助于深入学习掌握与研究提高中药的功效。

第二节 主治病证

一、概念

所谓主治病证，是指药物在临床的主要适应病证，也称主要适用范围或简称主治。

二、认定

中药主治病证的认定，主要是通过生活实践与临床实践而得。其与中药功效的认定一样，也经历了漫长的历程。

三、表述

一般说，中药主治病证的表述用语可分为三类，即：

1. 病名类主治病证　是指以疾病的名称表述中药的主治病证，如疟疾、肺痈、肠痈、水火烫伤、毒蛇咬伤等。

2. 证名类主治病证　是指以疾病的证名表述中药的主治病证，如热淋、血淋、热咳、冷哮、湿热黄疸、风热表证、风寒表证、风寒夹湿表证等。

3. 症状名类主治病证　是指以病或证的某一症状名称表述中药的主治病证，如惊悸、耳鸣、耳聋、口臭等。

在上述三类表述用语中，当代使用最多的是证名，其次是病名，而症状名则最少。

此外，有时在使用中医学病证名难于表述个别药物的主治病证时，也借用西医学的病症名，如胃下垂症、高血压病、高脂血症等。

第三节　相互关系

一、初级功效与高级功效

初级功效是高级功效的基础，而高级功效是初级功效的升华与提高。明末清初之前，二者常相混杂表述，且多用初级功效，少用高级功效。明末清初之后，二者逐步分述，且高级功效的使用频率显著增加。直至当代，随着功效理论的日渐成熟，表述用语绝大多数使用高级功效，而极少使用初级功效。

二、功效与主治病证

中药的功效与主治病证是相互关联、密不可分的。主治病证是确定中药功效的依据，功效又提示了中药的主治病证。

对于初级功效来说极易理解。若在其前加上前置动词即为功效，而去掉前置动词则成了主治病证。如“治热痢”是黄连的初级功效，提示黄连的适用范围为“热痢”；而去掉“治”字后，“热痢”就是它的主治病证，成了它“治热痢”功效的依据了。

对于高级功效，其与主治病证的关系也不例外。此时，主治病证虽然也是其确定依据，但不是简单的对应与加减前置动词的关系。而是运用中医药理论，通过对主治病证进行辨证分析、归纳推理、高度概括而得。如鱼腥草能治肺痈咳吐脓血、肺热咳嗽和热毒疮疡等病证，因而具有清热解毒、排脓的功效；又能治热淋小便涩痛之证，故又有清热利尿通淋的功能。

同时，高级功效也提示了药物的主治病证，如上所说，由于鱼腥草有清热解毒、排脓、利尿之功，那就提示其主治病证为肺热、热毒、湿热引起的相关病证。

三、性能特点、功效主治、配伍应用的内在联系

在论述中药时，往往从性能特点、功效主治、配伍应用三个不同的角度进行。其中：

性能特点是论述其在性（气）、味、升降浮沉、归经、有毒无毒等方面所显现的特点，也可称为作用机制或偏性所在；

功效主治是论述其在临床治疗中所显现的效用与适用范围；

配伍应用是依据其性能特点与功效主治论述其在临床的具体应用。

三者之间，既有各自的独特性，又有十分密切的内在联系。

药物的性能特点统领并高度概括其功效主治，而功效主治又是其性能特点在防治疾病时的具体展现；药物的性能特点与功效主治是指导其配伍应用的基本依据，而配伍应用又是其性能特点与功效主治在防治疾病与强健身体时的具体运用。

每一味中药都具有独特的性能特点、功效主治及配伍应用，三者环环相扣，互为印证，缺一不可。

在学习应用单味药时，首先要弄清其性能特点，并以此为纲，理解记忆其功效主治，领悟掌握其配伍应用。

只有这样，才能为学好中药、用好中药打下坚实的基础。

第六章 中药的配伍

一、概念

所谓中药配伍，即据病情、治法和药物性效，有选择地将两种以上药物配合应用。

二、源流

配伍用药的方法和理论，源于用药防治疾病的实践。

春秋战国时期，人们已具丰富的配伍用药经验。

汉代，《本经·序例》将其条理总结，名曰“七情”配伍，为中药配伍奠定了理论基础。后世不断补充，日臻完善。

三、内容

从广义讲，中药配伍的内容可概括为简单配伍与复杂配伍。

所谓简单配伍，即通常所说的药对，前人将这种用药规律高度概括为“配伍七情”。在七情配伍中，除“单行”外，皆从双元配伍用药角度，论述单味中药通过简单配伍后其性效变化的规律。

所谓复杂配伍，即通常所说的药方，前人将这种用药规律高度概括为“君臣佐使”。其从多元角度论述了药物在方中的地位和性效变化规律。

今虽将二者分别归属于临床中药学与方剂学范畴，而实际上是紧密相连的。药对是药方的基础，而药方则是药对的有机组合。

从狭义讲，中药的配伍即“配伍七情”，又称“药物七情”，内容包括：

1. 单行　即单味药就能发挥预期治疗效果，不需其他药辅助。如独参汤单用人参补气固脱等。

或云配伍各药单独取效，互不影响各自效应。如丹参配神曲，治血瘀有热兼食积脘胀，各自独行活血凉血与消食健胃之效，且互不干扰。

2. 相须　即性能相类似的药物合用，可增强原有疗效。如石膏配知母可增强清热泻火之效。

3. 相使　即两药同用，以一药为主，一药为辅，辅药能增强主药的疗效。

相互配伍的两药，或性能相似，如以补气利水的黄芪为主，配以利水健脾的茯苓为辅，茯苓能增强黄芪的补气利水效果。或两药性能虽不一致，但治疗目的一致，如以清热燥湿解毒的黄连为主治湿热泻痢，常配行气调中止痛的木香，木香可增强黄连的治疗效果。

4. 相畏　即一种药物的毒烈之性，能被另一种药物减轻或消除，如生半夏的毒性能被生姜减轻或消除，故云半夏畏生姜。

5. 相杀　即一种药物能减轻或消除另一种药物的毒烈之性，如生姜能减轻或消除生半夏的毒性，故云生姜杀半夏。

6. 相恶　即两药合用，一种药物能使另一种药物原有功效降低，甚至丧失，如人参恶莱菔子，因莱菔子能削弱人参的补气作用。

7. 相反　即两种药物合用，能产生或增强毒副反应，如乌头反半夏、甘草反甘遂等。

总析上述七项，单行表示性效不变，临床可据情选用；

相须、相使表示增效，临床用药要充分利用；

相畏、相杀表示减毒，应用毒烈药时必须考虑选用；

相恶表示减效，原则上用药时应加以注意；

相反表示增毒，原则上用药时应绝对禁止。

若按协同与颉颃论，相须、相使、相反属协同，相畏、相杀、相恶属颉颃，单行则既不属协同也不属颉颃。

四、目的

药物配伍应用是中医用药的主要形式，其目的是：

增强治疗效能，扩大治疗范围，适应复杂病情，减少不良反应。

五、中西药联用

（一）概念

顾名思义，即指将单味、复方中药或中成药与西药联用。

（二）内容

临床实践表明，中西药联用后，可导致四种主要结果。

1. 增效。即增强或延长原有疗效。中药大多成分复杂，能宏观调节（多功能，多环节，多层次调节），疗效稳定持久；西药大多成分单一，针对性强，力专效宏，药效迅速。两者合理联用，不但能显示出各自的优越性，而且能标本兼顾，增强疗效。如：

银花与青霉素联用，能增强青霉素抗耐药性金黄色葡萄球菌作用；

麻黄与青霉素联用，治疗细菌性肺炎有协同增效作用；

香连化滞丸与痢特灵联用，可增强治菌痢的效果；等等。

2. 减毒。即减少毒副作用。人们在接受药物治疗作用的同时，也受到其各种毒副作用的损害，不但中药是如此，西药更是如此。中西药联用往往能克服这一缺憾，使药物充分发挥其治疗作用，目前临床主要用于以中药减轻激素的反馈抑制作用、防治撤停激素后的反跳现象、化疗的毒副反应及一些西药在服用时对胃肠道或神经系统产生的副作用等。如：

灵芝、云芝、鸡血藤、刺五加、人参、生黄芪等，分别与环磷酰胺等抗癌药联用，能缓解或消除因使用这些抗癌西药所致的白细胞减少等不良反应；

甘草与链霉素联用，骨碎补与链霉素联用，黄精与链霉素联用，均能减轻链霉素对第八对脑神经等的毒害，并已得到临床验证；

能保肝的逍遥散与抗结核西药联用，能减轻抗结核西药对肝脏的损害；等等。

3. 减效。即降低疗效。这类中西药联用所用的中药或中成药，一般均为无毒或毒性甚小之品，与西药联用后，虽不会增毒或产生新的毒性成分，但却能使原有成分丧失或失去活性，从而降低疗效。如：

含铁、镁、铝、钙的中药或中成药，与异烟肼联用，生成螯合物而失效；

含有机酸较多的中药及中成药，与碱性西药如碳酸氢钠、氨茶碱等碱性西药同服，可产生中和反应，使中西药的药效同时减弱或丧失；

含碱性成分的中药及其制剂，与维生素 B_1 同服，因胃酸降低而促使维生素 B_1 分解，降低维生素 B_1 的疗效；等等。

4. 增毒　即增加或产生毒副作用。这类中药或中成药多为有毒或含有毒成分之品，与西药联用后能产生新的更毒物质或增强有毒物质的吸收。或者中药或中成药本为无毒，而西药却为有较明显的毒、副作用，同用后能使西药的毒性增强。如：

含 2 价汞离子的中药及中成药，如朱砂及其制剂朱砂安神丸、人丹、紫雪散、补心丸、活络丸、磁朱丸等，与西药溴化钾、三溴合剂、碘化钾（治疗单纯性甲状腺肿）、碘喉片（利咽）等同服，汞离子与溴离子或碘离子在肠内发生化学反应，生成有剧毒的溴化汞或碘化汞，导致药源性肠炎或赤痢样大便；

含鞣质类中药如大黄、虎杖、诃子、五倍子等，若与磺胺类药物同服，使鞣质与磺胺类药物结合，影响排泄，导致血液及肝脏内的磺胺药浓度增高，严重者可发生中毒性肝炎；

含生物碱士的宁、麻黄碱、阿托品等的中药及其制剂，与士的宁、麻黄碱、阿托品类西药联用，可使作用累加而导致士的宁、麻黄碱、阿托品中毒；等等。

增效、减毒是临床可以采用的，减效、增毒是临床必须避忌的。

第七章
用药禁忌

中药的用药禁忌，即指在用药时一般应有所避忌。用药禁忌主要包括证候禁忌、配伍禁忌、妊娠用药禁忌和服药时的饮食禁忌四个方面。

一、配伍禁忌

（一）含义

所谓配伍禁忌，即指在一般情况下不宜相互配伍使用的药物。包括十八反、十九畏。

（二）十八反的源流及内容

1. 源流　从现存文献看，最早论及相反药的是汉代《神农本草经》。

南北朝时期，陶弘景《本草经集注·序录》专设诸药相畏相恶相反项，详列相反诸药。

五代后蜀，韩保昇的《蜀本草》最早论及相反药有 18 种，十八反之名始此。

据南宋陈衍《本草折衷·卷二》记载，相反药歌诀最早见于《经验方》。

今世流传最广的相反药歌诀源于张从正《儒门事亲·卷十四》。

2. 内容　十八反列述了三组相反药，分别是：

甘草反甘遂、（京）大戟、海藻、芫花；

乌头（川乌、附子、草乌）反半夏、瓜蒌（全瓜蒌、瓜蒌皮、瓜蒌仁、瓜蒌根）、贝母（川贝母、浙贝母）、白蔹、白及；

藜芦反人参、南沙参、丹参、玄参、苦参、细辛、芍药（赤芍、白芍）。

（三）十九畏的源流及内容

1. 源流　十九畏起源尚无定论。十九畏歌诀最早见于明代刘纯《医经小学》，并流传至今。当代，一般认为十九畏属相反药，须列入配伍禁忌。

2. 内容　十九畏歌诀列述了九组十九味相反药，具体是：硫黄畏朴硝，水银畏砒霜，狼毒畏密陀僧，巴豆畏牵牛，丁香畏郁金，川乌、草乌畏犀角，牙硝（即芒硝）畏三棱，官桂（包括肉桂）畏（赤）石脂，人参畏五灵脂。

（四）正确认识十八反、十九畏

1. 十八反、十九畏是前人用药禁忌的经验总结，对指导临床安全用药具有积极意义。

2. 历代医药学家对十八反、十九畏虽遵信者多，但持异议者亦不少，目前大多数认为不是绝对禁忌。

3. 对十八反、十九畏作为用药禁忌是否合理的研究，单凭文献整理不能解决问题，须借助于现代实验研究。

4. 近年来，对十八反、十九畏虽进行了不少实验研究，取得了一定成绩，但仍处于初级阶段，具体如何取舍，还难于确定。

5. 目前，凡属十八反、十九畏的配伍药组，若无充分根据和应用经验，仍不宜使用。

二、妊娠用药禁忌

（一）含义

所谓妊娠用药禁忌，即指有些中药能损害胎元或导致堕胎，在妊娠期应予以避忌或慎用。

（二）源流及内容

1. 源流　汉代或更早，医药学家对妊娠用药禁忌就有认识，《神农本草经》所记堕胎药可认为是妊娠禁忌药的最早记载。

南朝梁代，《本草经集注·序例·诸病通用药》专设堕胎药一项，收堕胎药 41 种。

南宋，朱端章《卫生家宝产科备要·卷五》云，卢医周鼎将产前所忌药集以为歌，歌诀中列药 71 种，这是迄今所见妊娠禁忌歌的最早记载。经元明医药学家进一步改编，遂成今世流传甚广的“妊娠禁忌歌”，列药 39 种。

2. 内容　妊娠禁忌药有毒害大小、性能峻缓之别，对胎元及母体影响程度也有差别。据此，今之临床习惯将其分为禁用与慎用两大类。

（1）禁用类：多为剧毒或性能峻猛之品，如水银、砒霜、雄黄、轻粉、斑蝥、马钱子、蟾酥、川乌、草乌、藜芦、胆矾、瓜蒂、巴豆、甘遂、大戟、芫花、牵牛子，商陆、麝香、干漆、水蛭、虻虫、三棱、莪术等。

（2）慎用类：分别为活血祛瘀的牛膝、川芎、红花、桃仁、姜黄、丹皮等；破气行滞的枳实、枳壳等；攻下通肠的大黄、芒硝、番泻叶、芦荟等；辛热的附子、肉桂等；滑利的冬葵子等。

（三）正确认识妊娠禁忌药

妊娠禁忌药，大多是历代医药学家从临床实践中总结出来的，对指导妇产科临床安全用药和优生优育意义极大。

妊娠期间，对禁用类药应绝对禁用；对慎用类药也应尽量避免使用，若孕妇患有非用不可的病证，虽可酌用，但要务求辨证准确、剂量与疗程适中、炮制与配伍恰当，以免发生事故。

对历代医药书籍中所载妊娠禁忌药，应认真分析，区别对待，其中除属禁用和慎用外，有的是无毒可用之品，如白茅根、兔肉等，另有少数药物虽毒性较大而未被列入，如朱砂、黄药子等，亦当禁用或慎用。

三、服药时的饮食禁忌

（一）含义

所谓服药饮食禁忌，即指服药期间对某些食物的禁忌，简称食忌，俗称忌口。

（二）源流与内容

1. 源流　我国医药学家对服药时饮食禁忌的认识，至少可追溯至两千多年前的秦汉之际，著名的《五十二病方》即有记载。

后世许多医方药书均列有服药饮食禁忌。

2. 内容　药食同源，食物与药物一样也具有某种偏性。在服药期间，一般应忌食生冷、辛热、油腻、腥膻、黏滑及有刺激性的食物，以免引起消化不良、胃肠刺激，或助热、助升散，以及敛邪等不良作用。

具体应用，须根据不同病情和治疗需要区别对待，如：

寒性病忌食生冷；

热性病忌食辛热油腻；

胸痹患者，忌食肥肉、脂肪、动物内脏及白酒；

肝阳上亢者，忌食胡椒、辣椒、大蒜、酒等辛热助阳之品；

脾胃虚弱或消化不良者，忌食油炸、黏腻、寒冷固硬等不易消化的食物；

疮疡、皮肤病患者，忌食鱼、虾、蟹等腥膻发物及辛辣刺激性食品；

患有外感表证者忌食油腻类食品；等等。

服药食忌，具有科学性，对指导临床用药，使药、食有机地结合意义重大，亦是消除不良反应、提高疗效的重要环节，应当引起足够的重视。

四、证候用药禁忌

（一）含义

所谓证候用药禁忌，即指某类或某种证候不适宜选用某类或某种中药，在使用时应予以避忌的。简称证候禁忌，又名病证禁忌。

（二）源流与内容

1. 源流　可上溯至战国，《内经》即有论述，后世不断补充完善。

2. 内容　凡药不对证，药物的性能功效与所疗疾病的病证相悖，有可能加重病情者，原则上都属于禁忌范围。具体可分为两类：

（1）属某类药者如：体虚多汗者，忌用发汗药；阳虚里寒者，忌用寒凉药；阴虚内热者，慎用苦寒清热药；脾胃虚寒、大便稀溏者，忌用苦寒或泻下药；阴虚津亏者，忌用淡渗利湿药；火热内炽和阴虚火旺者，忌用温热药；妇女月经过多及崩漏者，忌用破血逐瘀药；脱证神昏者，忌用香窜的开窍药；邪实而正不虚者，忌用补虚药；等等。

（2）属单味药者如：体虚多汗者，忌用发汗力较强的麻黄；虚喘、高血压及失眠患者，慎用麻黄；湿盛胀满、水肿患者，忌用甘草；麻疹已透及阴虚火旺者，忌用升麻；肝功能障碍者，忌用黄药子；肾病患者，忌用马兜铃；授乳期妇女忌用大量麦芽；等等。

总之，证候用药禁忌的内容非常广泛。在各论各章节的概述部分，将具体介绍该类药的证候禁忌；在各单味药的使用注意项，将具体介绍该药的证候禁忌。

第八章 用药剂量与用法

第一节 剂 量

一、概念

剂量，即药剂的用药量，一般是指单味药的成人内服一日用量。有时也指方剂中的药与药的相对剂量。

二、剂量的计算单位

中药的计量单位，古今有别。古代有重量（铢、两、钱、斤等）、度量（尺、寸等）及容量（斗、升、合等）多种计量方法，以量取不同的药物。

此外，还有“刀圭”、“方寸匕”、“一钱匕”、“半钱匕”、“一字匕”、“盏”，以及“撮”、“枚”、“一握”等约量的计量方法。

由于度量衡制的变迁，后世多以重量为计量固体药物的方法。

明清以来，普遍采用16位进制，即1斤＝16两＝160钱。

现今我国对中药生药计量采用公制，即1公斤＝1000g。为了方便处方和配药，特别是古方剂量的换算，通常按规定以近似值进行换算，即：

1两（16进位制）＝30g，1钱＝3g，1分＝0.3g，1厘＝0.03g。

三、剂量确定

（一）基本剂量

一般指单味中药的成人一剂汤药每日内服常用剂量，除峻烈有毒药和某些精制品外，干品饮片药为3～10g，部分为15～30g，鲜品加倍，《临床中药学》各单味药后所标的用量即此。

（二）剂量变化的依据

剂量是否得当，是确保用药安全有效的重要因素之一。而用药剂量的恰当与否，单靠掌握一般用药剂量是很不够的，还须根据药物的性质性能、应用方法、患者的病情和体质，以及季节、地域和居住环境等变通剂量。

1. 据药物的性质性能变化剂量

（1）药材质量：质优力强者，用量宜小些；质次力不足者，用量可大些。

（2）药材质地：花叶类质轻之品用量宜轻，金石、贝壳质量之品用量宜重；干品用量宜轻，鲜品用量宜重。

（3）药物的气味：气味平淡，作用缓和的药，用量宜重；气味浓厚，作用峻猛的药，用量宜轻。

（4）有毒无毒：有毒者，应严格控制剂量，不得超出安全范围；无毒者，剂量变化幅度较大，可适当增加用量。

2. 据用药方法变化剂量

（1）配伍：单味应用时剂量宜大，复方应用时剂量宜小；方中主药用量宜稍大，而辅药则用量宜小些。

（2）剂型：入汤剂时，用量宜大；入丸、散剂时，用量宜小。

（3）使用目的：某些药因用量不同可出现不同作用，故可据不同使用目的增减用量。如槟榔行气消积只用6～15g，而驱绦虫则须用60～120g。

3. 据患者的体质和病情等变化剂量

（1）体质：在以祛邪为主时，体强者用量宜重，体弱者用量宜轻。在以补虚为主时，脾胃强健者用量宜稍大，脾胃虚弱者用量宜轻小。

（2）年龄：小儿发育未全，老人气血渐衰，对药物耐受力均较弱，用量宜减小；而青壮年气血旺盛，对药物耐受力较强，用量宜大些。小儿5岁以下通常用成人量的1/4，五六岁以上可按成人量减半用。

（3）性别：一般说男女用量差别不大，但在妇女月经期、妊娠期，投用活血化瘀药则用量宜轻。

（4）病程：新患病而病程短者，因正气损伤较小，用量可稍重；久病多伤正气，用量宜轻。

（5）病势：病急病重者用量宜重，若用药量轻，药不敌病；病缓病轻者用量宜轻，若用药量重，必伤正气。

（6）生活习惯与职业：如以辛热药疗疾，平时喜食辛辣热物或常处高温下作业的人用量宜轻，反之则用量宜重；等等。

4. 据地域和季节变化剂量　我国东南地区温暖潮湿，温热和滋腻之药用量宜轻；西北地区，寒冷干燥，寒凉或香燥之品用量宜轻。

春夏气候温热，易于出汗，发汗药用量不宜重；秋冬气候寒冷，腠理致密，发汗药用量则宜适当增加。

四、剂量与药效的关系

药物的使用剂量常影响其效能与治疗效果，概之主要有三：

（一）量效成正比

一般说，药物的作用随其用量的增加而增强。量大力强，量小力弱。如：

人参，大剂量用能大补元气，治气虚欲脱；而常量或小剂量用则补脾肺之气，治一般的体虚气弱。

大黄，大量用能峻泻，治热结便秘之重症；而小剂量用则缓泻，治热结便秘之轻症。

黄连，大剂量用能清热燥湿、泻火解毒，治湿热火毒诸证；而小剂量（3g 以下）用则清热燥湿兼健胃，治脾胃虚弱兼湿热或郁火者。

（二）量变效亦变

在常用中药中，部分药物的作用随使用剂量的增减而发生变化。如生白术，常量使用能健脾益气、燥湿利水，治脾虚夹湿之溏泄；而大量使用则健脾益气、缓通大便，治脾虚气弱之虚秘。

（三）超量可有毒

如前所说，中药的用量是否适当，是确定其有毒无毒的关键，未超出人体对其的最大承受量即为无毒，超则为有毒。如：

苦杏仁有小毒，主要是因其所含的苦杏仁苷，在苦杏仁酶的作用下能分解出氢氰酸所致。从理论计算，通常每 1g 生苦杏仁约可产生 2.5mg 氢氰酸，而氢氰酸为偏性非常突出的剧毒物质。在极微剂量时，就能轻度抑制呼吸中枢而显示止咳平喘的治疗作用；而在稍大剂量时，则对人产生伤害，致死量为 50mg。依此推算，成人对生苦杏仁的最大耐受量（一次量）是 20g（50～60 个）。若超过这个量，又是研末冲服，则有导致中毒的危险。由此可知：

生苦杏仁，若用量在 10～20g 之间即为无毒；超过 20g 则为有毒。

第二节 用 法

一、概念

所谓用法，即使用中药的方法。其内容广泛。

二、内容

（一）给药途径

给药途径对药物的疗效影响极大。这是因为不同的机体组织，对药物的吸收、分布、生物转化、排泄及敏感度的差异所致。同一方药，常因给药途径的不同，显示出不同的作用强度。有的甚至须以某种特定途径给药，才能发挥某种作用。

中药传统的给药途径，除口服和皮肤给药两种主要途径外，还有吸入给药、舌下给药、黏膜表面给药、肛门与直肠给药等多种途径。20 世纪 30 年代后，又增添了皮下注射、肌内注射、穴位注射及静、动脉注射等。

每种给药途径均有各自的优缺点，临床选择时除考虑各自的优缺点外，还需注意病证与药物双方对给药途径的选择。而病证与药物对给药途径的选择，则是通过剂型的选择来体现的。

（二）应用剂型

无论从什么途径给药，都需将药物加工成便于应用的剂型。传统中药剂型中，有主供口服的汤剂、丸剂、散剂、酒剂、露剂、滋膏剂；供皮肤或黏膜使用的软膏剂、硬膏剂、涂擦剂、浸洗剂、熏剂、散剂、丹剂；还有供体腔等使用的栓剂、药条、钉剂等。

20 世纪 30 年代又研制出了中药注射剂。之后，又发明了胶囊剂、颗粒剂、气雾剂、膜剂等新剂型。

（三）煎煮方法

汤剂是中药的最常用剂型，其疗效的保证又取决于正确的煎煮制取。

1. 煎药器具　选用沙锅、沙罐、沙壶等带盖的陶瓷器皿最佳。因其化学性质稳定，不易与药物成分发生化学反应，且导热均匀，保暖性好。或用耐高温的玻璃烧杯等。

忌用铁、铜、铝等金属器具，因金属元素易与药液中的药物成分发生化学反应，轻则降低疗效，重则引发毒害。

2. 煎药用水　选择洁净清澈、无色、无异味、不含杂质的生活饮用水，禁用被污染或反复煮沸的水。此外，有时因治疗需要，还要加适量的酒或醋等。

3. 水的用量　按理论推算，加水量应为饮片吸水量、煎煮过程中蒸发量及煎煮后所得药液量的总和。虽然实际操作时加水很难做到十分精确，但至少应根据饮片质地疏密、吸水性能及煎煮时间长短以确定加水量的多少。

一般用水量为将饮片适当加压后，液面淹没过饮片约 2cm 为宜。质地坚硬、黏稠，或需久煎的药物加水量可酌增。质地疏松、有效成分容易挥发或不宜久煎的药，加水至液面淹没药饮片即可。

4. 煎前浸泡　将中药饮片于煎前浸泡，既有利于有效成分的充分溶出，又可缩短煎煮时间，避免因煎煮时间过长而使部分有效成分耗损或破坏过多。多数饮片宜用常温水浸泡，一般浸泡20～40分钟，以种子、果实为主的饮片可浸泡1小时。冬天可适当延长，夏日气温高，浸泡时间不宜过长，以防腐败变质。

5. 浸水温度　饮片先行浸泡时，所用水的温度是否适宜，也会影响药物成分的煎出。浸泡饮片的用水，以常温水或温水（25～40℃）为宜，切忌直接用沸腾水。

6. 煎煮火候　适宜的火候，有利于药效成分的溶出。一般说，煎药宜先文火后武火，即未沸前用大火，沸后用小火保持微沸状态，以免药汁溢出或过快熬干。

7. 煎煮时间　汤药煎煮时间的恰当与否，直接关系到中药有效成分的溶存率和疗效。一般饮片，头煎煮沸后再煎15～20分钟，二煎煮沸后再煎10～15分钟即可。

解表、芳香化湿、行气等质地较轻或含芳香挥发性成分较多的饮片，煎煮时间应适当缩短，头煎煮沸后再煎10～15分钟，二煎煮沸后5～10分钟即可。

补虚药、矿物药及根茎类等质地厚重坚实、不易挥发的饮片，煎煮时间宜延长，头煎沸后再煎40～50分钟；二煎三煎乃至四煎沸后，再煎30～40分钟即可。

8. 器具加盖　煎煮药时，无论使用何种器具都要加盖，以防止易挥发成分的过度散逸，最大限度地保全药液中的药物成分。

9. 不断搅动　煎煮时，因药锅中上下的温度相差较大，故还需用干净的木制或竹制筷子，间隔对所煮饮片进行搅动。如此，既可使药物成分均匀分布于溶液中，以促使其溶出与发生化学变化，又可防部分饮片粘锅底或焦化。

10. 煎药次数　一般说，一剂药煎3次，最少应煎2次。因为煎药时，药物有效成分首先会溶解在进入药材组织的水液中，而后再扩散到药材外部的水液中。待药材内外溶液的浓度达到平衡时，因渗透压均衡，有效成分就不再溶出。此时，只有将药液滤出，重新加水煎煮，有效成分才能继续溶出，故一剂药煎煮2～3次为佳。

11. 药液煎量　药液煎出物的多少随着药液量的多少而增减。若煎出的汤液总量过多，虽提高了药物成分的煎出率，但却不便服用；若煎出的药液总量过少，虽方便了服用，但却降低了药物成分的煎出率。一般认为，成人每次以 250～300ml 为宜，一剂若煎 2 次，总量即 500～600ml，煎 3 次总量即 750～900ml。儿童酌减。在使用汤剂时，片面强调服用方便而导致煎出量过少者并非少见，必须纠正。

12. 立即滤出　汤剂煎成后，应立即滤出药液。因为多数中药饮片加水煎煮后都会吸附一定药液，煎煮好的药液如不及时滤出，已溶于药液中的有效成分可能会随药液温度的降低而被药渣重新吸附，遂致有效成分的损失。至于一些遇高热有效成分易损失或破坏而不宜久煎的药物，那就更应如此。

13. 榨净汁液　药液滤出后，应将吸附有药液的药渣放入双层纱布或透水性能较好的原色棉布中包好，待稍凉后，用加压或双手反拧之法，榨取或绞取药渣中所吸附的药液。待将药汁绞榨净后，再把药渣抛弃。

14. 合对分服　为保证每次所服药液的浓度与有效成分的含量相对均衡，使患者服用后，在体内保持相对稳定的治疗浓度而取得最佳的治疗效果，宜将煎煮的药液合并后，再分 2～3 次服。

15. 熬煳即弃　中药汤剂熬煳后，一般不能再加水煮服，应立即倒掉，洗净药锅，重新拿取新的药剂加水煎煮。

16. 特殊处理　多数药物可同时入煎，少数药物因其性质、性能及临床用途不同，需作特殊处理。具体做法如下。

（1）先煎：即延长煎煮时间。包括：

①有效成分不宜煎出的矿物、贝壳类药，如磁石、龙骨、牡蛎等，应先入煎 30 分钟；

②需久煎去毒的药物，如附子、川乌有毒，无论用生、制品均应先煎，并随量增时；

③治疗需要，如大黄久煎则泻下力缓，故欲缓其泻下力即应先下。

（2）后下：即缩短煎煮时间。待汤药煎煮将成时，投入后下药再煎沸几分钟即可。包括：

①有效成分因煎煮易挥发或被破坏而不耐久煎的药，如薄荷、白豆蔻、秦艽、钩藤等。

②治疗需要，如生大黄或番泻叶等，若久煎泻下力减缓，欲攻下当后下。

（3）包煎：即用干净的原色棉布包裹后入煎。包括：

①易漂浮在水面，不利煎煮的花粉、细小种子及细粉类药，如蒲黄、葶苈子、滑石等；

②含淀粉、黏液质较多，易粘锅糊化、焦化的药，如车前子等；

③易使药液混浊的粉末状药，如飞滑石、百草霜、青黛等；

④难于滤净，混入药液易刺激咽喉的绒毛类药，如旋覆花等。

此外，还必须注意的是，布包宜大不宜小。切忌过小，致使煎煮不透。若需包煎的药量较大，可分成2个或3个小包，以利水液充分浸泡包内饮片，煎出更多的药物成分。

(4) 另煎：即指有些药物不宜与他药合煎，需单独煎煮。包括：

①少数价格昂贵的药物应另煎，以免煎出有效成分被其他药物的饮片吸附，如人参、西洋参等。

②治疗需要也可另煎。

(5) 烊化：即溶化或熔化，指有些药物不需入煎，可直接用煎好的药液趁热将其熔化后服用。如胶类药容易黏附于其他饮片及锅底，若此既浪费药材又易熬煳，故应先行烊化，再与其他药汁对服，如阿胶、鹿角胶、龟甲胶等。

(6) 冲服：即指有些药物不需入煎，可直接用煎好的药液或温开水冲服。包括：

①剂量甚小、价格昂贵的芳香细料药，需研粉冲服，如牛黄粉、麝香、冰片、猴枣粉、珍珠粉、羚羊角粉等；

②极易溶解而不必入煎的药，可直接用药液或温开水冲服，如芒硝、玄明粉、胆矾等；

③水煎能破坏其有效成分而只能研末服的药，可用温开水或煎好的药汁冲服，如鹤草芽粉、鸡内金粉、雷丸粉、琥珀粉、朱砂等；

④自然汁类的药可直接服，或与煎好的药液混合后服，如鲜地黄汁、生姜汁、竹沥水、鲜石斛汁、鲜石菖蒲汁等；

⑤易溶化的滋膏类药可直接服，也可用温开水或煎好的药液化解后服，如饴糖、鸡血藤膏、益母草膏、夏枯草膏等。

(7) 泡服（焗服）。即指用沸水或煮好的药液趁热直接浸泡药物。包括：

①富含挥发油类成分的药，如薄荷、荆芥穗、菊花等；

②成分极易被浸泡出的药，如胖大海、番泻叶、决明子、西红花、金莲花等；

③治疗需要必须用沸水泡服的药，如欲使生大黄峻泻，可用沸水泡服，以取其剽悍之气。

(8) 煎汤代水。即指个别药物，若与他药同煮则会使药液混浊不堪，难以过滤或服用，宜先行煎煮、静置，待沉淀后取出上清液，再与他药同煮，如灶心土等。

(四) 服药方法

口服，是中医临床主要给药途径。口服给药的效果不只受剂型等因素影响，还受服药时间、次数及冷热所影响。

1. 服药时间　适时服药也是保证药效的重要方面，具体服药时间应据肠胃状况、病情需要及药物特性来确定。

(1) 空腹服：清晨胃及十二指肠均无食物，此时服药可避免与食物相混合，能迅速进入肠中充分发挥药效，故峻下逐水药、攻积导滞药、驱虫药宜空腹服。

(2) 饭前服：饭前胃腑空虚，亦有利于药物迅速进入小肠消化吸收，故多数药特别是补虚药宜饭前服。

(3) 饭后服：饭后胃中存有较多食物，可减少药物对胃的刺激，故消食健胃药或对胃肠有刺激的药物宜饭后服。

(4) 睡前服：为了顺应人体生理节律和充分发挥药效，有些药宜睡前服。如安神药用于安眠时宜在睡前 30 分钟～1 小时服，以便安眠；涩精止遗药宜在临睡时服，以便治疗梦遗滑精；缓下剂宜在睡前服，以便翌日清晨排便。

(5) 定时服：有些病定时而发，只有发病前某时服才能见效，如截疟药应在疟发前 2 小时服。

(6) 不拘时服：病情急险，则当不拘时服，以便力挽狂澜。

2. 服药次数　指一日内的服药次数。一般疾病多采用每日一剂，每剂分 2 服或 3 服。

病情急重者，可每隔 4 小时左右服药一次，昼夜不停，使药力持续，顿挫病势；病情缓轻者，亦可间日服药，以图缓治。此外，有宜煎汤代茶频频服者。

应用发汗药、泻下药时，如药力较强，一般以得汗得下为度，不必尽剂，以免汗下太过，损伤正气。

呕吐病人宜小量频服，以免因量大再致吐。

3. 服药冷热　一般汤药多宜温服。如治寒证用热药，宜于热服；特别是以辛温发表药治风寒表实证，不仅宜热服，服后还需温覆取汗。

至于热病用寒药，如热在胃肠，患者欲饮冷者可凉服；如热在其他脏腑，患者不欲饮冷者仍以温服为宜。此外，用从治法时，也有热药凉服，或凉药热服者。

对于丸散等固体药剂，除特别规定外，一般宜用温开水送服。

各　　论

第一章
解 表 药

一、含义

凡以发散表邪、解除表证为主要功效的药物，称为解表药。

二、表邪与表证

1. 表邪 简言之，在表之邪，六淫之邪客于肌表，引起表证，即谓之表邪。

2. 表证 六淫之邪从皮毛、口鼻侵入机体后，引起发热恶寒，头疼，身痛，鼻塞声重，咳嗽，脉浮等症状，就叫做表证。

3. 证型

（1）风寒表实证：恶寒发热，头痛无汗，身痛，或咳嗽，鼻塞，脉浮紧。

（2）风寒表虚证：恶风寒，发热，头痛，汗出，脉浮缓。

（3）风寒夹湿表证：恶寒发热，头沉头疼，肢体酸沉而痛，苔腻，脉浮紧，或滑，或濡。

（4）风热表证：发热，微恶风寒，口渴，有汗或无汗，舌尖红，脉浮数。

（5）风热夹湿表证：发热，微恶风寒，口渴而黏，有汗无汗，肢体酸沉，脉濡、苔腻。

（6）暑湿表证：身热，微恶风寒，汗少，肢体酸重疼痛，口黏腻，渴而不欲饮，尿赤，苔黄薄腻，脉濡数。

（7）阴寒闭暑证：恶寒发热，头痛身重，口淡不渴，呕吐，泄泻，苔白腻，脉濡滑。

（8）气虚外感：恶寒重，微发热，无汗，倦怠，乏力，脉沉而无力。

（9）阳虚外感：恶寒重，微发热，无汗，脉沉迟、无力。

（10）阴虚外感：头痛身热，微恶风寒，无汗，心烦，咽干，口渴不欲饮，苔少或无苔，脉细数。

（11）血虚外感：病后阴血亏虚，或失血后又感风寒，头痛身热，微恶寒，无汗，脉弱无力。

三、药性特点、功效与主治病证

1. 药性特点　大多辛味发散，归肺与膀胱经，疏泄奏理、开发毛窍而发汗解表。

2. 功效　主能发汗解表，或发表散寒，或疏散风热。

部分药物兼能散寒或清热、宣肺平喘、利水、透疹、升阳。

3. 主治病证　主治风寒表实、风寒表虚证、风热表证、表证夹湿、暑湿表证及体虚外感诸证等。

部分药物兼治风湿痹证、肺气不宣的咳喘、麻疹透发不畅、阳气下陷等。

四、分类及各类的特点

1. 发散风寒药　又称辛温解表药，味多辛，少数兼苦或甘，性多温或微温，主能发散风寒，发汗力强，兼除湿。主治风寒表证、气虚外感、阳虚外感，兼治风寒湿痹、咳喘、水肿兼表等。

2. 发散风热药　又称辛凉解表药，味多辛，少数甘，性多寒凉，主能疏散风热，发汗力虽较缓和，但长于透解表热，兼升阳，主治风热表证、阴虚外感，兼治风热咳嗽、麻疹不透、目赤多泪等。

五、使用注意

1. 解表药多为辛香发散之品，入汤剂不宜久煎，一般以香气大发时饮之为佳。即煮沸 5～10 分钟即得，以免有效成分挥发过多而降低疗效。

2. 不可大量用发汗力较强的解表药，以免发散太过，耗气、伤津、伤阳。以遍身漐漐微似有汗者为佳。

3. 体虚多汗、疮疡日久及大出血患者，要慎用发汗力较强的解表药。

4. 因时因地增减用量。夏季腠理疏松，用量宜轻；冬季腠理致密，用量宜重。北方严寒地区用量宜重；南方炎热地区，用量宜轻些。

5. 汗出过多，见四肢厥冷、脉微欲绝者为亡阳，急以回阳救逆治之；见口干舌燥、心烦不宁者为亡阴，急以滋阴敛阴为治。

第一节 发散风寒药

麻黄（麻黄科）

辛、微苦，温。归肺、膀胱经。

<u>辛温发散，微苦略降</u>

└→入肺与膀胱经→善开宣肺气→开毛窍→发汗解表
　　├→平喘→肺气不宣之咳喘
　　└→通调水道下输膀胱而利水→风水水肿
└→兼温通散寒邪→通痹、散结→治风寒湿痹、阴疽

※ 善开宣肺气，发散力较强，平喘力较好。

※ 兼温散寒邪与寒结，治痹痛与阴疽。

发汗解表：风寒表实无汗—常配伍桂枝等，如麻黄汤。

宣肺平喘：肺气不宣的喘咳
- 风寒袭肺—常配杏仁、甘草等。
- 寒饮客肺—常配细辛、干姜等。
- 邪热客肺—常配生石膏、杏仁、甘草。

利水消肿：风水水肿（水肿兼表证）—常配白术、苍术等。

此外，其辛散温通，又善散寒邪与寒结，治风寒湿痹及阴疽等。

本品内服1.5～10g，煎汤，或入丸散。解表宜生用，平喘宜蜜炙用或生用。

本品发汗力强，故表虚自汗、阴虚盗汗及肾虚咳喘者忌服，高血压及失眠患者慎服。

桂枝（樟科）

辛、甘，温。归心、肺、膀胱经。

<u>辛温发散，甘温助阳，温通流畅</u>

├→入肺与膀胱经→散风寒→解在表之风寒或风邪→┐
└→入心经→助阳→助阳发表←┘
　　├→温通→畅胸阳、散寒邪→止痛←┐
　　└→入血分→通血脉→活血化瘀→┘

※ 温助一身之阳气，流畅一身之血脉。

※ 发汗不及麻黄，长于助阳与流畅血脉。

※ 既走表，又走里；既入气分，又入血分。

助阳发表：风寒表证—表实无汗－常配桂枝、杏仁等，如麻黄汤。
　　　　　　　　　　└表虚有汗－常配等量白芍等，如桂枝汤。

散寒止痛：风寒湿痹－可配羌活、独活、防风等。
　　　　　脘腹冷痛—外寒直中－轻者单用，重者配温里散寒药。
　　　　　　　　　　└中焦虚寒－常配白芍（倍桂枝）等，如小建中汤。

温通胸阳：心阳痹阻之胸痹－常配薤白、瓜蒌等。
　　　　　心气血虚或心气阳虚之心动悸、脉结代－可配相关药。

温通血脉：经寒血滞—月经不调－可配当归、川芎、香附等。
　　　　　　　　　　├痛经经闭－可配当归、红花、桃仁等。
　　　　　　　　　　└癥瘕积聚－可配丹参、土鳖虫、莪术等。

温化水湿：阳虚水肿、小便不利－常配茯苓、猪苓、白术等。

（温阳化气）痰饮眩晕、心悸（水气凌心）－常配茯苓、泽泻等。

本品内服3～10g，煎汤或入丸散。外用适量，研末调敷或煎汤熏洗。

本品辛温助热，易伤阴动血，故温热病、阴虚阳盛、血热妄行者忌服，风寒表证兼出血、孕妇及月经过多者慎服。

紫苏（唇形科）

辛，温。归肺、脾经。

辛温行散
　├→入肺经→散风寒→发表（力较缓）
　├→入脾经→理气→宽中→安胎
　└→解毒→解鱼蟹毒

※ 发汗不如麻、桂，长于理气、安胎、解毒。

※ 风寒感冒兼气滞与气滞胎动不安者最宜。

发表散寒：风寒表证－常用紫苏叶，并配荆芥、防风等。
　　　　　表证兼气滞－常配陈皮、生香附，如香苏饮。

理气宽中：脾胃气滞－常用苏梗，并配香附、陈皮等。

安　　胎：气滞胎不安－常配陈皮、砂仁等。

解鱼蟹毒：食鱼蟹中毒－常大量单用，或再配生姜。

本品内服5～10g，入汤剂不宜久煎，或入丸散。苏叶长于发表散寒，苏梗长于理气宽中、安胎。

本品辛温耗气，故气虚和表虚者慎服。

荆芥（唇形科）

辛，微温。归肺、肝经。

生用辛微温发散
→入肺经→散表邪→解表
　　　　→散肌表风邪→透疹、止痒、疗疮
→入肝经→散除血分风邪→透疹、止痒、疗疮
　　　　　　　　→兼散息内风→止痉

炒炭微温涩敛→入肝经血分→止血

※ 力平和，生用、炒炭功异。

※ 散风发表通用，风寒、风热皆宜。

※ 发汗不如麻、桂，生用长于散风透疹止痒，炒炭善止血。

生用：散风发表：风寒表证—常配防风等，如荆防败毒散。
　　风热表证—可配金银花、菊花等。
　　头风头痛—风寒—常配伍白芷、川芎等。
　　　　　　—风热—常配菊花、川芎等。

透疹止痒：麻疹不透（初期）—常配蝉蜕、牛蒡子等。
　　风疹瘙痒—可配地肤子、蝉蜕、荆芥穗等。
　　疮疡初期—可配蒲公英、金银花、野菊花等。

止　　痉：产后发痉—古人单用，今可配蝉蜕、防风等。

炒炭：止血：崩漏下血—常配贯众炭、乌贼骨、三七等。

本品内服 3～10g，入汤剂不宜久煎，或入丸散。荆芥穗发汗力强。无汗生用，有汗炒用，止血炒炭。

本品味辛微温，发汗力较强，故体虚多汗者慎服。

防风（伞形科）

甘、辛，微温。归膀胱、肝、脾经。

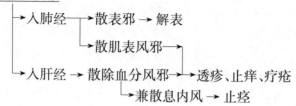

辛微温发散，甘缓不峻，生炒炭性能有别

→生用→辛散甘缓，微温力缓

→入膀胱脾经→散外风、胜湿邪→发表止痛

→入肝经→祛内风→止痉

→止泻

→炒炭→涩多散少，敛兼升散→入脾肝经→止血

※ 发汗不如麻、桂，长于胜湿、止痉、止泻。

※ 治风通用，散外风、息内风皆宜。

※ 风寒、风寒夹湿及风热皆可，风寒湿三邪客体最宜。

散风胜湿 发表止痛
- 风寒表证—常配荆芥等，如荆防败毒散。
- 风热表证—常配金银花、连翘、菊花等。
- 表证夹湿—常配羌活、独活、秦艽等。
- 头风头痛—可配川芎、荆芥穗、蔓荆子等。
- 风寒湿痹—可配羌活、威灵仙、桂枝等。

止　　痉：破伤风—可配全蝎、蜈蚣、蝉蜕、天南星等。

小儿惊风—可配蝉蜕、牛黄、天竺黄等。

止泻止血：肝旺脾虚痛泻—常配白术、陈皮、白芍，如痛泻要方。

肠风便血—可配地榆炭、白术炭、黄芩炭、炒枳壳等。

崩漏（炒炭）—可配贯众炭、荆芥炭、三七等。

此外，治慢性砷（As）中毒，可单用水煎服。

本品内服3～10g，入煎剂、酒剂或丸散。散风胜湿、发表、止痉宜生用，止血止泻宜炒炭。

本品有伤阴血助火之虞，故血虚发痉及阴虚火旺者慎服。

羌活（伞形科）、藁本（伞形科）

羌活　辛、苦，温。归膀胱、肾经。气雄而烈，升散发表。

藁本　辛，温。归膀胱经。气雄而烈，直上颠顶。

相同：(1) 同为伞形科植物的根茎。

(2) 均辛温发散，气雄而烈，入膀胱经，为散风寒湿之品。

(3) 均祛风胜湿、发表止痛，治风寒感冒、表证夹湿、风寒湿痹及头风头痛。

(4) 内服均用3～10g，入汤剂或入丸散；均辛温燥烈，故血虚、阴虚及气虚多汗者均应慎服。

相异：

羌活：又兼苦燥，并入肾经，主散太阳经风寒湿，善治太阳头项强痛、上半身风寒湿痹，特别是肩背肢节痛。

藁本：虽也主散太阳经风寒湿，但却能直上颠顶，善治颠顶头痛，兼治寒湿腹痛腹泻。

白芷（伞形科）

辛，温。芳香。归胃、大肠（阳明）、肺（少阴）经。

芳香辛温燥散，药力较强

└→主入阳明经，兼入少阴经

　　├→散风寒、除湿邪、通鼻窍、关节窍 → 止痛、发表

　　│　　└→止带

　　└→消散肿块，促进脓汁的排出

※ 尤善治眉棱骨痛、阳明头痛、鼻渊头痛。

※ 风寒、风寒夹湿、寒湿所致病证皆可选用。

散风寒发表：风寒感冒之头痛鼻塞、流清涕一可配紫苏等。

表证夹湿一可配羌活、独活、秦艽等。

通窍止痛：眉棱骨痛一可配川芎、蔓荆子、菊花等。

头风头痛：
- 风寒一可配细辛、荆芥穗等。
- 风热一可配蔓荆子、薄荷等。

牙痛：
- 风冷一常配细辛等。
- 风火一常配生石膏等。
- 寒热交错一常配细辛、生石膏等。

鼻渊鼻塞一常配细辛、辛夷、炒苍耳子等。

风寒湿痹一可配防风、羌活、独活等。

风湿瘙痒一可配炒苍耳子、防风、蛇床子等。

燥湿止带：寒湿下注、带下清稀一常配苍术、白术、茯苓等。

消肿排脓：乳痈一常配蒲公英、金银花、赤芍等。

（兼活血）痈脓疮毒：
- 初起未脓 → 可消一可配金银花、赤芍等。
- 脓成未溃 → 促溃一可配天花粉、黄芩等。
- 脓多排泄不畅 → 促排一可配皂刺、黄芪等。

此外，还可用治寒湿腹痛，做香囊佩戴或面膜，美容。

本品内服3～10g，煎汤，或入丸散。外用适量，研末敷。

本品辛香温燥，故阴虚火旺、疮疡脓净者慎服。

辛夷（木兰科）

辛，温。芳香。归肺、胃经。

质轻升浮，辛香通散，温可祛寒

└→入肺胃经→散风寒→解表

　└→通鼻窍→止痛

※ 解表力弱，通窍力强，为辛香温散通窍止痛之品。

※ 表证有鼻塞不通或鼻渊鼻塞头痛者每用。

散风寒—感冒头痛、鼻塞—可配白芷、紫苏、荆芥等。

通鼻窍　（风寒感冒兼头痛鼻塞者最宜）

止疼痛—鼻渊头痛、鼻塞—可配白芷、炒苍耳子、鹅不食草等。

本品内服3～10g，入汤剂宜布包煎，或入丸散。外用适量，研末塞鼻或水浸蒸馏滴鼻。

本品辛香燥散，故阴虚火旺者慎服。

苍耳子（菊科）

甘、苦、辛，温。有小毒。归肺、肝、脾经。又名枲耳实。

辛散苦燥温通，甘缓不峻，并有小毒

└→入肺经→散风寒、通鼻窍→风寒感冒或鼻渊之头痛流涕

└→入肝脾经→祛风湿→除痹、止痒

※ 上通脑顶，下行足膝，外达皮肤，内走脏腑。

※ 最善治外感或鼻渊流涕、风湿瘙痒。

※ 有小毒，不宜过量或持久服用。

散风寒：—鼻渊头痛、流清涕－常配白芷、细辛、辛夷等。

通鼻窍：—表证头疼鼻塞－可配紫苏、荆芥、防风等。

祛湿止痒：风湿疹痒一常配土茯苓、地肤子等。

　　风湿痹痛一常配羌活、独活、海风藤等。

本品内服3～10g，煎汤，或入丸散。

本品辛温有毒，血虚头痛不宜服；过量易致中毒，引起呕吐、腹痛、腹泻等，故不宜过量或长期服用。

附：苍耳草（菊科）　辛、苦，微寒。有小毒。功能祛风，清热，解毒。主治风湿痹痛，四肢拘挛，麻风，疔毒，皮肤瘙痒等。内服6～15g，水煎，

熬膏或入丸散。外用适量煎汤外洗。本品有毒，内服不宜过多或持续服。又能散气耗血，故虚人不宜服。

生姜（姜科）

辛，微温。归肺、脾、胃经。

辛微温发散,走而不守

→入肺经 → 发表散寒 → 止咳
→入脾胃经 → 温中、祛湿 → 止呕、开胃
→调味、解药毒

※ 散风寒解表力缓，风寒感冒轻证多用。

※ 药食兼用，善温中止呕，有呕家圣药之美誉。

发汗解表：风寒感冒轻证一可单用，或配紫苏叶等。

温中止呕：呕吐
- 胃寒者一常配半夏、陈皮等。
- 风寒者一常配紫苏、生姜等。
- 气滞者一可配苏梗、沉香等。
- 胃热者一常配竹茹、黄连等。
- 胃虚者一可配太子参、清半夏等。

除湿开胃：湿浊中阻之痞满呕吐一可配陈皮、半夏、茯苓等。

温肺止咳：风寒咳嗽一可配杏仁、紫苏等。

虚劳咳嗽一可取汁，并配人乳汁、白萝卜汁、蜂蜜等。

调味，解半夏、天南星之毒。

此外，生姜配大枣，若再与桂枝、白芍、炙甘草同用，则能调和营卫，治风寒表虚证；若与补虚药同用，则能健脾开胃，增强补药的补力。

本品内服 3～10g，煎汤，或捣汁冲服，或入丸散。外用适量，捣敷，擦患处，或炒热熨。

本品辛温，故阴虚劳嗽、疮疡红肿者慎服。

附：生姜皮（姜科） 辛，凉。归脾、肺经。功能和中，利水消肿。主治水肿小便不利。用量 3～10g。

生姜汁（姜科） 辛，微温。辛散力较强。功能开痰止呕。主治恶心呕吐不止及痰迷昏厥之急救。内服 3～10 滴，冲服或鼻饲。外用适量，涂敷患处。

煨姜（姜科） 辛，温。辛散之力不及生姜，而温中止呕之效，则较生姜为胜。主治胃寒呕吐及腹痛泄泻等。用量 3～10g。

葱白（百合科）

辛，温。归肺、胃经。

辛温走窜，透达表里，温通阳气

→内服 → 入肺胃经 → 散肌表寒邪 → 发汗解表
　　　　　　　　└→温散胸中寒邪 → 通阳
→外用 → 消肿散结

※ 发表通阳，药食兼用，内服外用皆可。

※ 发汗力弱，感冒轻症宜用。

发汗解表：风寒感冒轻症—可单用，或配荆芥穗、紫苏叶等。

散寒通阳：格阳证、戴阳证—可配附子、干姜等。

消肿散结：疮肿—可单用捣敷。

本品内服 3～10g，煎汤或生食。外用适量，捣敷。

本品辛温发汗，故表虚多汗者慎服。

胡荽（伞形科）

辛，温。芳香。归肺、胃经。又名香菜。

辛香温散

→入肺经 → 散风寒 → 发汗、透疹
→入胃经 → 消食下气、调味

※ 力较缓，风寒感冒轻症及麻疹初起未透宜用。

※ 药食兼用，安全性高。

发表：风寒感冒轻证—可单用，或配葱白、荆芥穗等。

透疹：麻疹初起，透发不畅—单用煎汤熏洗、沾擦或内服皆可。

此外，能消食下气、芳香开胃，用于调味。

本品内服 3～6g，煎汤。外用适量，局部熏洗或沾擦。

本品辛温发散，故麻疹已透，或虽未透而属热毒内壅者忌服。

柽柳（柽柳科）

辛、甘，微温。归肺、胃、心、肝经。又名西河柳、观音柳。

辛甘微温，开发升散

└→入肺胃心肝经 → 散风、发表
　　　　　　　└→透疹、解毒

※善透发麻疹，麻疹初起、透发不畅最宜。

散风发表：风寒感冒一可单用，或配紫苏叶、荆芥穗等。

风湿痹痛一可配羌活、防风、海风藤等。

透疹解毒：麻疹初起，透发不畅一可单用煎汤外洗，或配蝉蜕等内服。

本品内服 3～10g，煎汤。外用适量，煎汤擦洗。

本品辛温发散，用量过大能令人心烦，故内服不宜过量，麻疹已透即停。

香薷（唇形科）

辛，微温。芳香。归肺、胃、脾经。

<u>辛微温发散,芳香化湿</u>

→入肺经→发汗→解表

└→宣肺、通调水道→利水

→入脾胃经→化湿和中

※ 功似麻黄而发汗力较缓，长于化湿和中。

※ 外能发汗解表，内能化湿和中，夏日多用，故又称“夏月麻黄”。

※ 发汗不伤阳，化湿不伤阴。

发汗解表、化湿和中：阴寒闭暑证一常配厚朴、扁豆等，如香薷散。

利水消肿：水肿—兼表证一可代麻黄以发表宣肺利水消肿。

—不兼表证一常配白术等，如薷术丸。

脚气浮肿一常配苍术、防己、土茯苓等。

本品内服 3～10g。煎汤或入丸散。发汗解暑宜水煎凉服，利水退肿须浓煎或为丸服。服用本品易引发呕吐，预防的方法有三：将药液放凉后服；将药液浓缩制成丸服；煎药时加降逆止呕之品。

本品发汗力较强，故表虚有汗者忌服。

第二节 发散风热药

薄荷（唇形科）

辛，凉。芳香。归肺、肝经。

辛香轻浮，清凉疏散

→入肺肝经→疏散风热→清利头目与咽喉

→透疹

→疏肝→解郁

→辟秽

※ 为辛香轻疏清散之品。

※ 发汗力较强，风热袭表或上攻最宜。

疏散风热：风热表证一常配金银花、连翘等。

清利头目：温病初起一常配金银花、大青叶等。

头痛目赤一常配菊花等。

利咽：咽喉肿痛一常配桔梗、黄芩等。

透疹：麻疹不透一常配蝉蜕、牛蒡子等。

风疹瘙痒一常配荆芥穗、地肤子等。

疏肝：肝郁气滞一常配柴胡、香附、赤芍等。

辟秽：暑热感冒一常配滑石与生甘草（6∶1）等。

暑湿泄泻一常配滑石、藿香、佩兰等。

口臭一单用煎汤或沸水泡后含漱。

本品内服2～10g，煎汤，或入丸散；不宜久煎，入汤剂当后下，或沸水泡服。外用适量，鲜品捣敷。也可煎汤含漱。其叶长于发汗，梗偏于疏理。

本品发汗耗气，故体虚多汗者慎用。

牛蒡子（菊科）

辛、苦，寒。归肺、胃经。又名大力子、鼠黏子。

辛散苦泄，寒清滑利

→入肺胃经→清散风热→解表→透疹

→宣肺祛痰→利咽

→止咳

→滑利二便→导热(疹)毒排出体外而清解→消疮肿

※ 既能清散风热，又能宣肺祛痰、透疹解毒消肿，兼滑利二便。

※ 清散宣透滑利，发汗不如薄荷，长于清热、解毒、宣肺祛痰。

散风清热：风热表证，兼咽痛、二便不利一可配金银花、连翘等。

宣肺祛痰：温病初期（卫分）一可配银花、连翘等，如银翘解毒丸。

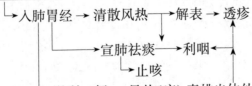

风热或肺热咳嗽－可配桔梗、前胡、芦根等。

肺阴虚有热之咳嗽少痰－可配南沙参、川贝母等。

透疹解毒：麻疹┬初期－可配荆芥穗、蝉蜕等。
　　　　　　　└中期－可配金银花、大青叶等。

风疹瘙痒－可配荆芥穗、地肤子、蝉蜕等。

利咽消肿：咽喉肿痛－可配桔梗、生甘草、赤芍、板蓝根等。

痈肿疮毒－可配金银花、黄芩、野菊花等

乳痈－可配蒲公英、全瓜蒌、漏芦等。

本品内服3～10g，煎服，或入散剂。入煎剂宜打碎。炒用寒性减。

本品能滑肠，故脾虚便溏者不宜服。

蝉蜕（蝉科）

甘，寒。归肺、肝经。又名蝉衣。

甘寒质轻，清宣透散
→入肺经→疏散风热→止痒、透疹
　　　　　　　　　→利咽、疗哑
　　　　　　　　　→明目、退翳
→入肝经→（疏散风热）
　　　　→息内风→制止痉挛或抽搐

※ 既善散风除热解痉疗哑，又能透疹止痒明目退翳。

※ 发汗不及薄荷，清热不及牛蒡子，长于息风止痉。

疏散风热：风热表证（小儿最宜）－可配金银花、牛蒡子等。

（利咽疗哑）温病初起－可配金银花、连翘、荆芥穗等。

咽痛喑哑（风热）－常配胖大海，以及桔梗、生甘草等。

透疹止痒：麻疹┬初期透发不畅－可配薄荷、牛蒡子、芦根等。
　　　　　　　└中期热毒炽盛－可配紫草、大青叶等。

风疹瘙痒－可配防风、薄荷、牛蒡子等。

明目退翳：目赤肿痛翳障┬风热者－可配谷精草、木贼、菊花等。
　　　　　　　　　　　└肝热者－可配夏枯草、青葙子、赤芍等。

祛风止痉：肝热急惊－可配牛黄、天竺黄、龙胆草等。

破伤风（轻症）－可配全蝎、蜈蚣、天南星等。

本品内服3～10g，水煎服，或单味研末冲服，或作丸散服。止痉宜大量用。

本品有增强子宫收缩之虞，故孕妇慎服。

豆豉（加工品）

青蒿桑叶水制者：辛，凉。归肺、胃经。

辛凉宣散→入肺胃经→透散表邪、宣散郁热而除烦

麻黄紫苏水制者：辛，微温。归肺、胃经。

辛温发散→入肺胃经→发汗→解表，力平稳而不伤阴

疏散表邪：风热感冒—配菊花、桑叶、连翘等。（青蒿桑叶水制者）

风寒感冒—配紫苏、荆芥、防风等。（麻黄紫苏水制者）

宣散郁热除烦：热病初起或后期胸中烦闷—常配栀子，如栀子豉汤。

本品内服10～15g，煎汤或入丸散。

浮萍（浮萍科）

辛，寒。归肺、膀胱经。

辛寒清泄，轻浮升散

└→入肺经→宣发肺气而开毛窍（开鬼门）→发汗解表

└→透疹止痒

└→兼入膀胱经→通调水道→利水（洁净府）→消肿

※ 善清宣肺气。

※ 功似麻黄，但性寒而发汗利水力缓，长于透疹止痒。

发汗解表：风热感冒（无汗或有汗皆可）—可配金银花、连翘等。

透疹止痒：麻疹透发不畅—可配牛蒡子、蝉蜕等，或煎水洗擦。

风疹瘙痒（脱敏）—可配荆芥穗、薄荷、防风等。

利水消肿：风水水肿或水肿兼表—可配茯苓、猪苓、泽泻等。

本品内服3～10g，煎汤或入丸散。外用适量，煎水熏洗。

本品发汗，故体虚多汗者慎服。

桑叶（桑科）、菊花（菊科）

桑叶　苦、甘，寒。归肺、肝经。轻扬疏散平肝兼清润。

菊花　甘、苦，微寒。芳香。归肝、肺经。清芳疏泄平肝兼清解。

相同：（1）均入肺肝经，为清热疏散益阴平肝之品。

（2）疏散风热：风热表证—常相须为用，或再加荆芥穗、连翘等。

温病初起—常相须为用，或再加金银花、连翘等。

（3）平肝明目：目赤肿痛┬风热者—常相须为用，或再加谷精草、木贼等。

└肝火者—常相须为用，或再加夏枯草、黄芩等。

肝肾亏虚目眼昏花—桑叶常配黑芝麻等，菊花常配枸杞子等。

肝阳上亢—常选其一，并配钩藤、生白芍、生牡蛎等。

（4）内服3～10g，煎汤或入丸散。因性皆寒凉，故脾胃虚寒者均当慎服。

相异：

桑叶：（1）苦寒清泄，甘能益润，质轻疏扬，苦多甘少，主入肺经，兼入肝经，清泄力较强。

（2）润肺止咳，治肺燥咳嗽之干咳无痰或痰少而黏，常配苦杏仁、川贝母、南沙参等。

（3）凉血止血，治血热吐血、衄血、咳血，常配凉血止血药。

（4）内服3～10g，煎汤或入丸散。润肺止咳宜蜜炙，凉血止血宜生用。

菊花：（1）甘能益润，香疏苦泄，微寒而清，甘多苦少，主入肝经，兼入肺经，平肝明目力较强。

（2）清热解毒，治痈肿疮毒，常配蒲公英、金银花、连翘等。

（3）内服3～10g，煎汤，或开水泡，或浸酒，或入丸散。杭菊花（黄）长于疏散风热；滁菊花（白）长于平肝明目；野菊花则长于清热解毒。

蔓荆子（马鞭草科）

辛、苦，微寒。归膀胱、肝、胃经。

辛散苦泄，微寒能清，质轻升浮，上行头面

→入膀胱肝胃经→散头面部风邪或风热之邪→清利头目

→兼通络、利关节→止痛

※ 善散头面部风邪而止痛，兼清热。

※ 凡风在头面之疾皆可用，兼热者尤宜。

疏散风热清利头目兼止疼痛
- 风热头痛—可配菊花、薄荷等。
- 头风头痛
  - 太阳头痛—常配羌活。
  - 阳明头痛—常配葛根。
  - 颠顶头痛—常配藁本。
  - 少阳头痛—常配川芎、柴胡。
- 目赤肿痛—可配菊花、黄芩、夏枯草等。
- 齿龈肿痛—可配生石膏、黄芩、白芷等。
- 风湿痹痛—可配羌活、防风、防己等。

本品内服6～12g。煎汤，或浸酒，或入丸散。

本品辛苦微寒，故血虚有火之头痛目眩及胃虚者慎服。

葛根（豆科）

甘、辛，平。归脾、胃经。

甘辛轻扬升散，平而偏凉能清

→入脾胃经→透解肌表风热→解肌退热→发表、治项背强痛

　　→透发疹斑

→鼓舞脾胃清阳之气上升→生津→止渴

　　→升阳止泻→生用兼清热→治湿热泻痢初起

　　　　→煨用止泻力强→治脾虚泄泻

※ 既解肌退热、透发斑疹，又生津止渴、升阳止泻。

※ 治项背强痛与阳明头痛最宜，无论寒热虚实、有汗无汗皆可。

※ 生煨用性效有别，生用升散清透并生津，煨用长于升举而少清透。

解肌退热：感冒头痛项强—表寒无汗—可配麻黄、桂枝等，如葛根汤。

（发表解肌）　　　　　—表虚有汗—可配桂枝、白芍等，如桂枝加葛汤。

　　　　　　　　　　　—表热有汗—可配柴胡、黄芩等，如柴葛解肌汤。

透疹发斑：麻疹不透—可配柴胡、升麻等，如升麻葛根汤。

高热斑疹紫黑—可配水牛角、大青叶、紫草等。

生津止渴：热病烦渴（辅）—可配生地、知母、天花粉等。

内热消渴—可配天花粉、生黄芪、麦冬等，如玉泉丸。

升阳止泻：生用治湿热泻痢初期—常配黄芩、黄连，如葛根芩连汤。

煨用治脾虚泄泻—可配白术、木香、人参等，如七味白术散。

本品内服10～20g，煎汤或入丸散。升阳止泻宜煨用，解肌退热生津宜生用。

附：葛花（豆科）　甘，平。归胃经。功能解酒醒脾。主治过度饮酒。

升麻（毛茛科）

辛、微甘，微寒。归肺、脾、胃、大肠经。

辛散轻浮上行，微甘微寒清解

└→散升清泄 → 入肺经 → 散肌表邪气 → 发表

　　├→入胃与大肠经 → 散阳明经邪气 → 治阳明头痛

　　└→清泄热毒 → 解毒 → 透疹（力强）←

└→入脾经 → 升举脾胃清阳之气 → 治中气下陷

※ 既升散解表、升举清阳，又泄热解毒透疹。

※ 最善治阳明头痛及疹痘斑透发不畅。

※ 治中气下陷证当用蜜炙，并配补气升阳之黄芪等。

发表透疹 清热解毒
- 外感风热阳明头痛－可配白芷、生石膏、蔓荆子等。
- 疹痘斑透发不畅－常配葛根等，如升麻葛根汤。
- 咽喉肿痛－可配玄参、牛蒡子、桔梗等。
- 疮疡肿毒（初期）－可配金银花、连翘、菊花等。
- 牙痛
  - 风火者－可配白芷、生石膏、大青叶等。
  - 胃火者－可配黄连、生石膏、黄芩等。
  - 虚火者－可配熟地、生石膏、知母、牛膝等。

升阳举陷：中气下陷—常配黄芪、白术、柴胡等，如补中益气汤。

此外，还可治外感风邪之雷头风，症见头面起核肿痛，或憎寒壮热，或头痛，头中如雷鸣，常配苍术、荷叶，如清震散。

本品内服 3～9g，煎汤或入丸散。升阳举陷蜜炙用，余皆宜生用。

本品具升浮之性，故阴虚阳浮、肝阳上亢、气逆不降及麻疹已透者忌服。

柴胡（伞形科）

苦、辛，微寒。芳香。归肝、胆经。

苦泄辛散，芳疏性升，微寒能清

└→芳香清散疏升

　　└→入肝胆经 → 疏散胆经邪气 → 退热 → 和解退热

　　　　├→疏散肝胆经郁结之气 → 疏肝解郁

　　　　└→升举肝胆清阳之气 → 升阳举陷

※ 长于疏散半表半里之邪而退热、升举肝胆清阳之气。

※ 善疏肝气、解郁结，为肝胆经之主药。

和解退热：邪在少阳，寒热往来—常配黄芩等，如小柴胡汤。

疟疾寒热往来（定时）—常配常山等。

外感发热，可用柴胡注射液，肌内注射。

疏肝解郁：肝郁气滞—胸胁不舒—常配香附等，如柴胡疏肝散。

　　　　　　　　　　—月经不调—常配当归、芍药等，如逍遥散。

升举阳气：气虚下陷，脏器脱垂—常配黄芪、升麻等，如补中益气汤。

此外，还可用于外科急腹症，凡中医辨证属肝胆经病证者，均可酌投。

本品内服3～10g，煎汤，入丸散。也可制成注射液使用。和解退热宜生用，疏肝解郁宜醋炙用。

本品性能升发，故真阴亏损、肝阳上升者忌服，气逆不降者慎服。临床报道有用柴胡注射液引起过敏皮疹及休克等。

木贼（木贼科）

甘、微苦，平。归肺、肝、胆经。

质轻升浮，微苦能泄，甘平而凉

→入肺经→疏散肌表风热→解表

→入肝胆经→疏散肝经风热→明目、退翳

→入肝经血分→凉血→止血

疏散风热：风热感冒伴目赤流泪—可配菊花、金银花等。

明目退翳：目赤翳障流泪—风热者—可配谷精草、木贼等。

　　　　　　　　　　　—肝热者—可配夏枯草、青葙子等。

凉血止血：血热便血—可配黄芩、马齿苋、槐角等。

　　　　　经多崩漏—可配生地炭、荆芥炭、藕节炭等。

本品内服3～10g，煎汤，或入丸、散。外用适量，研末撒。

本品疏散清泄，有耗气伤血之弊，故气血亏虚者慎服。

第二章 清热药

一、含义

凡药性寒凉，以清除里热为主要功效的药物，称为清热药。

二、里热及里热证

（一）里热

但热不寒，恶热不恶寒。又分为实热与虚热两大类。

（二）里热证

1. 实热证 “邪气盛”，表现为壮热或高热，多见于外感急性发热性疾病或实热内生的脏腑火热证。

以下为外感热病的里实热证。

（1）气分证：大热，大汗，大渴，脉洪大，唇焦口燥，气急鼻煽。以肺胃经邪热亢盛，津液耗损为特征。

（2）营分证：高热烦躁，舌红，日轻夜重，脉数，舌绛。即血分轻症。

（3）血分证：高热，舌降，脉数，心烦不宁或神昏谵语；热极生风，可见惊厥、抽搐；血热动血，血妄行可见吐血、衄血、斑疹等。又可称为营分热的重症，以心肝二经邪热亢盛为特征，即血分热毒证。

以下为因脏腑失调内生的里实热证。

（4）诸郁火热毒证

郁火热毒→内蕴脏腑→腐脓败血→肺痈吐脓、肠痈腹痛、肝痈胁痛、乳痈等。

→外泛肌肤→腐脓败血→痈肿疮毒（疖、疮、痈、疔），可见红、肿、热、痛、腐肉、脓包等。

　→丹毒，可见皮肤红如赤丹、热如火灼等，具体有大头瘟（颜面丹毒）、赤游风（新生儿）、流火（腿部）等。

→上攻咽喉、口腔→咽喉肿痛（重者名喉痹）、口舌生疮、痄腮、烂喉丹痧（猩红热）等。

（5）湿热诸证

湿热蕴结 → 弥漫三焦 → 湿温、暑温 → 症见病势缠绵，身热不扬，倦怠沉懒，胸痞，纳呆，小便黄少，大便黏腻不爽，舌红苔黄腻。

→蕴于胃肠 → 升降失常 → 湿热痢疾或湿热泄泻 → 症见里急后重、便利脓血，或泄泻不爽灼肛，舌红，苔黄腻。

→蕴于脾胃 → 升降失常 → 症见烦热，痞闷，纳呆，口黏，口苦，或口淡，或口甜，脉滑数，苔黄腻。（湿热中阻）

　→扰及肝胆 → 疏泄失职、胆汁外溢 → 症见口苦，口黏，黄疸，尿赤，脉滑数，苔黄腻。（湿热黄疸）

→下注 → 肝经 → 女子 → 症见阴痒、带下，舌红，苔黄腻等。

　　　　　→男子 → 症见阴囊湿疹、阳痿，舌红，根苔黄腻等。

　→膀胱 → 伤及血络、气化不行 → 可见热淋涩痛，血淋，白浊，舌红，苔黄腻等。（膀胱湿热或湿热淋痛）

　→足膝 → 可见足膝红肿热痛，脚气浮肿，舌红，苔黄腻。

→泛于肌肤 → 湿疹、湿疮 → 症见湿烂、痒痛，脉滑数，舌红，苔黄腻。

（6）诸脏腑火热证：胃火，肺火，心火，肝火，脾火，三焦火，心包火，心火移热于小肠等。

2. 虚热证　“精气夺”，表现为低热（38℃以下）。多见于久病、大病之后。

（1）阴虚发热：久病伤阴，阴不制阳，导致虚火上炎。症见骨蒸潮热，暮热朝凉，五心烦热，两颧发红，皮肤干燥，口干不欲饮，舌红，苔少或无，脉细数。

（2）气虚发热：久病耗伤阳气，中气下陷。症见气短乏力，动则虚阳弛张，汗出喘息，身热不高。发热多在劳累后发生或加重，并伴有自汗，易感冒，食少，便溏。治宜甘温除大热。

三、药性特点、功效与主治病证

1. 药性特点　性多寒凉，味多苦，兼咸、辛、甘等。

2. 功效　主能清热、泻火、凉血、解热毒、退虚热。

部分药物兼能燥湿、活血、滋阴、利尿等。

3. 主治病证　在上述的里热证中，除去气虚发热外，均属本类药的适应病证。因治气虚发热，当采用甘温除大热之法，而本类药多寒凉，易伤阳滞气，故气虚发热证不是本类药的适应证。

四、分类及各类的特点

1. 清热泻火药　味多苦或甘，或兼辛；性多寒凉，个别平而偏凉。功主清泄实热郁火，兼解热毒，主治外感热病气分高热证，以及肺热、胃火、肝火、心火等脏腑火热证等。脾胃虚寒者禁用或慎用。

2. 清热燥湿药　味均苦，或兼涩；性均寒。功主清热燥湿，兼以清热泻火，主治无论外感或内伤之湿热火毒诸证，如湿温、暑湿、湿热中阻、湿热泻痢、黄疸、带下、淋痛、疮疹，以及诸脏腑火热证。阴虚、脾胃虚寒者禁用或慎用。

3. 清热凉血药　味多苦、甘，或兼咸；性均寒凉，多入心肝经。功主清热凉血，兼以滋润、活血，主治外感热病热入营血之高热神昏谵语，以及火热内生之血热妄行诸证。湿热、脾胃虚寒者禁用或慎用。

4. 清热解毒药　味多苦，或辛或甘；性多寒凉，个别平而偏凉。功主清解热毒，主治外感或内生实热火毒诸证，如痈疮肿毒、丹毒、痄腮、咽喉肿痛、肺痈、肠痈、热毒泻痢、水火烫伤、蛇虫咬伤等。脾胃虚寒者禁用或慎用。

5. 清虚热药　味多苦、咸、甘，或兼辛；性多寒凉，多入肝肾经。功主退虚热、除疳热，兼凉血、益阴、透表。主治热病后期之阴伤发热、久病伤阴之骨蒸潮热，以及小儿疳热。脾胃虚寒者禁用或慎用。

五、使用注意

1. 苦寒易伤胃气，脾胃虚寒者慎用，胃弱者当辅以健胃消食之品。
2. 苦燥伤阴，故阴虚、津液大伤者慎用。
3. 甘寒助湿伤阳，故湿热证慎用，寒湿证忌用。
4. 热极生寒者，不能一味清热，当兼顾护阳气。
5. 真寒假热者，不可妄投清热药。
6. 兼表证者，当先解表后清里热，或表里双解。
7. 大便秘结内有积滞者，当先通便攻下，或双管齐下。
8. 注意恰当选择本章药物，配伍他章药物。

第一节 清热泻火药

石膏（硫酸盐类矿物）

辛、甘，大寒。归肺、胃经。主含含水硫酸钙（$CaSO_4 \cdot 2H_2O$）。

生用辛甘大寒清泄，兼透散

└→入肺胃经─┬→清热泻火 → 保津 → 除烦止渴
　　　　　　└→兼解肌透散

煅用寒性减而味涩→收敛兼清泄→收湿敛疮

※ 生煅用性能相异，生清泄，煅主收敛。

※ 生用清泄力强，以清为主，清中兼透，为清解肺胃气分实热之要药。

※ 煅用清泄力甚弱，以敛为主，敛中兼清，为收湿敛疮常用药。

生用：清热泻火：气分高热－常配知母，如白虎汤。

　　除烦止渴：气血两燔－常配水牛角、知母等。

　　肺热咳喘─┬喘咳－常配麻黄、杏仁、甘草等。
　　　　　　　└咳嗽－常配黄芩、桑白皮等。

　　胃火─┬头痛牙痛─┬火热上炎－常配黄连、黄芩等。
　　　　　└口舌生疮─┴虚火上炎－常配熟地、知母等。

此外，治热痹红肿－常配桂枝、芍药、秦艽、知母等。

煅用：收湿敛疮：湿疹－常配青黛、黄柏等。

　　　　　　　水火烫伤－常配大黄、地榆等。

本品内服15～60g，煎汤，打碎先下。外用适量，研末撒敷患处。内服用生品，入汤剂宜打碎先煎。煅石膏研细末，多供外用。

本品大寒，故脾胃虚寒者忌服。

寒水石（硫酸盐类或碳酸盐类矿物）

辛、咸，大寒。归肺、胃、心经。原名凝水石。

辛咸大寒清泄

└→入肺胃心经─┬→内服 → 清热泻火
　　　　　　　└→外用 → 缓解赤热疼痛

清热泻火：气分高热（内服）。
口舌生疮（外用）。
风眼赤烂（外用）。
咽喉肿痛（外用）。
水火烫伤（外用）。

古代：芒硝类，如是，则功似芒硝，又善润软燥结大便。

当代：北方用红石膏，功同石膏而有毒。南方用方解石，其为碳酸盐类矿石。

本品内服 10～15g，煎汤，打碎先下。外用适量，研末撒敷患处。内服用生品，入汤剂宜打碎先煎。

本品大寒，能伤阳败胃，故脾胃虚寒者忌服。

知母（百合科）

苦、甘，寒。归肺、胃、肾、大肠经。

苦寒清泄，甘寒清滋，质润滑肠
→清泄滋润
→清热泻火→生津→入肺胃经→清气分大热而止渴除烦
→滋阴→润燥→入肺经→清肺热、润肺燥而止咳
→入大肠经→增液滑肠→缓通便
→入肾经→滋肾阴而有利于退虚热

※ 但清降而不透散，实火、虚热皆宜。

※ 清热泻火不及石膏，但却长于滋阴润燥，祛邪扶正两相兼。

※ 上清肺热而泻火，中清胃热而除烦渴，下滋肾阴而润燥滑肠。

清热泻火：热病烦渴—气分高热－常配生石膏等，如白虎汤。
滋阴润燥：　　　　　—气血两燔－常配水牛角、地黄、生石膏等。
内热消渴－上中下三消皆宜，常配天花粉、生地黄等。
肺热燥咳—肺热咳嗽，痰黄稠－常配黄芩、浙贝母等。
　　　　　—燥热咳嗽，无痰或少痰而黏－常配川贝母等。
阴虚劳嗽－常配川贝母、天冬、麦冬等。
潮热骨蒸－常配黄柏、鳖甲、青蒿、秦艽等。

润肠通便：阴虚津枯之肠燥便秘－常配生地、玄参、麦冬等。

此外，治癃闭，证属下焦湿热、郁久伤阴，症见小便不利、点滴不通，常配黄柏、肉桂。治心烦不眠，常配酸枣仁、茯苓、川芎、甘草等。

本品内服6～12g，入汤剂或丸散。清泻实火宜生用，滋阴降火宜盐水炒用。

本品性寒质滑，有恋邪腻膈滑肠之弊，故湿浊停滞、脾胃虚寒、大便溏泄者忌用。

芦根（禾本科）

甘，寒。归肺、胃经。

甘寒质轻，清中兼透利，入肺胃经

→清→清肺胃经热→热除而津不伤→生津
　　　　　　　　　└→又不扰心→除烦
　└→清胃腑热→热除而胃腑和降复常→止呕
→透→透肌表热邪→有利于麻疹的透解
→利→导湿热之邪或水湿从小便出→清利湿热与利尿

※ 清透生津兼利尿而药力平和。
※ 清利与透散并具，以清利为主，清利中兼透散。
※ 清热不如石膏，生津不如知母，长于透散、利水。
※ 力平和，不滋腻恋邪而伤胃，味甘不苦而易服。
※ 治小儿肺热咳喘、风热感冒及防治小儿麻疹用之最宜。

清热除烦生津：热病伤津之心烦口渴一常入复方。
　　　　　　　卫、气、营、血及后期热退皆宜（辅）。
清胃止呕：胃热呕哕一常配竹茹、陈皮、甘草等。
清肺利尿：肺热咳嗽一可配浙贝母、前胡等。
　　　　　肺痈吐脓一可配生薏苡仁、冬瓜仁、鱼腥草等。
　　　　　热淋涩痛一可配车前草、白茅根、淡竹叶等。
兼 透 疹：小儿麻疹一未病可防，已病可治，各期均宜。
解河豚鱼中毒、蟹中毒。
此外，可溶解胆结石。
本品内服10～30g，鲜品可酌加。鲜用或捣汁饮清热生津之力尤佳。
本品甘寒，故脾胃虚寒者慎用。

天花粉（葫芦科）

甘、微苦、酸，微寒。归肺、胃经。

微苦微寒清泄，甘酸益润
→清润消溃，入肺胃经
→清热 → 热去、津生 → 生津止渴
→润肺燥、清肺热 → 止咳
→消散肿块、溃疮 → 促进脓液排出

※ 清热不如石膏，生津不如知母，长于消肿溃脓。

※ 因兼酸味，故温热病不宜早用。

清热生津：热病伤津烦渴—气营血分（初期一般不用）皆宜。
内热消渴—常配生白芍、黄连等。

清肺润燥：肺热咳嗽—常配黄芩、生石膏、竹茹等。
燥热咳嗽—常配知母、浙贝母等。

消肿溃脓：疮疡肿毒—初期未脓 → 可消；中期脓成 → 促溃；后期脓多 → 促排—与白芷相似；多入复方用；少见单味用。

引　　产：中期妊娠。注射液要皮试，若过敏，给药要用脱敏疗法。

本品内服10～15g，煎汤，或入丸散。外用适量，研末，水或醋调敷。疮肿未脓可消，已脓可溃，脓多促排，脓尽不用。用注射剂需做皮试。

本品性寒而润，故脾胃虚寒、大便滑泄者忌用。孕妇忌服。反乌头，不宜与乌头、草乌、附子同用。

竹叶（禾本科）、淡竹叶（禾本科）

竹叶　辛、甘，寒。辛甘寒轻扬清利。

淡竹叶　甘，寒。甘寒清利。

相同：(1) 均源于禾本科植物，为甘寒清利之品。

(2) 均清心除烦，治心火上炎之口舌生疮、热病心烦口渴。

(3) 均利尿，治热淋尿赤涩痛。

(4) 内服的用量均为10～15g，均可煎汤或入丸散。

(5) 因甘寒清利，故脾胃虚寒及阴虚火旺者均应慎用。

相异：

竹叶：(1) 源于乔木灌木状多种竹的叶及嫩心（又名竹叶卷心）。

(2) 入心、肺经，清心除烦力强，兼能生津，热病心烦多用。

(3) 又兼辛味，清中兼散，能凉散上焦风热，又治外感风热表证及温病初期。

（4）其嫩心药力最强，善清心包之火，多用治温病热入心包之神昏谵语。

淡竹叶：（1）源于草本状淡竹叶的茎叶，又名竹叶麦冬。

（2）入心、小肠经，善治心火移热于小肠。

（3）甘淡渗利，利尿通淋力较强，多用治热淋涩痛。

栀子（茜草科）

苦，寒。归心、肺、三焦经。

苦寒清利，屈曲下降

→入心肺三焦经

- →清→清心肺三焦之火→泻火→除烦；→解热毒
  - 清心→凉血→止血
- →利→清利膀胱湿热→利小便；→清泻滑利大肠→缓通便——→导湿热火毒外出→退黄；导湿热火毒外出→解热毒
- →消→捣烂外敷→散瘀血→消肿止痛

※ 药力较缓，虽味苦而不燥湿，但兼缓泻。

※ 既走气分，能清泻气分热；又走血分，能清泄血分热。

※ 清热泻火不如石膏，长于凉血解毒、退黄、止血、滑利二便。

泻火除烦：热病心烦——初期，心烦懊侬—常配豆豉，如栀子豉汤。

——中期，高热烦渴—常辅助他药。

——后期，余热阴伤或复感外邪郁胸—常配他药。

脏腑三焦火热证—据情配伍他药。

清热利湿：淋证涩痛——热淋—可配芦根、车前草等。

（退黄）——血淋—可配茅根、海金沙等。

湿热黄疸—常配大黄、茵陈蒿、黄柏等。

凉血解毒：血热吐血、衄血、便血、尿血—可配凉血止血药。

痈肿疮毒—可配清热解毒药等。

消肿止痛：跌打肿痛—单用生品，捣烂外敷。

此外，治心火移热于小肠，常配生地、木通、生甘草、竹叶等。

本品内服 3～10g，煎汤或入丸散。外用适量，研末调敷，或鲜品捣敷。生栀子长于清热泻火，姜汁拌炒治烦呕，焦栀子及栀子炭常用于止血，栀子仁（用种子）功善清心除烦，栀子皮（用果皮）兼清表热。

本品苦寒滑肠，故脾虚便溏食少者忌用。

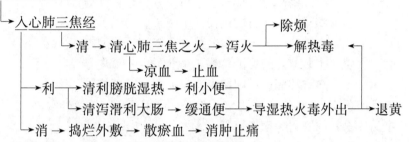

鸭跖草（鸭跖草科）

甘、苦，寒。归肺、胃、肾经。

苦寒清泄，甘淡渗利，质轻兼透

→清解兼透利→入肺胃经→清热解毒、透表
　　　　　　→入肾经→清热利尿

清热解毒：风热表证—可配荆芥、菊花、金银花等。
（兼透表）热病烦渴—可据情选择其他相关的清热药。
　　　　　肺热咳嗽—可配黄芩、浙贝母、枇杷叶等。
　　　　　咽喉肿痛—可配桔梗、牛蒡子、马勃等。
　　　　　痈肿疮毒—可配蒲公英、金银花、连翘等。
利　　尿：水肿兼热—可配芦根、车前子、冬瓜皮等。
　　　　　热淋涩痛—可配瞿麦、车前草、萹蓄等。

本品内服15～30g，鲜品加倍，煎汤。外用适量，捣烂外敷。

本品性寒，故脾胃虚寒者慎服。

夏枯草（唇形科）

辛、苦，寒。归肝经。

辛散苦泄寒清，专入肝经

→清→清肝火→明目
→兼养血平肝
→散→散郁结→消肿块

※ 主以清肝散结，兼以养血平肝。

※ 凡肝火、阳亢及瘀核郁结诸疾可选。

※ 为明目要药，尤善治血虚肝热之目珠夜痛。

清肝火：肝火上炎—常配黄芩等。
（兼养血）肝阳上亢—常配钩藤、天麻等。
　　　　目赤肿痛—常配菊花等。
　　　　血虚肝热之目珠夜痛—常配枸杞子、菊花、决明子等。
散郁结：瘰疬—单用熬膏服，或配玄参、猫爪草等。
　　　　瘿瘤—常配柴胡、昆布、黄药子、浙贝母等。
　　　　痄腮—可配板蓝根、牛蒡子、连翘、金银花等。
　　　　乳痈—可配蒲公英、全瓜蒌、牛蒡子、漏芦等。

此外：降血压，治高血压属肝火上炎或肝阳上亢者，并随证配伍他药。

抗肿瘤，治多种癌症，常配仙鹤草、半枝莲、半边莲等。

本品内服 10～15g，单用可酌加剂量；煎汤，入丸散或熬膏。外用适量，煎水洗，熬膏外敷，鲜品捣敷。

本品苦寒伤阳败胃，故脾胃虚寒者慎服。

决明子（豆科）

甘、苦，微寒。归肝、肾、大肠经。又名草决明。

苦微寒而清泄，甘补润滑

→入肝肾经 → 清肝热、益肾阴 → 明目

→入大肠经 → 清热、益阴 → 润肠燥 → 通大便

※ 善清肝益阴润肠，为治肝热或肝肾亏虚目疾之佳品，兼便秘者尤宜。

※ 能降血压、降血脂，善治高血脂或合并高血压者，兼便秘者尤宜。

清肝明目：目赤肿痛—风热者—可配菊花、桑叶、谷精草等。

—肝火者—可配夏枯草、菊花、黄芩等。

肝肾亏虚目暗不明—常配枸杞子、菟丝子、楮实子等。

润肠通便：热结肠燥便秘—轻者单用，重者配枳实或枳壳、麦冬等。

此外，能降脂，治高脂血症（兼便秘尤宜），大量单用水煎或沸水泡服，或配他药。治口臭，大量单用，或配泽兰适量，水煎服。

本品内服 10～15g，打碎先煎；研末每次 3～6g。降血脂可用至 30g。生用清肝明目、润肠通便力较强，炒用则药力略减。

本品微寒泄降，故脾虚泄泻或低血压者忌服。

谷精草（谷精草科）、青葙子（苋科）、密蒙花（马钱科）

谷精草　辛、甘，平。归肝、胃经。清肝明目兼透散。

青葙子　苦，微寒。归肝经。清肝明目兼降压。

密蒙花　甘，微寒。归肝、胆经。清肝明目兼补虚。

相同：三药均主入肝经，均能清肝、明目、退翳，治肝经风热或肝热之目赤肿痛、多眵多泪、羞明翳障。

相异：

谷精草：(1) 甘平偏凉，质轻清散，兼入胃经。

(2) 又善疏散风热，还能止痛，虽为治目翳之要药，但最善治风热目赤肿痛、羞明及目生星翳，兼治头痛、牙龈肿痛等。

(3) 内服 6～10g，煎汤或入丸散，亦可煎汤外洗。

青葙子：(1) 苦而微寒，清泄而降，专入肝经。

(2) 善清肝泻火而明目，治肝火上炎之目赤肿痛、翳障视暗。

(3) 兼降压，治高血压属肝阳上亢者。

(4) 内服 6～15g，煎汤或入丸散，亦可煎汤外洗；有扩瞳作用，故青光眼及瞳孔散大者慎服。

密蒙花：(1) 兼入胆经，甘而微寒，清泄兼补。

(2) 既清肝热又养肝血，善治肝热目赤肿痛、肝虚有热之目昏干涩，以及翳障。

(3) 近年用其治视神经萎缩（内盲），并常配地黄、枸杞子、车前子、女贞子等。

(4) 内服 6～10g，煎汤或入丸散，亦可煎汤外洗。

第二节 清热燥湿药

黄芩（唇形科）

苦，寒。归肺、胃、大肠、胆、脾经。

苦寒清泄而燥
→主入肺与大肠经，兼入胆脾胃经
→清热泻火→凉血→止血
→清热泻火→安胎
→清热泻火→解热毒→解湿热毒
→燥湿→除湿毒→解湿热毒

※ 为治湿热火毒之要药，广泛用于湿热火毒的治疗。

※ 与黄连相比，其清热燥湿力较弱，应用范围也各有偏重。

※ 作用偏于上焦肺及大肠，善清上焦湿热，除肺与大肠之火。

清热：里热不退。温热病气、营、血分证
- 气分证—常配石膏、知母等。
- 营分证—常配丹参、赤芍等。
- 血分证—常配生地、丹皮等。

半表半里之热（少阳证）—常配柴胡、半夏等，如小柴胡汤。

肺热咳喘
- 咳嗽痰黄—常配桑白皮、牛蒡子，亦可单用。
- 喘促痰黄或灰白黏稠—常配麻黄、石膏等。

燥湿：湿温、暑湿证
　　湿热弥漫三焦
　　　　初期—常配生苡仁、滑石、白蔻，如三仁汤。
　　　　中期
　　　　　　湿重于热—常配滑石，如黄芩滑石汤。
　　　　　　热重于湿—常配石膏，如白虎加黄芩汤。
　　　　　　湿热并重—常配滑石、豆蔻等。

　　湿热泻痢
　　　　初期—常配黄连、生葛根，如葛根芩连汤。
　　　　中期—常配白头翁、秦皮、马齿苋等。

　　湿热黄疸—常配大黄、山栀子等，或青蒿等。

　　湿热淋痛—常配芦根、车前子等。

　　湿热疮疹—常据情配伍相关药物。

解毒：热毒疮肿—常配黄连、黄柏、大黄、山栀子等。

　　火毒上攻之目赤肿痛、口舌生疮—常配菊花、金银花等。

止血：血热妄行之多种出血—常配山栀子、黄连、黄柏等。

安胎：胎热之胎动、胎漏—常配竹茹、苎麻根等。

本品内服3～9g，煎汤，或入丸散。清热多生用，安胎多炒用，清上焦热可用酒炒，清胆肝火可用胆汁炒，止血多炒炭用。年久根空、体轻虚者善清肺火，习称片芩、枯芩。年少根实、体重者善清大肠火，习称子芩、条芩。

本品苦寒燥泄，能伐生发之气，故脾胃虚寒、食少便溏者忌服。

黄连（毛茛科）

苦，寒。归心、胃、脾、肝、胆、大肠经。

大苦大寒，清泄而燥，纯阴之品

→主入心与胃脾经，兼入肝胆大肠经

→清热泻火 → 解热毒

→燥湿 → 除湿毒 → 解湿热毒

※ 为治湿热火毒之要药，广泛用于湿热火毒的治疗。

※ 与黄芩相比，其清热燥湿力较强，应用范围各有偏重。

※ 作用偏于心及中焦胃脾，最善清心胃之火，除中焦湿热。

清热泻火：热病神昏烦躁
　　热入营分－可配丹参、赤芍等。
　　热入血分－可配生地、水牛角等。
　　气血两燔－可配石膏、生地等。

　　痰热蒙蔽心窍—常配石菖蒲、郁金、冰片等。

胃火牙痛┌实火炎盛－朱砂、石膏等。
口舌生疮└虚火上炎－生地、玄参等。
内热心烦不眠┌火热上炎－朱砂、栀子等。
　　　　　　└虚火上炎－生地、麦冬、栀子等。
肝火犯胃呕吐吞酸—常配吴茱萸（6∶1）等。

燥　　湿：湿热痞满呕呃—常配黄芩、陈皮、半夏、厚朴等。
湿热泻痢┌初期兼表者－常配黄芩、生葛根等。
　　　　└中期┌热毒盛、便脓血－常配白头翁、秦皮。
　　　　　　　└兼气滞、里急后重－常配木香(4∶1)。
湿热黄疸—常配茵陈、栀子等。
湿热疮疹—内服、外用皆可。

解　　毒：火毒疮肿—常配黄芩、黄柏、大黄、金银花、栀子等。
目赤肿痛—可配桑叶、菊花、木贼，内服、外洗皆可。
血热出血—可配黄芩、黄柏、大黄、栀子等。

此外，治胃火炽盛之消渴，可配天花粉、知母等。少量用能健胃，治脾胃不健、消化不良，可配健脾开胃消食药同用，如十九味资生丸。

本品内服2～10g，煎汤，不宜久煎，或入丸散。外用适量，研末敷。清热泻火当生用，清肝胆火宜猪胆汁炒，清上焦火宜酒炒，清中焦火宜姜汁炒，降逆止呕宜吴茱萸水炒，治出血证宜炒炭。健胃宜少量用。

本品大苦大寒，过量或服用较久能伤阳败胃或伤阴，故不宜过量或长期服用，阳虚、胃寒呕吐或脾虚泄泻及非热证均忌服，温热病津液大伤及阴虚火旺者慎服。

黄柏（芸香科）

苦，寒。归肾、膀胱经。

苦寒清泄，燥而沉降
└→入肾与膀胱经→清泻实热(火)→解热毒
　　├→燥湿→除湿毒→解湿热毒
　　└→清肾火(相火)→退虚热

※ 为治湿热火毒之要药，较广泛用于湿热火毒的治疗。

※ 与黄连相比，清热燥湿力较弱，应用范围各有偏重。

※ 作用偏于肾及下焦膀胱，最善清相火，退虚热，除下焦湿热。

※ 既清实火、湿热，又退虚热，凡实热火毒、湿热、虚热皆宜。

清肾火：阴虚火旺，盗汗烦热，遗精梦交一常配知母、熟地等。

退虚热：骨蒸劳热，颧红心烦一常配知母、熟地、龟甲等。

清热燥湿：湿热黄疸一常配栀子、茵陈等。

湿热泻痢一常配白头翁、黄连、黄柏、秦皮等。

湿热下注诸证
- 尿闭－常配知母(固定)、肉桂等。
- 淋浊－常配栀子、芦根、车前子等。
- 带下黄臭－常配苍术(固定)等。
- 阴囊湿疹－常配苍术，如二妙丸。
- 外阴湿热痒痛－常配苍术、牛膝、苡仁等。
- 足膝红肿热痛－常配忍冬藤、牛膝等。

湿热外泛肌肤之湿热疮疹痒痛一内服、外用皆可。

解毒：火毒疮肿一常配黄芩、黄连、大黄、金银花、栀子等。

目赤肿痛一可配桑叶、菊花、木贼，内服、外洗皆可。

血热出血一可配黄芩、黄连、大黄、栀子等。

此外，治口舌生疮，以其配细辛，各等量研末涂患处。治中耳炎，以其与青黛共为细末，敷患处。

本品内服3～10g，煎汤，或入丸散。外用适量，研末敷。清热燥湿解毒宜生用，清相火退虚热宜盐水炒用，止血宜炒炭。

本品苦寒，易伤阳败胃，故脾胃虚寒者忌服。

唐松草（毛茛科）

苦，寒。归心、肺、胃、肝、胆、大肠经。又名马尾连。

苦寒清泄而燥

→主入心肺与大肠经，兼入胃与肝胆经

→清热泻火→解热毒

→燥湿→除湿毒→解湿热毒

※ 为治湿热火毒之药，可用于多种湿热火毒证。

※ 功似黄连而力较弱，善除中焦湿热，兼清肺热。

清热燥湿：湿热诸证
- 湿热泻痢。
- 湿热黄疸。
- 湿热痞满。
- 湿温暑湿。

泻火解毒：热毒诸证
- 热病烦躁神昏。
- 肺热咳嗽。
- 痈肿疮毒。
- 血热出血。
- 目赤肿痛。

本品内服根 3～10g，全草 10～30g，煎汤，或入丸散。外用适量，研末敷。清热燥湿解毒宜生用，止血宜炒炭。

本品苦寒，易伤阳败胃，故脾胃虚寒者忌服。

苦参（豆科）

苦，寒。归心、肝、胃、大肠、膀胱经。

大苦大寒纯阴，清燥降利下行，药力较强

→主入心肝胃经，兼入大肠与膀胱经

- →清热燥湿 → 湿热从内解 → 解湿热毒
- →祛风杀虫 → 止痒 ←（湿热从内解）
- →利尿 → 导湿热火毒从小便出 →（解湿热毒）

※ 凡湿热、风、虫所致疮疹痒痛皆可选用。

※ 善治湿热痒痛、阴痒带下，兼风、虫者尤佳。

※ 功似黄连而力较弱，尤善清心火、除中下焦湿热。

清热燥湿：湿疹痒痛－常配白鲜皮、地肤子、蛇床子等。

祛风杀虫：湿疮痒痛－常配白鲜皮、黄柏、黄芩等。

止痒：麻风－常配大风子、白花蛇等。

疥癣瘙痒－常配硫黄、白鲜皮、地肤子等。

阴痒带下腥臭－常配白鲜皮、枯矾、花椒等（外洗。）

湿热泻痢－可单用，或配黄连、黄芩、秦皮等。

肠热便血－可配生地黄、地榆、槐角等。

利水：湿热黄疸－常配白鲜皮、秦艽等，以清热利湿退黄。

热淋涩痛－常配栀子、木通、车前子等。

此外，还能抗心律不齐，用治心律失常，大量单用，或在辨证用药的基础上加入，证属心火偏盛与湿热相搏者尤宜。平喘止咳，用治痰热喘咳，可酌情配伍他药。

本品内服 3～10g，煎汤或入丸散。外用适量，研末敷，或煎汤熏洗。

本品苦寒，故脾胃虚寒者忌服。反藜芦，故不宜与藜芦同用。

龙胆草（龙胆科）

苦，寒。归肝、胆、膀胱经。

大苦大寒，沉降下行，清泄而燥

└→主入肝胆经，兼入膀胱经

　├→泻火 → 泻胆肝实火 → 凉肝定惊、解热毒

　└→燥湿 → 除肝经及下焦湿热 → 解湿热毒

※ 药力颇强，既善泻肝胆实火，又善除肝胆及膀胱湿热。

※ 大量用可妨碍消化，甚则导致头痛、颜面潮红、昏眩等。

清肝胆火：肝火上炎一常配芦荟、当归，如当归龙荟丸。

小儿急惊一常配黄连、牛黄、钩藤、青黛、防风等。

脑炎防治┬预防－可单用制成糖浆服。

　　　　└治疗－可配菊花、当归、水牛角、回天丸。

清热燥湿：肝胆湿热诸证┬蒸腾外溢 → 黄疸尿赤一常配栀子等。

　　　　　　　　　　├下注阴器 → 阴痒阴肿一如龙胆泻肝汤。

　　　　　　　　　　└循经侵袭 → 带状疱疹一如龙胆泻肝汤。

膀胱湿热┬淋痛一如龙胆泻肝汤。

　　　　└尿血一如龙胆泻肝汤。

此外，小剂量用能健胃，并常配其他健胃药同用。

本品内服 3～6g，煎汤，或入丸散。外用适量，研末敷。健胃 1～4g，不宜过量。

本品大苦大寒，极易伤胃，故用量不宜过大，脾胃虚寒者忌服。

第三节　清热凉血药

水牛角（牛科）

苦、咸，寒。归心、肝经。

苦寒清泄，咸可入血
└→入心肝经，兼入血分
　└→清解凉散→清热→解热毒
　　└→凉血──┴→定惊

※ 功似犀角（既往用而今禁用）而清解凉血力缓。

清热凉血：温病高热，神昏谵语（热入营血分）－常配生地等。

解毒定惊：血热吐血衄血斑疹┬外感热病－可配生地、大青叶等。
└内生火热－可配生地、大青叶等。

小儿惊风－可配牛黄、天竺黄、胆星等。

咽喉肿痛－可配板蓝根、牛蒡子、桔梗等。

本品内服，煎汤15～30g，大剂量60～120g，宜先煎3小时以上。水牛角浓缩粉，每次1～3g，一日2次，开水冲下。代犀角宜加量。

本品性寒，故脾胃虚寒者不宜服。

生地黄（玄参科）

甘、苦，寒。归心、肝、肾经。

甘寒质润，苦寒清泄
└→清凉滋润→入心肝经→清热凉血─┬→止血
　└→入肾经→滋阴→生津←──────┘
　　　　　　　　└→滑润大肠→通便

※既清热凉血又滋阴生津，祛邪扶正兼顾。

※血热、阴虚有热、阴血亏虚、津枯肠燥皆可选用，热盛阴伤者最宜。

※鲜者多汁，苦重于甘，清热生津凉血效佳，热盛津伤者多用。

※干者质润，甘重于苦，滋阴力强，阴虚血热、骨蒸劳热多用。

清热凉血：热入营血证┬营分证－常配麦冬、银花等，如清营汤。
└血分证－常配水牛角、赤芍、牡丹皮等。

滋阴生津：血热妄行出血－可配大小蓟、黄芩、栀子等。

阴虚发热（热病后期阴伤）－常配青蒿、鳖甲、地骨皮等。

骨蒸劳热（久病阴血被伤）－常配黄柏、秦艽、胡黄连等。

内热消渴－常配知母、天花粉、生葛根等，也可单用。

润肠通便：阴虚肠燥便秘－常配麦冬、玄参，如增液汤。

本品内服10～30g，煎汤，或入丸散，或以鲜品捣汁服。鲜者长于清热凉血；干者名生干地黄，长于滋阴。细生地滋阴力较弱，但不甚滋腻。大生地滋阴力与滋腻性均较强。酒炒可减弱寒凉腻滞之性，炒炭多用于止血，但二者清热凉血之力较弱。

本品寒滑腻滞，故脾虚食少便溏及湿滞中满者忌服。

玄参（玄参科）

苦、甘、咸，寒。归肺、胃、肾经。又名黑参、元参。

苦泄甘润寒清，咸软又能入血

→入肺胃肾经 → 清滋解散滑润

→清热降火→凉血 → 解热毒

→生津

→散肿结

→滋阴→润肠 → 通便

※ 功似生地，滋阴力较生地弱，降火力较生地强，长于解毒散结。

※ 凡血热、虚热、火毒、疮结皆可选用，最宜阴虚火旺者。

清热凉血：温病烦热
- 营分热证 — 可配生地、金银花等，如清营汤。
- 血分热证 — 可配生地、赤芍、水牛角等。
- 气血两燔 — 可配石膏、生地、大青叶等。
- 后期阴伤，心烦不眠 — 可配生地、麦冬、丹参等。

降火滋阴：骨蒸劳热—可配知母、鳖甲等。

阴虚火炎之口疮或咽喉肿痛—可配知母、黄柏、肉桂等。

解毒散结：咽喉肿痛
- 风火上炎 — 可配菊花、桑叶、牛蒡子等。
- 火热上炎 — 可配黄芩、石膏、大青叶等。

目赤肿痛—可配菊花、桑叶、木贼等。

痄腮、大头瘟—可配大青叶、板蓝根等。

痈肿疮毒—可配金银花、连翘、蒲公英等。

阳毒脱疽—玄参120g，当归、银花各60g，甘草30g。

瘰疬痰核—可配夏枯草、连翘、昆布、浙贝母等。

润肠通便：阴虚肠燥便秘—常配生地、麦冬等，如增液汤。

本品内服10～15g，煎汤，或入丸散。

本品寒滑腻滞，故脾胃虚寒、胸闷少食便溏者忌服。反藜芦，忌同用。

牡丹皮（毛茛科）、赤芍（毛茛科）

牡丹皮　苦、辛，微寒。归心、肝、肾经。清凉行散。

赤芍　苦，微寒。归肝经。清凉散瘀。

相同：(1) 均为毛茛科的根或根皮。

(2) 均苦泄散，微寒能清，入肝经，清凉散瘀。无论血热、血瘀皆可投用。尤宜血热有瘀或血瘀有热者，血瘀有寒者虽可投用，但需配温散之品。

(3) 均能清热凉血：血热出血兼瘀—热病出血－可配生地、水牛角等。
活血化瘀：(常相须为用)　└内伤出血－同上。

血瘀有热—经闭－可配丹参、红花、土鳖虫等。
├痛经－可配当归、红花、川芎等。
├月经不调－可配香附、当归、熟地等。
├癥瘕积聚－可配土鳖虫、莪术等。
└跌打损伤－可配当归、桃仁、红花等。

热毒兼瘀—肠痈－可配金银花、大黄等。
└痈肿疮毒－可配金银花、蒲公英等。

相异：

牡丹皮：(1) 兼辛香味，行散力强，又入心、肾经有凉血而不留瘀，活血而不动血之优点，又善治行经发热、月经先期。

(2) 还能退虚热，因其并能清热凉血，且无补阴之功，故常用治温病后期治阴虚发热、无汗骨蒸，并常配青蒿、知母等。

(3) 内服用量为 6～12g，煎汤或入丸散。清热凉血、退虚热宜生用，活血化瘀宜酒炒用，用于止血宜炒炭。

(4) 本品清泄行散，故血虚有寒、孕妇及月经过多者不宜用。

赤芍：(1) 苦泄力强，专入肝经，长于清肝火，又治肝郁化火、肝火上炎等。

(2) 内服用量为 6～15g，煎汤或入丸散。

(3) 本品苦而微寒，故经闭、痛经证属虚寒者忌服。反藜芦，忌同用。

紫草（紫草科）

苦、甘、咸，寒。归心、肝经。

苦寒清泄，甘寒清解滑利，咸而色紫入血

→凉散解透兼滑利→入心肝经

→清热凉血→使热毒从内而解→解毒

→活血化瘀→促进斑疹瘀血迅速消散→透疹

→滑利二便→导热毒、疹毒从二便排出

※ 集凉血、活血、解毒、透发斑疹、滑利二便于一体。

※ 有凉血而不留瘀，活血而不动血之长。

※ 为治斑痘疹疾之要药，未病可防，已病可治。

※ 凡斑痘疹毒之疾，见血热毒盛、色不红活，或伴高热者即可选用。

※ 尤以斑疹紫黑兼二便秘涩者用之为佳。

凉血活血解毒透疹利尿滑肠
- 斑痘疹紫黑－常配大青叶、赤芍、水牛角、羚羊角等。
- 防治麻疹
  - 预防，可配生甘草煎汤服。
  - 治疗，常配金银花、蝉衣、牛蒡子等。
- 风疹瘙痒（色红）－常配地肤子、蝉衣、丹皮、防风等。
- 湿疹烫伤—紫草94g，植物油150g炸，去渣用油外涂。
- 痈肿疮毒—常配当归、血竭等，如玉红膏。

此外，还治银屑病（牛皮癣）、血小板减少等。

本品内服3～10g，煎汤，或入丸散。外用适量，多熬膏或油浸用。

本品有轻泻作用，故脾虚便溏者忌服。

第四节 清热解毒药

金银花（忍冬科）、连翘（木樨科）

金银花　甘，寒。归肺、胃、大肠经。甘寒清泄而轻扬疏散。

连翘　苦，微寒。归肺、心、胆经。苦寒清泄而质轻上浮。

相同：(1) 均入肺经，为清解疏散之品。

（2）清热解毒
疏散风热
—风热感冒（热毒重）—常相须为用，如银翘散
—温病各阶段—常相须为用，卫分能透表，气分能清解，营分能透营转气，血分能清解血分热毒。
—痈肿热毒—常相须为用，初期兼表、中期热毒盛皆宜。
—乳痈—常相须为用，并配蒲公英、赤芍等。
—肠痈—常相须为用，并配红藤、败酱草等。
—肺痈—常相须为用，并配金荞麦、鱼腥草、芦根等。

（3）性寒或微寒，有伤阳败胃之虞，故脾胃虚寒及气虚疮疡脓清者均不宜服。

相异：

金银花：（1）甘寒质轻清泄疏透，兼入胃与大肠经，为解散热毒之良药。

（2）药力较强，又治肝痈及热毒血痢。

（3）加水蒸馏取蒸馏液即银花露，力较弱而善上行，治头面部热毒诸疾。又能清解暑热，治暑热烦渴。

（4）其藤即忍冬藤，功似金银花而兼能疏通，除清热解毒，治热毒诸证外，还能祛风通络，治热痹之关节红肿热痛。

连翘：（1）苦泄散，微寒能清，兼入心与小肠经，为清解散结消肿利尿之品。

（2）善清心经之热邪，治热入心包之神昏谵语，常配竹叶卷心、水牛角粉等。

（3）能散结消肿，治瘰疬、瘿瘤，常配夏枯草、贝母、玄参等。但瘰疬溃后一般不用。

（4）能利尿，治热结癃闭之热淋涩痛。

（5）古云其消积，治食积兼热；含维生素 P，治紫癜有效。

（6）内服 6～15g，煎汤或入丸散。连翘心长于清心火。

大青叶（十字花科）、板蓝根（十字花科）、青黛（爵床科等）

大青叶　苦，大寒。归心、肺、胃经。苦大寒而清泄。

板蓝根　苦，寒。归心、胃、肝经。苦寒清泄。

青黛　咸，寒。归肝、肺经。咸寒清泄凉肝。

相同：（1）均性寒，为清解凉血解毒之品。

（2）均善清热凉血、解毒，治温病高热、温毒发斑、疮肿、丹毒、痄

腮、咽肿、烂喉丹痧（猩红热）等。

（3）均性寒易伤脾胃，故脾胃虚寒慎服。

相异：

大青叶：（1）苦寒清泄质轻，药力强，主入心、胃经，尤善清心胃经热毒。

（2）长于凉血消斑，治温病高热斑疹吐衄每用。

（3）兼入肺经而能利咽，又治咽喉肿痛、口舌生疮。

（4）抗病毒，治病毒性疾患；抗白血病，善治慢性粒细胞性白血病。

（5）内服 10～15g，煎汤或入丸散。外用适量，鲜品捣敷。

板蓝根：（1）苦寒清泄，入心、胃、肝经，药力强。

（2）长于凉血利咽，善治咽喉肿痛、痄腮、丹毒（尤其是大头瘟）。

（3）抗病毒，治病毒性疾患。

（4）内服 9～15g，煎汤或入散。

青黛：（1）咸入血，寒清解，兼收敛，主入肝经，兼入肺经，药力较强。

（2）凉肝定惊，治肝火扰肺之咳痰带血一常配海蛤壳，如黛蛤散；治肝热惊风一常配朱砂、蝉衣等。

（3）兼散肿敛疮，治口疮、疮肿、带状疱疹、湿疹、湿疮。

（4）抗白血病，治慢性粒细胞性白血病。

（5）内服 1～3g，宜入丸散用，入汤剂当包煎。外用适量，干撒或调敷。

马勃（灰包科）、射干（鸢尾科）、山豆根（豆科）
北豆根（防己科）、白毛夏枯草（唇形科）

马勃　辛，平。归肺经。清解利咽兼疏散止血。

射干　苦，寒。归肺经。清解利咽散结消痰。

山豆根　苦，寒。有毒。归肺、胃经。清解利咽有毒而力强。

北豆根　苦，寒。有小毒。归肺、胃、大肠经。清解利咽兼祛风止痛。

白毛夏枯草　苦，寒。归肺、肝、心经。清解利咽兼祛痰止血。

相同：（1）均入肺经，为清解消肿利咽之品。

（2）均能清热解毒、消肿利咽，善治咽喉肿痛。

相异：

马勃：（1）辛能透散，质轻上浮，平而偏凉，又兼散风热，善治风热上攻或肺热所致的咽痛、失音或咳嗽。

（2）还能止血，内服治血热出血，外用治外伤出血。

(3) 内服3～6g，入汤剂宜包，或入丸散。外用适量，研末调敷，或作吹药。

射干：(1) 苦寒清泄而降，降火力强，善治热结血瘀、痰热壅盛之咽喉肿痛。

(2) 又善消痰行水，治痰饮咳喘、喉中辘辘如水鸡声。热者径用，并配麻黄、石膏、桑白皮等；寒者当配麻黄、杏仁、半夏、厚朴等。

(3) 还善散瘀消结，治肝脾肿大、经闭、瘰疬痰核、久疟疟母、疮肿。

(4) 内服6～10g，煎汤或入丸散。外用适量，研末吹喉或外敷。

(5) 本品苦寒缓泻散血，故用量不宜过大，孕妇及脾虚便溏者忌服。

山豆根：(1) 大苦大寒，又入胃经，清热泻火力强，善治热毒壅盛之咽喉肿痛，兼治胃火牙痛、齿龈肿痛、肺热咳嗽。

(2) 能攻毒、抗肿瘤，治毒蛇咬伤、癌肿。

(3) 实火壅塞者多用，风热者不宜早用，完全化热时方可用。

(4) 内服3～6g，煎汤或磨汁服。外用适量，煎汤含漱或研末涂敷。

(5) 本品苦寒有毒，故内服不宜过量，脾胃虚寒、食少便溏者忌服。

北豆根：(1) 苦寒清泄，又入胃与大肠经，有小毒而清解力较强，善治热毒壅盛之咽喉肿痛，兼治热毒泻痢。

(2) 又能祛风止痛，治风湿痹痛。

(3) 北方地区多用，长江流域及其以南地区少用。

(4) 内服3～9g，煎汤或入丸散。

(5) 本品苦寒有小毒，故内服不宜过量，脾胃虚寒、食少便溏者忌服。

白毛夏枯草：(1) 苦寒清泄，又能祛痰止咳，治肺热咳嗽兼咽喉肿痛者最宜，兼治肺痈、肠痈、痈肿疮毒。

(2) 又入肝、心经，还能凉血止血，治肺热咳血、血热吐衄及外伤出血。

(3) 内服10～30g，煎汤或入丸散服，或鲜品绞汁服。外用适量，煎水洗，捣敷或研末撒。

(4) 本品苦寒，故脾胃虚寒、食少便溏者慎服。

夏　枯　草	清肝火	散郁结	略兼养血	降血压	作用偏于肝
白毛夏枯草	清肺火	祛痰止咳	解毒	凉血止血	作用偏于肺

橄榄（橄榄科）、余甘子（大戟科）

橄榄　甘、酸，平。归肺经。清解利咽生津。

余甘子　苦、甘、酸，凉。归肺、脾、胃经。清解利化生津。

相同：(1) 均入肺经，甘酸清解而利，均能清热解毒、利咽，治肺热之咽喉肿痛，兼津伤咽干者尤宜。

(2) 均能生津而止渴，治津伤之咽干口渴。

(3) 内服6～15g，水煎或入丸散。

(4) 因味均甘酸，故咽痛属外感风热者慎服。

相异：

橄榄：(1) 平而偏凉，专入肺经，清解力平和。

(2) 能醒酒、解鱼蟹毒，用于因饮酒或食鱼蟹中毒。

余甘子：(1) 凉清苦泄，清解力较强，咳嗽兼咽痛者用之也佳。

(2) 能润肺止咳，治燥热咳嗽痰黏。

(3) 兼入脾、胃经，或云其能消食化积，治食积呕吐、腹痛。

金果榄（防己科）、朱砂根（紫金牛科）

金果榄　苦，寒。归肺、大肠经。清解利咽止痛。

朱砂根　苦、辛，凉。归肺、大肠经。清解利咽散瘀止痛。

相同：均苦泄，入肺与大肠经，既善清热解毒、利咽，又善止痛，治热毒壅盛之咽喉红肿疼痛，单用即可。

相异：

金果榄：(1) 苦寒清泄，药力较强。

(2) 又治疮痈肿痛、泻痢腹痛、脘腹疼痛。

(3) 内服，煎汤3～10g，研末1～3g。外用适量，鲜品捣敷，研末吹喉或切片含。

(4) 其苦寒，有伤阳败胃之虞，故脾胃虚寒者忌服。

朱砂根：(1) 苦凉清泄，辛能行散。清解力虽弱，但行散力却较强。

(2) 兼入血分，能活血散瘀而止痛，治风湿痹痛、跌打损伤。

(3) 内服，煎汤10～15g。外用适量，研末调敷，或鲜品捣敷。

(4) 本品能行散活血，故孕妇慎用。

木蝴蝶（紫葳科），肿节风（金粟兰科）

木蝴蝶　苦、甘，凉。归肺、肝、胃经。清解利咽疏肝。又名玉蝴蝶、千张纸。

肿节风　辛、苦，平。归肝、肺、大肠经。清解利咽行散。又名草珊瑚、九节茶。

相同：均入肺、肝经，能清热解毒、利咽，治肺热或风热之咽喉肿痛。

相异：

木蝴蝶：(1) 苦凉清泄，质轻上浮，主入肺经，尤善治肺热咽痛声音嘶哑。

(2) 兼入胃经，能疏肝和胃，治肝气犯胃之胃脘与胁肋痛。

(3) 内服，煎汤3～6g。外用适量，贴敷患处。

肿节风：(1) 辛行散，苦燥泄，平偏寒，有小毒。清解力虽弱，但能燥散。

(2) 入肝、胃经，能祛风除湿、活血止痛，治风湿痹痛、跌打损伤。

(3) 兼入大肠经，又治泻痢腹痛。

(4) 内服10～15g，煎汤。外用适量，研末调敷，或鲜品捣敷。

(5) 本品清解燥散而活血，故虚火咽痛者慎服，孕妇忌服。

蒲公英（菊科）、紫花地丁（堇菜科）
蚤休（百合科）、拳参（蓼科）

蒲公英　苦、甘，寒。归肝、胃经。清解疏利。

紫花地丁　苦、辛，寒。归心、肝经。清解凉血。

蚤休　苦，微寒。有小毒。归肝经。清解行散。

拳参　苦，微寒。归肝、胃、大肠经。清解祛湿消痈。

相同：(1) 均为清解消痈肿之品。

(2) 均清热解毒、消痈肿，治疮肿，虽内、外痈皆可，但以外痈为主。

相异：

蒲公英：(1) 苦寒清泄，甘寒清利，力强效佳而味不太苦，为治疮肿良药。

(2) 入肝、胃经，兼疏肝通乳，为治乳痈要药，并治肠痈、肺痈。

(3) 能利湿通淋，并缓通大便，治热淋、黄疸。

(4) 能解食物毒，亦可作蔬菜食。

(5) 内服10～20g，鲜品酌加，煎汤或入丸散。外用适量，鲜品捣敷。

(6) 本品用量过大，可致缓泻，故脾虚便溏者慎服。

紫花地丁：(1) 苦辛泄散寒清，入心、肝经血分，力强于公英。

(2) 又能凉血消肿，善治火毒炽盛之痈肿疔毒，特别是疔毒走黄，兼治斑痘疹毒。

(3) 内服10～20g，煎汤或入丸散。外用适量，鲜品捣敷。

(4) 本品苦寒，故脾胃虚寒及阴证疮疡者慎服。

蚤休：(1) 又名重楼、七叶一枝花。苦能泄散，微寒清解，有小毒而力较强，疮痈肿毒痛重者宜用。

（2）主入肝经，善凉肝息风定惊，治肝热生风、惊风抽搐。

（3）能消肿定痛，治跌打损伤之肿痛，内服外敷皆可。

（4）兼解蛇毒，治毒蛇咬伤。

（5）内服5～10g，入丸散时酌减。外用适量，研末敷，或鲜品捣敷。

（6）本品苦寒清解泄散，故孕妇、体虚、无实火热毒及阴疽患者忌服。

拳参：（1）苦泄降，微寒能清，既入肝、胃经，又入大肠经，清解兼通利二便。

（2）兼利湿，缓通便，善治湿热泻痢、水肿兼热。

（3）消肿止血，又治瘰疬、口舌生疮、烫伤、吐血、衄血、便血、外伤出血、蛇伤等。

（4）内服3～10g，煎汤。外用适量，研末调敷，或鲜品捣敷。

（5）本品缓通大便，故脾虚便溏者慎服。不可代蚤休用，应当纠正。

垂盆草（景天科）、半边莲（桔梗科）
半枝莲（唇形科）、白花蛇舌草（茜草科）

垂盆草　甘、淡，凉。归肝、胆、小肠经。清利退黄。

半边莲　甘、淡，寒。归心、小肠、肺经。清利解蛇毒。

半枝莲　辛、苦，寒。归肺、肝、肾经。清利散瘀抗癌。

白花蛇舌草　微苦、甘，寒。归胃、大肠、小肠经。清利抗癌。

相同：（1）均为清解利湿之品。

（2）均能清热解毒、利水湿，治疮肿、毒蛇咬伤、热淋涩痛及小便不利。

相异：

垂盆草：（1）性凉能清，甘淡渗利，清解退黄。

（2）主入肝、胆经，善清肝利胆退黄，治湿热黄疸最宜，单用或配茵陈等。

（3）兼入小肠经，利水湿力较强，又治水肿兼热及水火烫伤。

（4）内服10～30g，鲜品50～100g，煎汤入丸散，或鲜品捣汁。外用适量，鲜品捣敷。

半边莲：（1）性寒能清，甘淡渗利清解。

（2）主入心与小肠经，兼入肺经。利水湿力强，又治水肿兼热。

（3）善解蛇毒，治毒蛇咬伤。古云：“家有半边莲，可以伴蛇眠。”

（4）内服10～20g，鲜草可用30～60g，煎汤。外用适量，鲜品捣敷。

（5）本品甘寒清利，故水肿兼虚者慎服。

半枝莲：(1) 性寒能清，辛散苦泄寒清，清解利散。

(2) 入肝经，又能活血散瘀而止血，治跌打损伤、血热吐衄。

(3) 入肺、肾经，利水湿力强，善治腹水水肿及血淋。

(4) 抗癌，治多种癌肿，并常与白花蛇舌草同用。

(5) 内服 10～30g，鲜品加倍，煎汤或入丸散。外用适量，捣敷。

(6) 本品性寒行散，故孕妇及脾胃虚寒者慎服。

白花蛇舌草：(1) 微寒能清，苦泄甘利，清利解毒。

(2) 主入胃与大肠经，兼入小肠经，善消痈肿，除治疮肿（外痈）外，又善治肠痈（内痈）及咽喉肿痛。

(3) 抗癌，近世用治各种癌症，多与半枝莲同用。

(4) 内服 15～60g，鲜品加倍，煎汤或鲜品绞汁。外用适量，鲜品捣敷。

(5) 本品甘苦性寒，故阴疽及脾胃虚寒者忌服。

白鲜皮（芸香科）、土茯苓（百合科）、穿心莲（爵床科）

白鲜皮　苦，寒。归脾、胃经。清解除湿祛风。

土茯苓　甘、淡，平。归肝、胃经。利湿解毒。

穿心莲　苦，寒。归肺、胃、大肠、小肠经。清解燥湿兼透散。

相同：均为清解除湿之品，均能清热解毒、除湿，治皮肤湿疮、湿疹及热淋涩痛。

相异：

白鲜皮：(1) 苦燥泄，寒清解，为“去湿热”之品。因其主入脾、胃经，兼入膀胱与小肠经。既燥湿清热解毒，又“利小肠水气”，导湿热从小便出。

(2) 通过清热除湿，又能利胆退黄，古人治诸黄，今人治湿热黄疸。凡用茵陈、大黄、栀子而退黄效差者，即可选用本品，并配伍秦艽、青蒿等。

(3) 兼祛风止痒，治疥癣、风湿疹痒、麻风，并常与苦参配伍。

(4) 兼通利关节，治风湿热痹、关节红肿。

(5) 李时珍云其为“诸黄风痹之要药”。凡热、湿、风三邪合至诸疾皆可酌情选用。

(6) 内服 5～10g，煎汤，或入丸散。外用适量，煎汤熏洗，或研末掺、撒，或调涂。

(7) 本品苦寒易伤阳败胃，故脾胃虚寒者忌服。

土茯苓：(1) 甘淡渗利，平而偏凉，入肝、胃经，利湿有余而清热力甚弱，功善利湿解毒，治疮疹湿痒多用。

（2）兼利关节，善治湿痹重痛麻木、筋脉拘挛及脚气肿痛。

（3）兼解汞毒与梅疮毒，为治梅毒之要药，梅毒各期均可选用，并常配伍汞制剂同用。梅毒因服汞剂中毒亦可用。

（4）凡湿浊及梅毒所致诸疾均可酌投。近年用于降糖、抗肿瘤。

（5）力缓，用量宜大，内服成人每用15～60g，煎汤或入丸散。也可煎汤含漱。

（6）服药期间忌饮茶叶水，否则可致脱发。

穿心莲：（1）又名一见喜、榄核莲。苦寒清泄而燥，既入肺、胃经，善清解肺胃经之热毒，又入大、小肠经，能燥除大小肠之湿热，功善清热解毒、燥湿。

（2）清解热毒力强，又治肺热咳嗽、肺痈吐脓、咽喉肿痛、湿热泻痢、痈肿疮毒、毒蛇咬伤。

（3）兼透散，治温病初期、鼻渊头痛（叶捣烂成粉吸入鼻孔，或榨汁滴入鼻孔）。

（4）凡热毒或湿热毒所致诸疾无论在上在下、在里在表均可选用。

（5）内服6～15g，煎汤；或制成片剂、丸散剂，用量可酌减。外用适量，鲜品捣敷，研末调涂。

（6）本品苦寒，易伤胃气，故不宜多服久服，脾胃虚寒者不宜服。

白蔹（葡萄科）、四季青（冬青科）

白蔹　苦、辛，微寒。归心、胃经。清解消散敛疮。

四季青　苦、涩，寒。归肺、心经。清解收敛。

相同：均入心经，善清热解毒、敛疮，治痈肿疮毒、水火烫伤。多外用。

相异：

白蔹：（1）苦泄辛散，微寒能清，又入胃经，善消散生肌，为治疮疡肿毒要药。未脓可消，已脓促溃，脓多促排，脓尽生肌，疮疡不敛可生肌收口。

（2）内服5～10g，煎汤或入丸散。外用适量，研末干掺，或调敷。

（3）本品反乌头，不宜与乌头类药同用。

四季青：（1）苦泄涩敛，寒能清凉，又入肺经，善凉血、收湿，最宜治水火烫伤（抗绿脓杆菌等），兼治湿疹、湿疮、下肢溃疡。

（2）兼收敛止血，治外伤出血。

（3）内服10～30g，煎汤。外用适量，研末干掺，煎汤或捣汁涂敷。

（4）本品苦寒，故脾胃虚寒者慎服。

山慈菇（兰科）、漏芦（菊科）

山慈菇　甘、微辛，寒。有小毒。归肝、胃经。清解消散。

漏芦　苦，寒。归胃经。清解通散。

相同：(1) 均性寒，入胃经，为清解行散之品。

(2) 均善清热解毒、消痈散结，治痈肿疮毒。

相异：

山慈菇：(1) 又名毛慈菇、冰球子。甘解毒，微辛散，有小毒，又入肝经。

(2) 解毒散结力较强，善治疔疮发背及恶肿，并治咽喉肿痛、瘰疬、痰核及癥瘕痞块，近年用治甲状腺肿瘤。

(3) 内服 3～6g，煎汤，或入丸散。外用适量，捣敷。

(4) 本品苦寒，有小毒，故正虚体弱者慎服。

漏芦：(1) 红花者祁州漏芦，蓝花者名禹州漏芦。苦泄散而无毒，专入胃经，为治乳房病之要药。

(2) 又善通经下乳，治乳胀、乳少、乳汁不下、乳痈、乳癖（乳腺增生）、乳癌。

(3) 内服 5～12g，煎汤或入丸散。外用适量，煎水洗或研末调敷。

(4) 本品苦寒通经，故阴证疮痈忌服，孕妇慎服。

金荞麦（蓼科）、鱼腥草（三百草科）
红藤（大血藤科）、败酱草（败酱科）

金荞麦　苦，平。归肺、脾、胃经。清解化痰兼健脾消食。

鱼腥草　辛，微寒。归肺经。轻芳清解兼透散。

红藤　苦，平。归大肠、肝经。清解行散。

败酱草　辛、苦，微寒。归胃、大肠、肝经。清解行散排脓。

相同：均善清热解毒、消痈，虽内外痈疮均治，但长于治内痈。

相异：

金荞麦：(1) 苦能泄降，平而偏凉，既入肺经，又入脾、胃经。

(2) 又清肺化痰，最善治肺痈，兼治肺热咳嗽、咽喉肿痛、瘰疬及毒蛇咬伤。

(3) 还健脾消食，治脾虚消化不良、疳积消瘦。

(4) 内服 15～30g，煎汤，或入丸散。外用适量，鲜品捣敷或绞汁涂。

(5) 本品平而偏凉，又缓通大便，故脾虚便溏者慎服。

鱼腥草：(1) 辛香宣散，微寒清解，专入肺经。

(2) 又善排脓，善治肺痈吐脓，兼治热毒疮肿及湿热泻痢。

(3) 还能利尿，治热淋涩痛及肾炎尿蛋白不退。

(4) 内服15～30g，鲜品用量加倍，不宜久煎，入汤剂应后下。外用适量，鲜品捣敷或煎汤熏洗患处。

红藤：(1) 苦能泄散，性平偏凉，属藤类而长于行散，入大肠与肝经。

(2) 又活血止痛，最善治肠痈腹痛，兼治跌打损伤、经闭、产后恶露不尽（可配虎杖、益母草等）、风湿痹痛。

(3) 内服10～15g，直至30g，煎汤或浸酒服。外用适量，捣敷。

(4) 本品苦泄行血，故孕妇慎服。

败酱草：(1) 辛散苦泄，微寒可清，既入胃与大肠经，又入肝经，走气入血。

(2) 又排脓消肿，善治肠痈、肺痈、肝痈，兼治疮痈肿毒。

(3) 还祛瘀止痛，治血滞胸痛、腹痛，产后瘀阻腹痛。

(4) 能抗病毒，促进肝细胞再生，防止肝细胞变性，治肝炎可试用。

(5) 内服6～15g，煎汤或入丸散。外用适量，鲜品捣敷。

(6) 本品苦寒气恶易伤脾胃，故用量不宜过大，脾虚食少便溏者忌服。

地锦草（大戟科）、铁苋（大戟科）、马齿苋（马齿苋科）白头翁（毛茛科）、鸦胆子（苦木科）、秦皮（木樨科）

地锦草　苦、辛，平。归肝、胃、大肠经。清解行散兼止血利湿。

铁苋　苦、微辛，凉。归大肠、肝经。清解凉散兼止血。

马齿苋　酸，寒。归肝、大肠经。清解滑肠。

白头翁　苦，寒。归大肠、胃经。清解凉燥。

鸦胆子　苦，寒。有小毒。归大肠、肝经。清解杀虫截疟蚀疮。

秦皮　苦、涩，寒。归肝、胆、大肠经。清解燥湿杀虫兼收涩。

相同：均能清热解毒，善治热毒泻痢。均为清解治痢之品。

相异：

地锦草：(1) 苦泄辛散，平而偏凉，既入肝经血分，又入胃与大肠经，善治热毒泻痢、便下脓血（急性痢疾或慢性痢疾急性发作），单用即可，或配伍他药。

(2) 活血，治疮肿、外伤肿痛、蛇咬伤。

(3) 止血，治各种出血，单用捣汁服或外敷。

(4) 利湿，治湿热黄疸，泌尿系结石（鲜品捣汁和米酒服）。

（5）内服 15～30g，煎汤，或鲜品捣烂加米酒取汁。外用适量，研末掺，或鲜品捣敷。

铁苋：（1）苦凉清泄，微辛能散，既入肝经血分，又入大肠经，善治热毒泻痢（急性痢疾或急性胃肠炎），单用即可，或配伍他药。

（2）化瘀止血，治经闭不通、血热出血、外伤出血。

（3）内服，煎汤 15～30g，鲜品加倍；研末每次 3g。外用适量，鲜品捣敷，或煎水洗。

（4）本品能行血，故孕妇慎服。

马齿苋：（1）酸寒清解质滑，既入肝经血分，又入大肠经。除清热解毒、凉血，使热毒从内解之外，又能滑肠，使湿热之邪、毒邪从大便尽快排出体外，改变肠道内环境，促使肠道功能迅速恢复而止泻痢，且味不苦易食。故为治热痢、血痢之良药，单用 200～500g 水煮，喝汤吃菜，或拌蒜泥食。

（2）消痈肿，治疮肿，可以鲜品与石灰捣烂外敷。

（3）止血，治血热崩漏便血，鲜用捣烂绞汁服。

（4）可用于减肥保健食品。

（5）内服 9～15g，鲜品 30～60g，煎汤，或鲜品捣汁服。外用适量，捣敷患处。止血宜用鲜品捣汁服。

（6）本品寒滑，故脾虚便溏或泄泻者不宜服。

白头翁：（1）苦寒清解泄燥，入大肠与胃经。善除肠胃热毒兼凉血，既治热毒血痢（急性痢疾及慢性痢疾急性发作），又治休息痢（阿米巴痢）。

（2）兼燥湿杀虫，治阴痒带下。与秦皮同用，煎汤外洗。

（3）内服 6～15g，煎汤或入丸散。外用适量，捣敷，或保留灌肠。

（4）本品苦寒泄降，故虚寒泻痢者忌服。

鸦胆子：（1）苦寒清解，并有小毒，既入肝经，又入大肠经，力强效佳。除清热解毒外，又兼燥湿，可治各种痢疾，多用于休息痢。

（2）截疟，治疟疾寒热。

（3）杀虫，治肠道寄生虫病、血吸虫病、阴道滴虫病。

（4）蚀疣，治鸡眼、赘疣（均为病毒感染）。

（5）抗肿瘤，治声带肿瘤、肺癌脑转移，多用乳油剂。

（6）内服每次 10～15 粒（治疟疾）或 10～30 粒（治痢），或 0.5～2g，每日 3 次，味极苦，不宜入汤剂，宜去壳取仁装入胶囊服，或以龙眼肉或馍皮包裹服用。或压去油，制为丸剂或片剂用。外用适量，捣敷；或制成鸦胆子油局部涂敷，并须注意保护正常皮肤。

（7）本品有小毒，能刺激胃肠道、损害肝肾，故宜中病即止，不可多用久服；孕妇、婴幼儿慎服；脾胃虚弱、胃肠出血、肝肾病患者忌服。

秦皮：（1）苦寒清燥，涩能收敛，入大肠经，兼能燥湿，涩肠而不敛热邪与湿邪，为治热毒血痢、里急后重之专药，常配黄连、黄柏等。并兼治湿热带下腥臭，常配椿皮、黄柏等。

（2）入肝、胆经，能清肝明目，治肝热目赤肿痛。

（3）内服3～12g，煎汤，或入丸散。外用适量，煎水洗眼。

（4）本品苦寒，故脾胃虚寒者忌服。

牛黄（牛科）

苦，凉。芳香。归心、肝经。

苦凉芳香清泄

→入心肝经→清解心肝经热→解热毒

→化除痰浊→开（心脑）窍闭→醒神

→凉肝、息风→定惊、止痉

※ 集清热解毒、化痰开窍、息风定惊于一体。

※ 力强效佳，凡热毒、痰热、肝热、肝风、风痰所致疾患皆宜。

※ 人工牛黄功似天然牛黄而力缓，善治呼吸道感染。

清热解毒：痈肿疔毒一如牛黄解毒丸。

咽喉肿烂一如六神丸中即有本品。

瘰疬痰核一如西黄丸中即有本品。

牙疳口疮一如锡类散中即有本品。

小儿胎毒一如珠黄散中即有本品。

化痰开窍：热病神昏窍闭一常配麝香等，如安宫牛黄丸。

中风痰迷一常配麝香等，如安宫牛黄散。

息风定惊：癫痫抽搐一如痫症镇心丸等。

惊风抽搐（急惊风）一如牛黄抱龙丸、牛黄镇惊丸等。

本品内服0.2～0.5g，入丸散。外用适量，研末敷患处。

本品性凉，故非实热证不宜用，孕妇慎用。

熊胆（熊科）

苦，寒。归肝、胆、心经。

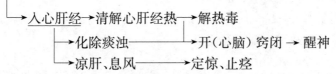

苦寒清泄→入肝胆心经

→清泄肝胆心之火→解热毒

→清泄肝热则目明→明目

→清肝火、息肝风→止痉

→利胆、溶石→退黄、除胆结石

清热解毒：痈疮肿痛。

咽喉肿痛。

痔疮肿痛。

息风止痉：肝热惊风。

癫痫抽搐。

清肝明目：目赤肿痛、羞明翳障。

利胆退黄：湿热黄疸、胆结石。

本品内服1.5～2.5g，入丸散，不入汤剂。外用适量，干掺或调敷。

本品苦寒，故脾胃虚寒者慎服。

千里光（菊科）

苦，寒。归肺、肝、大肠经。

苦寒清泄→入肺肝大肠经

→清泄肺肝大肠之火→凉血→解热毒

→清泄肝热则目明→明目

→抗钩端螺旋体、滴虫→杀虫→止痒

清热解毒—时疫感冒（流行性感冒）

凉血消肿—疮痈肿痛

—热毒泻痢

—咽喉肿痛

—水火烫伤

清肝明目：肝热目赤肿痛。

杀虫止痒：阴痒带下腥臭（滴虫性阴道炎）。

湿疹瘙痒。

本品内服15～30g，鲜品加倍，煎汤，或绞汁服。外用适量，煎水熏洗，熬膏、捣汁或研末调敷。

本品苦寒，故脾胃虚寒者不宜服。

绿豆（豆科）

甘，寒。归心、胃经。清解、利尿、解暑。

甘寒清利生津 → 入心胃经

→寒能清泄心胃之火→解热毒或解暑热(暑天用)

→热不伤津 → 生津 → 止渴

→甘能补益→ 补充被伤之津液

→甘淡又能渗利→ 利尿

※ 药食兼用，兼解药物、食物毒。

※ 能使热毒从内而解、从小便而出。

※ 既解热毒、暑热，又能生津，且利尿而不伤津。

※ 凡热毒、暑热即可选用。

清热解毒：痈肿疮毒。

预防麻疹。

解暑止渴—暑热烦渴、小便不利

利　　尿—预防中暑

此外，还可解食物、药物中毒（轻症）。

本品内服 15～30g，大剂可用 120g，打碎入药。外用适量，研粉掺或调敷。

本品性寒，故脾虚便溏者用量不宜过大。

第五节　清虚热药

青蒿（菊科）

苦，寒。芳香。归肝、胆经。

苦寒清泄，芳香透散 → 入肝胆经

→清→退虚热

→清实热 → 凉血热、解暑热、清肝热、除疟热

→透 → 透在表热邪、透营分热邪、透阴分伏热

※ 清透并具，以清为主，清中有透。既退虚热，又清实热。

※ 既退虚热，又凉血热；既清解暑热，又清泄肝胆热。

※ 既除疟热，又透营热；既透阴分伏热，又透解表热。

※ 五清三透，凡虚热、血热、肝热、暑热、疟热皆可用。

退虚热：热病后期、阴虚发热一常配知母、鳖甲等。

低热不退，或兼表邪一常配白薇等。

久病伤阴，骨蒸潮热兼表一常配秦艽、黄柏、知母等。

凉血热：血热兼风之疹痒一常配白鲜皮、地肤子、丹皮等。

血热吐衄（辅）一常配生地、白茅根、小蓟等。

疗疟疾：疟疾寒热，单用鲜品绞汁服一或配常山、柴胡等。

湿热暑湿一常配滑石、生甘草等。

清肝热：肝胆湿热一常配黄芩等。

清暑热：暑热烦渴，或兼表邪一常配佩兰、西瓜翠衣、绿豆等。

此外，又治无名热（似表似里、类虚类实）、小儿麻疹不透发热。

本品内服6～12g，不宜久煎，或鲜品绞汁。外用适量，鲜品捣敷，或干品煎水洗。

本品苦辛而寒，故脾虚肠滑者不宜服。

白薇（萝藦科）

苦、咸，寒。归肝、胃经。

咸入血，苦泄降，寒清凉，兼透散，略补益，入肝胃经

→清解凉血透利　以制阳←略益阴

→清→退虚热←

　　→清血热→凉血→解热毒→除烦

→透→透营分热邪、阴分伏热、在表之热邪

→利→利尿→通淋→导热毒从小便出（→解热毒）

※ 清透并具，以清为主，清中兼透，略兼益阴。

※ 既退虚热，又清凉血热。既透营分热，又透阴分伏热，还透解表热。

※ 又兼除烦，解热毒而疗疮，利小便而通淋。

※ 清泄透利而不伤阴，略兼益阴而不恋邪。

※ 二清三透解利兼益阴，凡虚热、血热、湿热、热毒皆可用。

清虚热（兼益阴）
- 热病伤阴之阴虚发热一常配青蒿、知母、黄柏等。
- 久病伤阴之骨蒸劳热一常配青蒿、秦艽、胡黄连等。

兼透散：阴虚外感一常配玉竹（固定）。

清热凉血：热入营血分
- 营分证一常配生地、金银花、丹皮等。
- 血分证一常配水牛角、大青叶、板蓝根等。

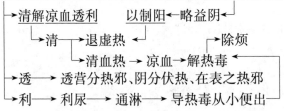

月经先期—肝郁化火－常配栀子、丹皮、柴胡、赤芍等。
经前发热—阴虚血热－常配生地、丹皮、地骨皮等。

胎前产后发热—胎前多为热毒蕴结－常配黄芩、栀子等。
—产后多为血虚有热－常配黄芩、当归等。

利尿通淋：热淋涩痛—常配车前子、木通、瞿麦等。
血淋涩痛—常配石韦、海金沙、小蓟等。

解毒疗疮：疮痈肿痛—常配蒲公英、金银花、野菊花等。
咽喉肿痛—常配桔梗、牛蒡子、生甘草等。
蛇咬伤—常配半边莲、徐长卿等。

本品内服3～12g，煎汤或入丸散。外用适量，研末调敷。

本品性寒，略兼益阴，故脾虚食少便溏者不宜服。

地骨皮（茄科）

甘，寒。归肺、肝、肾经。

甘寒清降而益润 → 入肺肝肾经

→清→清实热→凉血热，泄肺火
→清虚热←→热去津不伤
→阴制阳
→益阴→生津→润燥→止渴

※ 既入血分，又入气分，清降不透，略兼滋润。

※ 长于退虚热（除蒸）、凉血热、泻肺火，兼生津止渴。

※ 本品善治有汗骨蒸，而丹皮善治无汗骨蒸。

※ 三清不透兼益阴，凡虚热、血热、肺热皆可用。

退虚热：阴虚发热—常配青蒿、生地、知母、黄柏等。
（兼益阴）有汗骨蒸—常配鳖甲、知母、黄柏、胡黄连等。

凉血热：血热吐衄、尿血—常配白茅根、栀子、小蓟等。
月经先期—血热者－常配生地、当归、丹皮等。
经前发热—肝郁化火者－常配柴胡、栀子、丹皮等。

泄肺火：肺热咳嗽—常配桑白皮（固定），如泻白散。

兼生津：内热消渴—常配生葛根、生地、山药、知母等。

兼降血压、清肝火，治肝阳上亢、肝火上炎等。

本品内服6～15g，煎汤或入丸散。外用适量，研末调敷或鲜品捣敷。

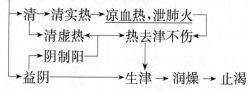

本品甘寒清润，故脾虚便溏及表邪未解者不宜用。又因凉血益润而有留

瘀之弊，故在将其用于月经先期或经前发热时，须与凉血化瘀之品同用，以防凝滞经血，影响月经的畅顺。

银柴胡（石竹科）

甘，微寒。归肝、胃经。

甘寒清益

→入肝胃经→清→清实热→凉血热
　　　　　　　　→退虚热→除疳热←
　　　　→益阴→阴盈则制阳→（除疳热）

※ 退热而不苦泄，理阴而不升腾。

※ 二清兼益阴，凡虚热、血热皆可投用。

※ 不得与柴胡相混。

退虚热：阴虚发热—可配青蒿、鳖甲、地骨皮等。

　　　　骨蒸劳热—可配黄柏、知母、秦艽等。

除疳热：小儿疳热—可配胡黄连及杀虫消积药等。

凉血热：虚火出血（吐衄等）—可配栀子、白茅根、黄芩等。

本品内服 3～9g，煎汤或入丸散。

本品微寒，故外感风寒及血虚无热者忌服。

胡黄连（玄参科）

苦，寒。归肝、胃、大肠经。

苦寒清泄而燥→入肝胃大肠经

→清→清虚热
　　→清实热→解热毒→（除湿热毒）
→燥→燥湿→除湿热毒←

※ 功似黄连而力缓，长于退虚热。

※ 凡虚热、疳热、湿热皆可投用。

※ 苦寒沉降偏于走下，善治中下焦湿热。

※ 有色黑入肾而清相火之说，可供临床参考。

退虚热：骨蒸劳热—如清骨散中即有本品。

　　　　小儿疳热—可配银柴胡及消积杀虫药等。

清热燥湿：湿热泻痢—常配黄柏、黄芩、木香等。

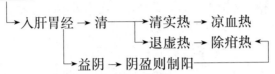

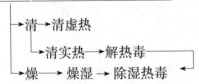

痔疮便血—常配地榆、炒枳壳、槐角等。

淋痛尿血—常配车前草、白茅根、小蓟等。

本品内服 3～9g，煎汤，或入丸散。

本品苦寒，故脾虚中寒者忌服。

第三章 泻下药

一、含义

凡以引起腹泻或滑利大肠、促进排便为主要功效的药物，称为泻下药。

二、功效与主治病证

1. 通大便,治大便不通—热结便秘。
   —食积便秘。
   —寒积便秘。
   —肠燥便秘。
2. 排除胃肠积滞、毒物,治胃肠积滞毒物—宿食停滞—泻痢不爽。
   —湿热停滞—通因通用。
   —肠中有害物—服毒时久可用。
   —虫积—促进虫体排出。
3. 泻实热,治实热火毒诸证—外感热病高热神昏谵语兼大便闭。
   —火热上炎之头痛目赤、牙痛、咽痛。
   —火毒迫血之吐血、衄血、便血。
   —火毒外犯之疮疡肿毒。
4. 攻逐水饮，治水肿（胸水、腹水、肢体水肿）、痰饮、二便不利。
5. 部分药物兼能破瘀消癥，治瘀血经闭、癥瘕等。

三、分类及各类的特点

1. 攻下药　味多苦，性均寒，多归胃与大肠经。长于攻下实热燥结，药力猛，伤正气，适用于邪实正不虚。体弱孕妇慎用。

2. 润下药　味甘，性多平，多归脾与大肠经。长于润肠通便，力缓无毒，适用于体弱、久病、老人、胎前产后、经期便秘。

3. 峻下逐水药　味多苦、辛，性多寒少温，毒大，多归大肠、肺或肾经。药力峻猛，长于峻下逐水，适用于水肿、痰饮。易伤正气，用时宜慎。

应严格炮制，严控用量、用法、禁忌，以确保安全用药。

四、使用注意

1. 表里同病者，当先解表后攻里，或表里双解。绝不能先攻里后解表。

2. 里实正虚，攻补兼施，绝不能图一时之快，而专执攻下一法。

3. 病急、病重、需急下者，当用攻下、峻下药，用量酌增，并宜制成最易发挥药效的剂型；病缓、轻、需缓下，当用润下、攻下药，用量酌减，并宜制成丸剂服用。

4. 中病即止，避免过用，以防伤正气。一般说，便通、里实清除即停用力强的泻下药。

5. 峻下药毒烈，当慎用。

6. 久病体虚、年迈体弱、月经过多、孕妇不宜使用作用强烈的泻下药。

7. 注意选择配伍。

第一节　攻　下　药

大黄（蓼科）

苦，寒。归脾、胃、大肠、心、肝经。又名川军、锦纹。

苦寒沉降，清泄通利

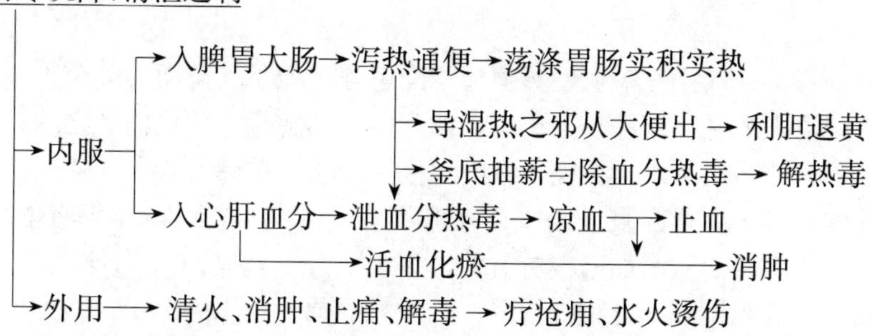

※ 泻热通便力甚强，素有将军之号。

※ 生用泄下力猛，熟用药力缓，炒炭清散兼收敛。

※ 凡便秘属实证或里实证虚者即可酌投，热结便秘兼瘀者尤宜。

※ 凡血瘀有热之肿痛或出血者亦可酌投，兼便秘或不爽者尤佳。

泻下通便：大便秘结—症轻—可单用（3～6g）。
攻积导滞：兼热尤宜—稍重—常配枳实、厚朴，如小承气汤。
—再重—常配枳实、厚朴、芒硝，如大承气汤。
—里实正虚—热结伤阴—可配生地等，如增液承汤。
—气血亏虚—可配人参、当归等，如黄龙汤。
—阳虚里寒—配干姜、巴豆，如三物备急丸。

湿热积滞泻痢腹痛—常配黄连、木香、芍药等，如芍药汤。

食积胀满泄泻—常配木香、槟榔、茯苓等，如木香槟榔丸。

肠粘连—常配木香、郁金、大腹皮等，如粘连松解汤。

泻火解毒：实热迫血妄行之吐衄便尿血—单用大黄，或入复方。

凉血止血：上消化道出血（肝硬化除外）—单用每次1g研末服。

实热火毒—上攻头目之头痛目赤、牙痛口疮—如栀子金花丸。
—外犯肌肤之疖疮痈疔兼便秘—常配清热解毒药。
—内蕴败腑之肠痈腹痛—常配蒲公英、丹皮等。

破血祛瘀：瘀血阻滞诸证，兼热或便秘尤宜，新瘀久瘀皆效，其中：
妇科—瘀血所致痛经、经闭—常配当归、川芎、红花等。
—产后瘀阻腹痛—常配桃仁、土鳖虫等，如下瘀血汤。

妇内科之癥瘕积聚—常配土鳖虫、丹参、三棱等。

伤科之跌打损伤肿痛—常配当归、穿山甲等，如复元活血汤。

利胆退黄：湿热黄疸—常配茵陈、栀子，如茵陈蒿汤，治湿热黄疸要方。

新生儿溶血性黄疸—常配茵陈、栀子、柴胡、郁金等。

外用清火消肿：疮肿—常单用，或配伍清热解毒、化瘀消肿之品。

水火烫伤—常配地榆、虎杖、羊蹄等。

此外：（1）少量内服（1～3g）健脾胃，如十九味资生丸中即有本品。

（2）治水肿—胸水如己椒苈黄丸，腹水如舟车丸等。

（3）治肝胆结石—常配金钱草、海金沙、郁金、木香等。

（4）治淋证涩痛—常配木通、萹蓄、瞿麦、车前草等。

（5）治急性胰腺炎—常单用，或配柴胡、黄芩、半夏等。

（6）治肾病晚期，尿毒症—常配蒲公英、煅龙骨、附子、芒硝等。

（7）治肠梗阻—常配枳实、厚朴、芒硝、炒莱菔子、赤芍等。

（8）治流行性出血热少尿期—常酌情选用。

（9）治高脂血症、肝炎等也可酌情选用。

本品内服煎汤，一般用5～10g，热结重症用15～20g，散剂酌情减量。外用适量，研末敷。生大黄泻下作用强，欲攻下者宜生用，入汤剂不宜久煎，应后下，以免减弱泻下力；亦可用开水泡服，或研末吞服。酒大黄，取酒上行之性，多用于上部火热之证。制大黄，泻下力减弱，活血作用较好，多用于瘀血证或不宜峻下者。炒炭则凉血化瘀止血。

有人实验表明，在相同煎煮时间内（不超过30分钟），当其用量<0.3g时，可引起便秘、促进消化、厚肠胃；用至1.5～5g时，即呈缓泻；用至10～15g或更大量时，即引起腹泻或剧烈腹泻。

本品苦寒泄降破血，故非实证不宜服，津亏血少内服忌单用，孕妇慎服，虽有适应证可用，但量宜小不宜大，以防堕胎。产后、哺乳期、月经期慎服。泻后有致便秘的副作用，停用时要酌情选用缓泻药，以防停用引发便秘。

芒硝（硫酸盐类矿物）

天然芒硝，主含 $Na_2SO_4 \cdot 10H_2O$，又含 $MgSO_4$、$NaCl$、$CaSO_4$。水溶后，过滤，去杂质，放置容器中，水分蒸发析出结晶，结于上面有芒刺者称芒硝；沉于下面者称朴硝。芒硝之芒刺形同马牙，故又名马牙硝，简称牙硝；风化失去结晶水即风化硝（Na_2SO_4）。芒硝、朴硝、风化硝，均可用于熟牛马羊皮，故又名皮硝；入水即消，又名皮消。芒硝与白萝卜（100∶10）同煮，去渣滤净，待冷析出结晶，风化脱水或炒脱水，即玄明粉，因避讳又名元明粉。纳西瓜中（西瓜一个6～7斤，入硝1斤）放通风处析出结晶即西瓜霜（白）。

苦、咸，寒。归胃、大肠、三焦经。

苦寒沉降，咸能软润

└→入胃大肠三焦→口服灌肠→泄降→促肠蠕动→泻热

　　　　　　　　　　　　　└→加速排便→通腑

　├→软润→口服灌肠→润软坚硬燥结粪便→通腑

　│　└→外用→软散坚硬肿块→消肿块→消疮肿、痔疮肿

　│　　└→回乳→断奶

　└→外用→清火→消疮肿、痔疮肿

※ 泻热通便力甚强，为容积性泻药。

※ 功似大黄，泻热通肠，长于润软、燥结粪便与肿块。

※ 既稀软燥结之便又促肠蠕动而泻热排便，善治里热燥结之便秘。

137

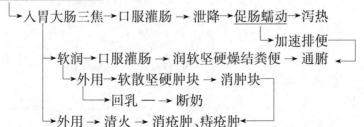

润燥软坚：实热积滞、燥结便秘—常配大黄、枳实、厚朴。

泻热通便：实热积聚、谵语发狂—常配大黄、枳实、厚朴。

热结旁流、下利如水—常配大黄、枳实、厚朴。

水饮与热互结之大结胸证—配甘遂、大黄，如大陷胸汤。

外用—清火消肿—乳痈肿痛—单用大量沸水溶解，热敷患处。

—痔疮肿痛—单用大量沸水溶解，先熏洗，后坐浴。

—咽喉肿痛、口疮—用玄明粉或西瓜霜，如冰硼散。

—目赤肿痛—可用沸水化玄明粉，待凉，滴或洗患眼。

—回乳：断奶—单用大量热水溶解，热敷双侧乳房。

本品内服煎汤，10～15g，冲入药汁内或开水溶化，或入丸散。外用适量，喷撒，漱口，点眼，化水坐浴。

本品咸寒攻下，故脾胃虚寒及孕妇忌服。哺乳妇女患乳痈外敷时，见效即停用，以免敷用太过，乳汁减少。

番泻叶（豆科）

甘、苦，寒。归大肠经。

苦寒清泄沉降，味甘质黏滑润

→入大肠经→大量用（＞3g）→泻热通便→导水湿热毒从大便出

→行水→退水肿

→少量用（＜3g）→助消化、消食积

※ 功似大黄，泻热通肠力亦强，长于滑润大肠。

※ 具验、廉、便、简、味不苦、易服六大优点。

泻热通肠—热结便秘—单用6～10g，沸水泡服，或配伍他药。

消积化滞—术前或透视前清肠—同上。有利于手术或透视。

—术后通便—同上。有利于胃肠功能早日复常。

—产褥便秘—同上。既治便秘，又有利于子宫复原。

—肠粘连轻症—同上。

—消化不良—可配陈皮、焦神曲等。

行水消肿：腹水水肿—常配大腹皮、厚朴等。

本品内服，缓下1．5～3g；攻下5～10g。开水泡服，入汤剂应后下。

本品泻下力强，易伤正堕胎，故孕妇忌服，体虚者慎服。

芦荟（百合科）

苦，寒。归肝、心、胃、大肠经。

苦寒泄降清凉
- →内服→入胃大肠经→泻热通肠
  - →导热毒与湿热从大便出
  - →促进糟粕与虫体排出
  - →杀虫
- →入肝、心经──→凉肝→定惊
- →外用→清火、杀虫（皮肤寄生虫）→止痒

※ 泻热通肠与大黄相似，长于凉肝定惊，兼除肠胃湿热而杀虫疗疳。

※ 尤以肝经实火、肝郁化火或惊抽便秘者用之为佳。

泻热通肠：热结便秘（肝火者宜）
- 轻者，单用，或配朱砂（更衣丸）等。
- 重者，常配龙胆草、山栀、大黄等。

凉肝定惊：肝火惊抽－可配朱砂等。

高血压属肝火上犯便秘者也可酌用。

杀虫疗疳：内服治小儿疳积，兼湿热者尤佳－可配胡黄连、使君子等。

外用治疥疮、癣痒－可配甘草同研末外敷。

本品内服0.6～1.5g，不入汤剂，入丸剂，或研末装入胶囊服。外用适量，研末干撒，或调敷。

本品苦寒通泻，故脾胃虚寒、食少便溏及孕妇忌服。

第二节 润下药

火麻仁（桑科）、郁李仁（蔷薇科）

火麻仁　甘，平。归脾、大肠经。润燥滑肠兼补虚。

郁李仁　辛、苦、甘，平。归脾、大肠、小肠经。辛苦润降兼利尿。

相同：（1）均甘平油润，入脾与大肠经。

（2）均善润肠通便，治肠燥便秘，治年老、体弱、久病、妇女产后及月经期之津枯肠燥便秘。

相异：

火麻仁：（1）香美可口，兼补虚，体虚肠燥者最宜。

（2）以其油炸铅丹即为黑膏药（油酸铅）的原料。

（3）内服10～15g，生用打碎入煎，或捣取汁煮粥，或入丸散。

（4）其虽无毒，但过大量食入，也可引起中毒，症状为恶心、呕吐、腹泻、四肢麻木、失去定向力、抽搐、精神错乱、昏迷及瞳孔散大等。

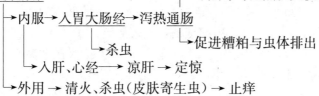

郁李仁：(1) 又辛散苦降，能下气，治气秘或水肿兼肠燥便秘最宜。

(2) 兼入小肠经，能利水消肿，治水肿胀满、小便不利。

(3) 内服5～12g，生用打碎煎汤，或入丸散。

(4) 本品利尿，《珍珠囊》云其“破血”，故孕妇及阴虚津亏者慎服。

此外，其他章节还有润肠通便药，如决明子、生地、玄参、当归、肉苁蓉等。

第三节 峻下逐水药

甘遂（大戟科）、大戟（大戟科）
红大戟（茜草科）、芫花（瑞香科）

甘遂　苦、甘，寒。有毒。归肺、肾、大肠经。寒而有毒峻泻散结。

大戟　苦、辛，寒。有毒。归肺、肾、大肠经。寒而有毒峻泻散结。

红大戟　苦，寒。有小毒。归肺、肾、大肠经。寒而小毒峻泻散结。

芫花　辛、苦，温。有毒。归肺、肾、大肠经。温而有毒泻散祛痰杀虫。

相同：(1) 均峻烈有毒，入肺、肾、大肠经，善利二便。

(2) 均善泻水通饮，治水肿胀满、痰饮咳喘、癫痫痰迷。

(3) 均能消肿散结，治瘰疬痰核、痈肿疮毒。

(4) 醋制可减其毒，故内服均宜醋制。

(5) 用量宜小，一般不超过3g。不可过量，中病即止。

相异：

甘遂：(1) 苦寒清泄沉降，毒大而力强。

(2) 制成注射剂，羊膜腔内注射，用于中期妊娠引产。

(3) 其有效成分不溶于水，内服宜入丸散，每次0.5～1g。外用生品适量，捣敷。

(4) 其峻泻有毒，故孕妇及虚寒阴水者忌服，体弱者慎服，不可连续或过量使用。又对消化道有较强的刺激性，服后易出现恶心呕吐、腹痛等副作用，用枣汤送服或研末装胶囊吞服，可减轻反应。反甘草，不宜与甘草同用。

大戟：(1) 苦寒清泄沉降，辛能行散，毒大而力强，药用历史久远，泻水逐饮多用。

（2）内服，汤剂1.5～3g；散剂0.5～1g。外用适量，研末调敷。

（3）本品峻泻有毒，故孕妇及虚寒阴水者忌服，体弱者慎服，不可连续或过量使用。又对消化道有较强的刺激性，服后易出现恶心呕吐、腹痛等副作用，用枣汤送服或研末装胶囊吞服，可减轻反应。反甘草，不宜与甘草同用。

红大戟：（1）苦寒清泄而降，毒稍小而力稍缓，药用历史短。20世纪中期，方正式见之于中药专著。

（2）内服，煎汤1.5～3g；研末0.3～1g，或入丸散。外用适量，捣敷，或煎汤洗。

（3）本品峻泻有毒，故孕妇忌服，体虚者慎服。

芫花：（1）苦能泄降，辛温行散，毒大而力强，兼祛寒。今之临床很少用于消肿散结。

（2）又能祛痰止咳，治寒湿咳喘痰多。

（3）兼杀虫疗癣，治虫积腹痛、顽癣、白秃。

（4）制成注射剂，羊膜腔内注射，用于中期妊娠引产。

（5）内服，汤剂1.5～3g；散剂每次0.5～1g。外用适量，研末调敷。

（6）本品峻泻有毒，故孕妇、体虚，或有严重心脏病、溃疡病、消化道出血者忌服，不宜连续或过量服用。反甘草，不宜与甘草同用。

牵牛子（旋花科）、商陆（商陆科）

牵牛子　苦，寒。有毒。归肺、肾、大肠经。苦寒峻泻杀虫。

商陆　苦，寒。有毒。归肺、肾、大肠经。苦寒峻泻利水散结。

相同：（1）均苦寒泄降，有毒峻下，入肺、肾、大肠经，力缓于遂、戟、芫，也可使水邪从二便出。

（2）均善泻下逐饮、利水消肿，治水肿、水饮喘满。

（3）均峻泻有毒，故孕妇忌服；中病即止，不宜过量或久服；体虚者慎服。

相异：

牵牛子：（1）又名二丑。药力随用量而变，少则动大便，多则下水饮。

（2）去积，治食积腹痛、便秘。单用皆可。

（3）杀虫（肠道），治虫积腹痛。单用，或配伍其他驱虫药。

（4）内服，汤剂3～10g，打碎入煎；散剂每次1.5～3g。生用或炒用，炒用药性较缓，副作用较小。

（5）畏巴豆，不宜与巴豆同用。服用大剂量牵牛子，除对胃肠的直接刺激引起呕吐、腹痛、腹泻与黏液血便外，还可能刺激肾脏，引起血尿，重者尚可损及神经系统，发生语言障碍、昏迷等。

商陆：(1) 利尿力强，治腰腹以下水肿。

(2) 消肿散结，治恶疮肿毒。

(3) 近代临床以其久蒸，治带下日久、寒痰喘咳、乳腺增生。

(4) 内服5～10g，大多入汤剂，醋制以减低毒性。久煎也可减缓其毒性。外用适量，鲜根捣敷。

(5) 过量使用本品可引起中毒，出现恶心呕吐、腹泻、头痛、语言不清、躁动、肌肉抽搐等症状；严重者血压下降、昏迷、瞳孔散大、心脏和呼吸中枢麻痹而死亡。

巴豆（大戟科）

辛，热。有大毒。归胃、大肠、肺经。

<u>辛热泻散,大毒峻烈</u>

→内服→入胃与大肠经→峻下→寒积
　　　　　　　　　　　　→逐水→退肿
　　→入肺经→祛痰→利咽而治白喉
→外用→蚀肉腐疮→喷撒于咽部→除咽部伪膜（→利咽而治白喉）
　　　　　　　→敷于恶疮腐肉→溃脓、去腐肉

※ 生用力猛，虽峻下寒积，但因毒大，故临床几乎不用。

※ 熟用毒稍缓而药力强，临床少用。

※ 去油制霜即巴豆霜，药力虽较缓和但毒性却大减，故临床常用。

※ 外用腐蚀力强，用时要慎之又慎。

泻下冷积：寒积便秘－常配大黄、干姜，如三物备急丸。
　　　　　乳食停积－如肥儿丸、保赤丹、七珍丹等成药中均含。

逐水水肿：大腹水肿－配杏仁为丸服；或配绛矾，如含巴绛矾丸。

祛痰利咽：寒实结胸之痰饮喘满－可配川贝母、桔梗，如三物白散。
　　　　　喉痹、白喉（痰多）－可以巴豆霜吹喉（慎用）。

蚀腐疗疮：疮疡脓成不溃－可配乳香、木鳖子等外用，如拔头膏。
　　　　　疥疮、顽癣－可配他药外用。

本品内服0.1～0.3g，入丸散或装入胶囊服，不入汤剂。止泻必须炒炭服。外用适量，研末敷。大多制成巴豆霜用，以降低毒性。

本品辛热大毒峻下，故孕妇及体弱者忌用，以免堕胎或再伤脾胃。服巴豆时，不宜食热粥、饮开水等热物，以免加剧泻下。服巴豆后如泻下不止者，用黄连、黄柏煎汤冷服，或食冷粥可缓解。畏牵牛子，不宜同用。

千金子（大戟科）

辛，温。有毒。归肝、肾、大肠经。又名续随子。

辛散温通，毒大峻下

→入胃与大肠经 → 峻下 → 逐水退肿

→入肝经 → 破血通经

※ 生用力猛，峻下寒积，但因毒大，故临床几乎不用。

※ 去油制霜（千金子霜），药力虽较缓和但毒性却大减，故临床常用。

※ 虽能通利二便，却以通利大便为主。

※ 功似巴豆而长于破血通经。

逐水退肿：水肿兼二便不利－可配大黄等。

痰饮喘满兼二便不利－可配葶苈子等。

破血通经：经闭、癥瘕－可配活血化瘀药。

此外，外用治恶疮、顽癣、赘疣及毒蛇咬伤。

本品内服 0.5～1g，制霜，入丸散或装胶囊；若装入肠溶胶囊服，可减轻对胃的刺激。外用适量，研末敷。

本品辛温毒大，泻下力猛，故孕妇、体质虚弱，以及严重溃疡病、心脏病患者忌用，不可连续或过量服用。

峻下逐水药多源于大戟科，有甘遂、京大戟、巴豆、千金子、蓖麻子、乌桕树根等。

第四章 祛风湿药

一、含义

凡以祛除风湿，治风湿痹证为主要功效的药物，称为祛风湿药。

二、痹证

1. 含义　气血被邪气闭阻所引起的疾病。即风、寒、湿、热等外邪侵袭人体，闭阻脉络，气血运行不畅所致的肌肉筋骨关节酸痛、麻木、重着，屈伸不利，关节肿大、灼热或变形等为主要临床表现的病证。

2. 原因　正气虚，腠理不固，营卫空虚，不能抵御外邪。

3. 证型（根据人体感受邪气的偏盛不同而区分）

①风痹（行痹），以风邪为胜。特点是：游走性痛，此乃风善行数变之故也。治当主以祛风，兼以散寒除湿；

②寒痹（痛痹、冷痹），以寒邪为胜。特点是：痛有定处、疼痛较重，此乃寒性凝滞，主痛，主收引之故也。治当主以祛寒，兼以散风湿；

③湿痹（着痹），以湿邪为胜。特点是：肢体关节重着、酸痛，苔腻，重症可见关节肿胀，痛重活动不利，肌肤麻木不仁，此乃湿性黏滞重浊之故也。治当主以祛湿，兼以散风寒；

④热痹，以热邪为胜，或夹湿夹风。素体阳盛，阴虚有热，或风寒湿痹久而不愈转化为热。特点是：关节红肿热痛，灼烧感，不可触，得冷则舒，伴有口渴发热，烦躁。苔黄，脉滑数，此乃热性鸱张、伤及营血之故也。治当清热解毒凉血与散风湿通经络双管齐下；

⑤久痹、顽痹，特点是：病程长，邪气未尽，正气被伤，血瘀又生。治当选用作用强的祛风湿药，酌配补虚药与活血化瘀药；

⑥血痹，血虚又感风邪而致肢体麻木不仁或痛，治以散风、养血、通络。

习惯上又常常作如下称：

将①～⑤称为风湿痹痛；

将①～③称为风寒湿痹；

将④称为风湿热痹。

三、药性特点、功效与主治病证

1. 药性特点　味多辛或苦，性多温平寒，多归肝、脾经。

2. 功效　主能祛风除湿、散寒或清热→舒筋通络→止痛。

部分药物兼能发表、利湿、活血、补肝肾、利胆。

3. 主治病证　主治风寒湿痹、热痹、久痹、血痹、表证夹湿、风湿痹证兼肝肾亏虚。

部分药物兼治风疹、湿疹、脚气浮肿、黄疸、毒蛇咬伤等。

四、使用注意

1. 注意选择配伍。

2. 大多辛散苦燥，能伤阴耗气，故阴亏血气虚者慎用。

3. 久病、病缓宜酒剂、丸剂；新病、病急宜汤剂。

祛风湿兼发表类药

独活（伞形科）

辛、苦，微温。归肾、膀胱、肝经。

辛散苦燥，微温能通

→主入肾经→散在里之伏风及寒湿→通利关节→止痛

※ 功似羌活而主里、主下，力稍缓，善治腰以下风寒湿痹及伏风头痛。

散风除湿止痛：风寒湿痹—腰以下者－常配桑寄生等。

兼发表　　　　　　　　　—全身者－常配羌活等。

表证夹湿—风寒－可配羌活、防风、荆芥等。

　　　　—风热－可配金银花、秦艽、连翘等。

伏风头痛－可配川芎、细辛、白芷等。

本品内服3～10g，煎汤，入丸散或浸酒。

本品辛温苦燥，易伤气耗血，故素体阴虚血燥或气血亏虚，以及无风寒湿邪者慎服，内风者忌服。

独活与羌活，均辛散苦燥温通，善祛风散寒、胜湿止痛、发表，治风寒湿痹、风寒表证、表证夹湿及头风头痛。不同点是：独活主入肾经，兼入膀胱与肝经，药力较缓，主散在里之伏风及寒湿而通利关节止痛，善治腰以下风寒湿痹及少阴伏风头痛。羌活则主入膀胱经，兼入肾经，药力较强，主散肌表游风及寒湿而通利关节止痛，善治上半身风寒湿痹、太阳经（后脑）头痛及项背痛。

丁公藤（旋花科）

辛，温。有小毒。归肝、脾、肺经。

辛温燥散有小毒

→入肝脾经→祛风湿→止痛

→通经络→散瘀肿→止痛

→入肺经→发汗→解表

※ 痹痛有寒或兼表实无汗者宜用。

祛风除湿消肿止痛：

- 风寒湿痹－可配羌活、独活、海风藤等。
- 半身不遂－可配黄芪、川芎、赤芍、蕲蛇等。
- 跌打肿痛－可配当归、丹参、红花等。

发汗解表：风寒表实无汗－可配荆芥、紫苏、防风等。

本品内服3～6g，煎汤，或浸酒。外用适量，煎水洗。

本品辛温燥烈有小毒，发汗力强，故孕妇忌服，体虚多汗者慎服。

秦艽（龙胆科）

辛苦微寒，归胃、大肠、肝、胆经。

辛散苦泄，微寒清凉，兼利二便

→入胃大肠肝胆经

→散风除湿、兼透表邪→疏通经络→治痹证通用

→导湿热从二便出→利胆→退黄

→退虚热

※ 性微寒少偏，治痹证通用，无论寒热新久虚实兼表与否皆可。

※ 湿热黄疸兼风湿、虚热兼风或兼湿者均可酌情投用。

※ 药力平和，无燥烈伤阴耗气之弊。

散风除湿—风湿痹痛—风湿热痹－可配忍冬藤、络石藤等。
通络舒筋　　　　　　—风寒湿痹－可配防风、羌活、独活等。
　　　　　—表证夹湿－常酌情配伍相应的解表药。

祛湿热：湿热黄疸—可配白鲜皮、青蒿、栀子等。

退虚热：骨蒸劳热（常夹湿）—常配黄柏、胡黄连等。

小儿疳热—常配健脾、消积类药等。

本品内服 5～10g，煎汤，或入丸散。外用适量，研末敷。

本品微寒而无补虚之功，故久病虚羸，溲多、便溏者慎服。

要注意与既能清湿热又能退虚热之黄柏、胡黄连进行区别。

祛风湿不发表类药

川乌（毛茛科）、草乌（毛茛科）
闹羊花（杜鹃花科）、松节（松科）、防己（防己科）

川乌　辛、苦，热。有大毒。归心、脾、肝、肾经。祛风湿散寒止痛。

草乌　辛、苦，热。有大毒。归心、脾、肝、肾经。祛风湿散寒止痛。

闹羊花　辛、温。有大毒。归肝经。祛风湿散瘀止痛。

松节　苦，温。归肝、肾经。祛风湿止痛。

防己　苦、辛，寒。归膀胱、肾、脾经。清利祛风湿止痛。

相同：均能祛风湿止痛，治风湿痹痛、瘫痪麻木。

相异：

川乌、草乌：(1) 辛热燥散，大毒而力强，入心、脾、肝、肾经。善治寒痹、顽痹。

(2) 兼散寒，治心腹冷痛、寒疝腹痛、手足厥冷。

(3) 局麻，治外伤肿痛。

(4) 内服 1.5～3g，煎汤或入丸散。宜炮制后用（三生饮除外）。入汤剂应先煎 30～60 分钟，以减低毒性。外用适量，煎汤洗擦。

(5) 性热有毒，故孕妇忌服，不宜过量或久服。反半夏、瓜蒌、天花粉、川贝母、浙贝母、白蔹、白及，畏犀角，均不宜同用。酒浸毒性增强，故不宜浸酒饮用。

(6) 草乌的毒性与药力均强于川乌。

闹羊花：(1) 辛温燥散，大毒而力强，专入肝经，寒痹、顽痹拘挛痛重者宜用。

（2）散瘀消肿，治跌打损伤。

（3）局部麻醉，止痛力强。

（4）内服 0.3～0.6g，煎汤，浸酒或入丸散。外用适量，煎水洗或鲜品捣敷。

（5）本品辛温燥烈毒大，故内服宜慎，不宜过量或久服，体虚及孕妇忌服。

松节：（1）苦温燥散，入肝、肾经，善祛筋骨间风寒湿邪，治寒湿痹痛。

（2）兼治跌打损伤（泡酒外用）。

（3）内服 10～15g，煎汤或浸酒。外用适量，浸酒涂擦或煎水洗。

（4）本品苦温燥散伤阴血，故阴虚血燥者慎服。

防己：（1）苦寒泄降，入膀胱、肾、脾经。清利祛风止痛，药力较强，善治湿热痹痛。

（2）兼清热利水，除下焦湿热，又治湿热疮疹、水肿兼热、痰饮、脚气浮肿、小便不利。

（3）品种不同，功效有别。汉防己长于利水湿，木防己长于祛风止痛。广防己有毒，含马兜铃酸，有较强的肾毒性。

（4）内服 5～10g，煎汤，或入丸散、片剂。

（5）本品苦寒伤胃，故不宜大量内服，脾胃虚寒、食欲不振、阴虚及无湿热者忌服。广防己不宜大量或长期服用，肾炎、肾功能不全者忌服。

祛风通络类药

徐长卿（萝藦科）、两面针（芸香科）、丝瓜络（葫芦科）

路路通（金缕梅科）、桑枝（桑科）、络石藤（夹竹桃科）

徐长卿　辛，温。归肝、胃经。祛风通络止痛止痒活血利水。

两面针　辛、苦，平。有小毒。归肝、胃经。祛风通络行散止痛兼解毒。

丝瓜络　甘，平。归肺、胃、肝经。祛风通络行气化痰。

路路通　辛、苦，平。归肝、胃、膀胱经。祛风通络下乳利尿。

桑枝　苦，平。归肝经。祛风通络利水。

络石藤　苦，微寒。归心、肝经。祛风通络凉血。

相同：均入肝经，均能祛风通络，治风湿痹痛风邪为胜，或兼筋脉拘挛者。

相异：

徐长卿：(1) 又名寮刁竹。辛香温通，行散力强，兼入胃经，善治风寒湿痹、游走性痛。

(2) 止痛，善治痹证痛重，又治牙、胃痛，痛经。

(3) 止痒，治风湿疹痒，顽癣。

(4) 活血化瘀，治跌打损伤。

(5) 利水消肿，治水肿、腹水。

(6) 止咳，治咳喘日久不愈。

(7) 解蛇毒，常配半边莲，如寮蛇半剑汤。寮：即寮刁竹。

(8) 内服煎汤，3～10g，不宜久煎；散剂，1.5～3g；或浸酒。外用适量，研末敷，或煎汤熏洗。

两面针：(1) 辛散苦泄，性平善走，有小毒而力较强，兼入胃经，痹证不论寒热均可。

(2) 活血散瘀，治跌打肿痛。

(3) 行气止痛，治气滞、脘腹胀痛、牙龈肿痛。

(4) 解毒疗伤，治水火烫伤、毒蛇咬伤（解蛇毒）。

(5) 内服 5～10g，煎汤或浸酒。外用适量，研末敷或煎汤洗。

(6) 本品有小毒，故服用不能过量，忌与酸味食物同服。

丝瓜络：(1) 属络能通，甘平力缓，兼入肺、胃经，痹证不论寒热皆可辅用。

(2) 兼行气，治肝郁气滞胸胁痛，常配柴胡、香附等。

(3) 化痰解毒，治咳喘胸痛、乳痈、乳汁不下、疮肿。

(4) 内服 6～10g，或至 60g，煎汤。外用适量，煅后研末调敷。

路路通：(1) 辛散苦泄，性平善走，兼入胃与膀胱经，寒热痹均宜。

(2) 利水消肿，治水肿、小便不利。

(3) 通经下乳，治经闭、乳房胀痛、乳汁不下。

(4) 祛风止痒，治风疹瘙痒。

(5) 内服 5～10g，煎汤。外用适量，研末敷。

(6) 本品通经下乳，故孕妇忌服。

桑枝：(1) 苦能泄，平偏凉，专入肝经，横走肢臂，寒热痹均宜，肩臂痛最佳。

（2）利水消肿，治水肿、小便不利。

（3）内服10～30g，煎汤。外用适量，煎汤熏洗。

络石藤：（1）苦寒清泄而善走，兼入心经，善治热痹红肿或风寒湿痹有化热倾向者。

（2）凉血消肿，治咽喉肿痛、疮肿。

（3）内服6～15g，煎汤，入丸散或浸酒。外用适量，捣敷或绞汁涂。

（4）本品苦而微寒，故阳虚畏寒、脾虚便溏者忌服。

蕲蛇（蝰科）、金钱白花蛇（眼镜蛇科）、乌梢蛇（游蛇科）

蕲蛇　甘、咸，温。有毒。归肝经。祛风通络攻毒定惊而性温。

金钱白花蛇　甘、咸，温。有毒。归肝经。祛风通络攻毒定惊而性温。

乌梢蛇　甘，平。归肝经。祛风通络攻毒定惊而性平。

相同：（1）均入肝经，搜剔走窜，内走脏腑，外达皮肤，药力颇强。

（2）祛风通络，治风湿顽痹、拘挛麻木、中风口㖞、半身不遂。

（3）攻毒止痒，治麻风、疥、癣、瘰疬、恶疮（肿瘤）。

（4）息风定惊，治外风引动内风的破伤风，小儿急慢惊风。

相异：

蕲蛇：（1）性温有毒，药力较强。

（2）内服，煎汤3～10g，研末0.5～1g。去头、尾、皮、骨，用肉，多入丸散或泡酒服。

（3）本品性温，故阴虚血热者慎服。

金钱白花蛇：（1）性温有毒，药力颇强。

（2）内服每次0.5g，研末冲，或浸酒服。

（3）本品性温，故阴虚血热者慎服。

乌梢蛇：（1）性平无毒，药力稍缓。

（2）内服，煎汤9～12g，研末1～2g，或泡酒。

附：蛇蜕　性平，祛风、定惊、止痉、退翳。

蛇毒　高温使其失活，溶解血栓，治脑栓塞、冠状动脉栓塞。

马钱子（马钱科）

苦，温。有大毒。归肝、脾经。又名番木鳖。

<u>苦泄温通，毒大力强</u>

└→入肝脾经 → 通络散结、消肿定痛

※凡痹痛拘挛或麻木或痿软无力皆可选用，顽久不愈者尤佳。

※含士的宁，能兴奋脊髓神经反射功能，有箭毒样作用，可治重症肌无力。

通络止痛 散结消肿
- 痹痛拘挛麻木—单用，或入复方，如风湿关节炎片。
- 半身不遂肢麻—单用，或随证配入复方。
- 小儿麻痹痿软—可配杜仲、桑寄生等，如加味金刚丸。
- 面瘫口㖞麻木—单用润透切片，辨证循经取穴贴敷。
- 重症肌无力（痿证）—单用，或随证配伍他药。
- 痈疽肿痛—可配炮山甲、僵蚕为丸服，如验方青龙丸。
- 恶疮癌肿—可配雄黄、全蝎、蜈蚣等，如神农丸。
- 跌打伤肿—可配麝香、乳香、自然铜等，如八厘散。

此外，古今临床还用其治遗尿、狂犬病、丹毒等。

本品内服0.3～0.6g，炮制后入丸散用。外用适量，研末吹喉或调敷，或醋磨涂。

本品有毒，服用过量可致肢体颤动、惊厥、呼吸困难，甚则昏迷，故内服应严格炮制，切不可过量，孕妇忌服。服药后应避风，否则可致震颤。中毒后可用香油、猪油、五倍子解。

成人1次服5～10mg士的宁可致中毒，30mg可致死亡。有报道用马钱子治白喉，总剂量达50.54mg时引起中毒。并有服马钱子7粒中毒致死的病例报告。

祛风湿通经络类药

威灵仙（毛茛科）、伸筋草（石松科）
晚蚕沙（蚕蛾科）、八角枫（八角枫科）、海风藤（胡椒科）
海桐皮（豆科）、寻骨风（马兜铃科）、青风藤（防己科）
老鹳草（牻牛儿苗科）、穿山龙（薯蓣科）、钻地风（虎耳草科）
臭梧桐（马鞭草科）、豨莶草（菊科）、雷公藤（卫矛科）

威灵仙　辛、咸，温。归膀胱经。祛风湿通经络消痰水。

伸筋草　苦、辛，温。归肝经。祛风湿舒筋活血。

晚蚕沙　甘、辛，温。归肝、脾、胃经。祛风湿通经络化湿和胃。

八角枫　辛，温。有毒。归肝经。祛风湿通经络散瘀止痛。

海风藤　辛、苦，微温。归肝经。祛风湿通经络兼活血。

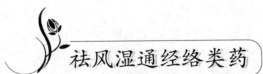

海桐皮　苦、辛，平。归肝经。祛风湿通经络兼杀虫。

寻骨风　辛、苦，平。归肝经。祛风湿通经络止痛兼肾毒。

青风藤　苦、辛，平。归肝、脾经。祛风湿通经络兼利水。

老鹳草　辛、苦，平。归肝、大肠经。祛风湿通经络兼活血解毒。

穿山龙　苦、辛，平。归肝、肺经。祛风湿通经络兼活血祛痰。

钻地风　辛、淡，凉。归肝经。祛风湿通经络兼活血。

臭梧桐　辛、苦，凉。归肝经。祛风湿通经络兼降压。

豨莶草　苦、辛，寒。归肝、肾经。祛风湿通经络清解兼降压。

雷公藤　辛、苦，寒。有大毒。归心、肝经。祛风湿通经络活血攻毒杀虫。

相同：均能祛风湿、通经络，治风湿痹痛、拘挛麻木、屈伸不利。

相异：

威灵仙：（1）辛散咸软温通，入膀胱（或云十二）经，善走窜，力强效快。

（2）消痰水，治痰饮积聚。

（3）疗骨鲠咽喉，治骨刺。

（4）内服，煎汤5～10g，治骨鲠30g，或入丸散。外用适量，捣敷。

（5）本品性走窜，久服易伤正气，故体弱者慎用。不宜与茶叶水同服。

伸筋草：（1）苦泄辛散温通，入肝经，善舒筋，又治小儿麻痹证。

（2）兼活血，治跌打损伤。

（3）内服6～15g，煎汤，入丸散或浸酒。外用适量，研末敷。

（4）本品能舒筋活血，故孕妇及月经过多者慎服。

晚蚕沙：（1）辛散温化，入肝、脾、胃经，甘而力缓，虚人最宜。

（2）化湿和胃，治湿滞脘痞、吐泻转筋，常配木瓜等。

（3）内服5～10g，布包煎汤，或入丸散。外用适量，捣敷或煎汤洗。

八角枫：（1）辛散温通，有毒力强，专入肝经，善治寒痹及顽痹痛重者。

（2）散瘀止痛，治跌打伤痛，或用于手术麻醉。

（3）内服2～6g，煎汤或浸酒。外用适量，捣敷或煎汤洗。与猪肉炖服可提高疗效。

（4）本品辛燥有毒，故孕妇、月经过多、小儿及体虚者忌服。

海风藤：（1）辛苦泄散，微温而通，专入肝经，走散力不及灵仙，风寒湿痹最宜。

（2）兼活血，治跌打损伤。

(3) 内服 5～10g，煎汤，入丸散或浸酒。外用适量，煎汤熏洗。

海桐皮：(1) 苦泄辛散，性平少偏，专入肝经，长于通络，直达病所，寒热痹均可。

(2) 兼杀虫止痒，治疥癣与风虫牙痛（龋齿）。

(3) 内服 6～12g，煎汤或入丸散。外用适量，煎汤熏洗或研末调涂。

寻骨风：(1) 辛苦泄散，性平少偏，专入肝经，力弱而多做辅助品用。

(2) 止痛力强，治跌打损伤，牙、胃痛。

(3) 内服，煎汤 5～10g，或入丸散、浸酒、制膏。

(4) 本品辛香苦燥，并含马兜铃酸，故不能大量或长期服用，阴虚内热及肾病患者忌服。

青风藤：(1) 苦泄辛散，性平少偏，入肝、脾经，药力较强。

(2) 兼入肾经而利水，治水肿尿少、脚气浮肿。

(3) 内服 6～12g，煎汤，入丸散或浸酒。外用适量，煎汤熏洗。

老鹳草：(1) 辛散苦泄，性平偏凉，入肝经而力较强。

(2) 兼活血化瘀，治跌打肿痛。

(3) 兼入大肠经，又能解毒止痢，治湿热泻痢。

(4) 内服 10～30g，煎汤或入丸散。外用适量，煎汤熏洗。

穿山龙：(1) 苦辛泄散，性平偏凉，入肝经，善舒筋，力较强，多用于顽久痹。

(2) 兼活血，治经闭、疮肿、乳汁不下、跌打损伤。

(3) 兼入肺经，又祛痰止咳，治咳嗽痰多。

(4) 内服 10～15g，煎汤，或入丸散。

钻地风：(1) 辛散凉清，专入肝经，力弱于灵仙，善治热痹，兼治寒痹。

(2) 兼活血，治跌打肿痛。

(3) 内服 10～30g，煎汤或入丸散。外用适量，煎汤熏洗。

臭梧桐：(1) 辛散苦泄，凉清而降，专入肝经，善治热痹，兼治寒痹。

(2) 兼平肝、降压，治高血压属阳亢者，常配豨莶草（固定）。

(3) 有小毒而抗疟，治疟疾寒热。

(4) 外洗治风疹瘙痒。

(5) 内服 5～15g。用于降血压不宜久煎。外用适量，煎汤熏洗。

(6) 无风湿者慎用，内服不宜过大量使用，胃气上逆者慎用。

豨莶草：(1) 辛能行散，苦燥寒清，入肝、肾经，药力平和，善祛筋骨间风湿，治各种痹证均可，兼热者最益。

（2）清热解毒，治痈肿疮毒、风疹瘙痒。

（3）降血压，治高血压属肝阳上亢者，常与臭梧桐同用（固定）。

（4）内服10～15g，煎汤，或入丸散。外用适量，捣敷。治风湿痹证多制用；治热痹、痈肿、湿疹宜生用。药力平和，宜大量久服。

（5）本品辛苦散泄，故无风湿者慎用。生用或过大剂量用易致呕吐。

雷公藤：（1）苦泄辛散，性寒毒大，入心、肝经，作用强烈，善治顽痹。

（2）活血消肿、攻毒杀虫，治疮肿、麻风、顽癣、癌肿。

（3）内服：煎汤10～25g（带根皮者减量），文火煎1～2小时；制粉或胶囊，每次服0.5～1.5g。外用适量，鲜品捣敷，时间不超过半小时；或制成酊剂及软膏用。宜久煎去毒或提取雷公藤总苷服用。

（4）本品毒剧，故内服宜慎，孕妇忌服，患有心、肝、肾器质性病变或白细胞减少症者慎服。外敷不可超过半小时，否则起泡。

木瓜（蔷薇科）

酸，温。归肝、脾经。

酸温祛邪扶正两相兼→舒筋祛湿生津而不燥不敛

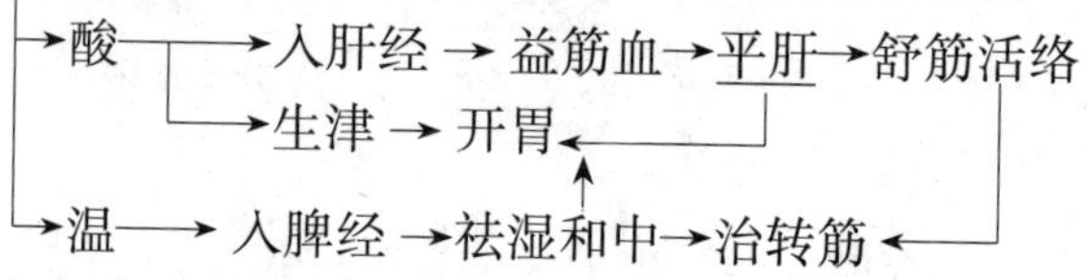

※ 酸而不敛湿邪，温不燥烈伤阴，长于祛湿。

※ 肝旺则筋急，其酸入肝，益筋与血，故能平肝舒筋。

※ 肝平则脾胃自和，且性温化湿，故能和中祛湿。

※ 中和则胃开，酸味本生津，脾胃运化复常又津生，故能生津开胃。

平肝舒筋
祛湿和中
- 湿痹、关节酸重痛、麻木无力—可配独活、牛膝等。
- 血痹肢麻、拘挛—常配当归、鸡血藤、夜交藤等。
- 脚气肿痛干湿皆宜
  - 湿脚气—常配槟榔、苏叶、土茯苓等。
  - 干脚气—可配当归、地黄、牛膝等。
  - 脚气攻心、腹胀闷—可配吴茱萸、苏叶等。
- 吐泻转筋
  - 轻者配陈仓米等。
  - 重者配吴茱萸、苏叶、小茴香、生姜、甘草等。

生津开胃：胃津不足之食欲不振—常配乌梅、山楂、稻芽等。

本品内服6～12g，煎汤，入丸散或浸酒。外用适量，煎汤熏洗。

本品酸温，故阴虚腰膝酸痛及胃酸过多者忌服。

祛风湿强筋骨类药

桑寄生（桑寄生科）、石楠叶（蔷薇科）
五加皮（五加科）、刺五加（五加科）、香加皮（萝藦科）
千年健（天南星科）、鹿衔草（鹿蹄草科）、雪莲花（菊科）

桑寄生　苦、甘，平。归肝、肾经。祛风湿补肝肾安胎。

石楠叶　辛、苦，平。有小毒。归肝、肾经。祛风湿强筋骨止痒。

五加皮　辛、苦、微甘，温。归肝、肾经。祛风湿补肝肾利尿。

刺五加　甘、辛、微苦，温。归脾、肾、肝、心经。祛风湿强筋骨益气安神。

香加皮　辛、苦，温。有毒。归肝、肾、心经。祛风湿强筋骨利水而有毒。

千年健　苦、辛，温。归肝、肾经。祛风湿强筋骨。

鹿衔草　甘、苦，温。归肝、肾、肺经。祛风湿强筋骨调经止血止咳。

雪莲花　甘、微苦，温。归肝、肾经。祛风湿强筋骨温阳通经。

相同：均入肝、肾经，均善祛风湿、补肝肾、强筋骨，治风湿痹痛兼肝肾亏虚，并见腰膝酸软无力者。

相异：

桑寄生：(1) 苦燥甘补，性平不偏，长于养血而补肝肾强筋骨，血虚或肝肾亏虚兼风湿痹痛者用之为佳，并常与独活配伍同用（固定）。

(2) 又能补肝肾而安胎，治肝肾亏虚之胎漏、胎动不安、腰膝酸软。

(3) 降压、镇静、利尿，治高血压属肝肾亏虚者。

(4) 内服 10～20g，煎汤，入丸散，或浸酒。

石楠叶：(1) 辛散苦燥，性平不偏，并有小毒。长于祛风邪而止痛止痒，又治头风头痛、风疹瘙痒。

(2) 内服 10～15g，煎汤，入丸散或浸酒。外用适量，煎水熏洗。

(3) 本品辛散苦燥，有小毒，故用量不宜过大，阴虚火旺者忌服。

五加皮：(1) 古名南五加皮。辛散苦燥，甘温补利，补肝肾强筋骨力较强。

(2) 兼利水，治脚气浮肿，如五皮饮。

(3) 内服 5～10g，煎汤，入丸散或浸酒。

（4）本品辛苦温燥，故阴虚火旺者不宜服，孕妇慎服。

刺五加：（1）古称南五加皮，甘补辛散，苦泄温通，补虚强壮作用良好，可与人参相媲美。

（2）兼入脾经，能补气健脾，治脾肾阳虚、体虚乏力。

（3）兼入心经，能养心安神，治气血亏虚、失眠多梦。

（4）近年用刺五加注射液治疗心脑血管病取效。

（5）内服6～15g，煎汤，或制成散剂、片剂或泡酒服。

（6）本品甘苦辛温，伤阴助火，故热证、实证忌服，阴虚火旺者慎用。

香加皮：（1）习称北五加。辛散苦燥，温通有毒，祛风湿与利水消肿力强，又治脚气水肿。

（2）含强心苷，善治心衰性水肿或风湿性心脏病兼水肿者。

（3）内服4～9g，水煎，浸酒或入丸散。外用适量，煎汤洗浴。

（4）本品苦辛温燥，能伤阴助火，故阴虚火旺者慎服。所又含强心苷有毒，大剂量可引起心律失常，全身震颤，甚则死亡，故不宜过量或长期服用，不宜与西药地高辛等强心苷类药同用。

千年健：（1）苦燥辛散，温通兼补，最宜老人泡酒服。

（2）内服5～10g，酒浸，入丸散或煎汤。外用适量，研末敷。

鹿衔草：（1）甘能补，苦燥泄，性平不偏，民间多常用。

（2）又能调经止血，治崩漏经多、白带不止、劳伤吐血，外伤出血。

（3）兼入肺经，能补肺止咳，治肺虚久咳、肺痨咳血。

（4）内服10～30g，煎汤，或入丸散。外用适量，研末敷或鲜品捣敷。

雪莲花：（1）微苦泄燥，甘温助阳，药力较强，尤宜风寒湿痹兼肾阳虚衰者。

（2）又善温肾阳，治肾虚阳痿、宫冷不孕。

（3）活血通经，治月经不调、痛经、带下清稀。

（4）止血，治跌打损伤、外伤出血。

（5）内服6～12g，煎汤，或浸酒。外用适量，研末敷或鲜品捣敷。

（6）本品温燥助热，过量可致大汗淋漓，故用量不宜过大；又因善活血调经，有堕胎之虞，故孕妇禁服。据文献记载，各地作雪莲花入药的，还有同属的其他品种，其中天山雪莲花（*Saussurea involucrata*）有毒，用当慎重。

此外，故本草中属祛风湿、强筋骨类药的还有虎骨（猫科，了解），并认为其味辛性温，归肝肾经，功能祛风定痛、健骨强筋、镇惊安神。而今之临床早已不用，并常以狗骨或喜马拉雅旱獭骨（塞隆骨）代替。

第五章
芳香化湿药

一、含义

凡气味芳香，以化湿运脾为主要功效的药物，称为芳香化湿药。

二、湿邪致病机理简述

湿邪
- 客表→表证夹湿→发表祛湿。
- 泛肌肤→浮肿或湿疮湿疹→利湿消肿或除湿解毒止痒。
- 合风邪等客于肌肉、关节、经络→风湿痹痛→祛风湿止痹痛。
- 客于上焦→肺脏→肺失宣肃→痰湿咳喘→宣肺、祛痰、止咳喘。
  - →胸中→气机不畅→胸闷不舒→宣化湿浊、舒畅气机。
- 客于中焦脾胃→湿浊中阻→化湿燥湿、和中健脾。
- 下注→伤及任带→带下清稀或黄稠→燥湿止带或清热燥湿止带。
  - →足膝→脚气浮肿→利湿消肿解毒。
- 湿郁化热或感暑湿→弥漫三焦→湿温、暑湿→清热祛湿。

三、与祛湿相关的功效术语释

祛湿，又称除湿、去湿。从广义上说，其为大概念，内涵可包括：

1. 宣发湿浊。即指发汗去湿。治水湿客于肌表常用此法，药如藿香、麻黄、羌活等。

2. 宣化湿浊。即指宣发或芳化上焦湿浊。治湿浊停于胸中每用此法，此类药多入肺经，药如杏仁、白豆蔻、藿香等。

3. 芳化湿浊。即指芳香振奋脾气，使脾运复常以运化祛湿。治湿阻中焦证常用此法，药如藿香、砂仁、苍术等。

4. 温化湿邪。即指温可化湿。治寒湿证每用此法，治湿热证湿重于热者也常酌情选配此法，药如温里药的部分药及本章的温性药等。

5. 苦燥湿邪。即指苦味之燥性能直接去除湿邪，使脾阳振奋，从而改变机体湿浊之内环境。具体又分苦寒与苦温，前者能清热燥湿，治湿热证每用此法，药如黄连、黄芩、黄柏等；后者散寒燥湿，治寒湿证每用此法，药如厚朴、苍术、陈皮等。

6. 渗利水湿。即指使水湿之邪从小便排出。具体有宣肺利水，治风水水肿或水肿兼表每用此法，药如麻黄、浮萍、香薷等；运脾利水，治肢体水肿、腹水每用此法，药如茯苓、猪苓、泽泻等。

7. 泻水湿。即指使水湿之邪从大便排出，此法多用于治顽固性水肿患者，且利小便无功或收效甚微时每用。药如泻下药的一部分等。

8. 胜湿。即以风能胜湿推导而来，多用于湿邪在肌表、经络等，此即风药能胜湿，或云辛温能行湿，药如防风、羌活、独活等。

四、药性特点、功效与主治病证

1. 药性特点与功效　味多辛与芳香；性多温，个别平；均入脾、胃经，少数兼入肺与大肠经。

辛香温燥→疏畅气机，芳化湿浊，且兼燥湿→健脾、和中、止呕。

部分药物兼能解表、祛风、解暑等。

2. 主治病证　主治湿浊中阻、脾为湿困，症见脘腹痞满、呕吐吞酸、大便溏泄、倦怠、纳呆、口甜、淡或多涎，脉滑濡，苔白腻等；以及湿温与暑湿证等。

部分药物兼治表证夹湿，湿浊带下，风湿痹痛，痰湿咳喘，脚气浮肿等。

五、使用注意

1. 注意选择配伍。

2. 多芳香含挥发油，故入汤剂当后下。

3. 多属辛香温燥，能耗气伤阴，故阴虚血燥、气虚津亏者慎用。

苍术（菊科）

辛、苦，温。芳香。归脾、胃经。又名茅山苍术。

辛散苦燥，芳香温化

→入脾胃经→燥湿、化湿→健脾

→散风寒湿邪→走肌表、经络→通痹

→发汗→解表

→内含维生素A、D→明目

※ 既燥湿又化湿，除湿而健脾。

※ 凡湿邪致病无论在里在表在上在下皆宜。

※ 兼寒者直接用，兼热者配苦寒之品。

燥湿健脾：湿阻脾胃一常配陈皮、厚朴，如平胃散。

兼寒邪者一可配砂仁、生姜、白豆蔻等。

湿浊带下—寒湿者，常配白术、陈皮等，如完带汤。
　　　　└湿热者，常配黄柏、车前子等。

水肿痰饮一可配茯苓、猪苓、泽泻等。

祛风湿兼解表—表证夹湿：风寒夹湿 — 可配防风、荆芥、紫苏等。
　　　　　　　　　　　　风热夹湿 — 可配金银花、连翘、菊花等。
　　　　　　—风湿痹痛—寒痹 — 可配羌活、独活、威灵仙等。
　　　　　　　　　　　└热痹 — 可配黄柏、忍冬藤、生薏苡仁等。
　　　　　　└湿热下注—阴部痒痛 — 常配黄柏（固定），如二妙丸。
　　　　　　　　　　　—足膝肿痛 — 常配黄柏、牛膝、生薏苡仁等。
　　　　　　　　　　　└脚气浮肿 — 常配黄柏、土茯苓、牛膝等。

此外：（1）治雀目（夜盲证），常配动物肝脏等。

（2）可做空气消毒剂，辟秽气、疫气，可配艾叶、雄黄、冰片等燃烟。

（3）可降血糖，治糖尿病证属真阴不足兼湿浊不化者。

本品内服5～10g，煎汤，或入丸散。外用适量，烧烟熏。生品燥散之性较强，祛风湿、解表多用；炒后则燥散之性减缓，燥湿健脾多用。

本品辛苦温燥，故阴虚内热、气虚多汗者忌服。

厚朴（木兰科）

苦、辛，温。归脾、胃、肺、大肠经。

苦温燥降，辛能行散

┌→燥湿—→入脾胃大肠经 → 消积、除满
└→行气—→入肺与大肠经 → 降气、除痰 → 平喘

※ 燥湿力强于苍术，又善行气（以降为主）、消积、平喘。

※ 既除无形之湿满，又除有形之实满。

※ 凡湿、食、痰所致气滞胀满、咳喘皆宜，兼寒者径用，兼热者当配寒凉之品。

燥湿行气：湿阻中焦一常配苍术、陈皮，如平胃散。

消积平喘：食积便秘一常配枳实、大黄、芒硝，如大承气汤。

痰饮喘咳一常配杏仁、麻黄等。

梅核气－可配法半夏、茯苓、紫苏、白梅花等。

本品内服 3～10g，煎汤或入丸散。

本品苦降下气，辛温燥烈，故内热津枯、体虚及孕妇慎服。

附：厚朴花（木兰科） 气芳香，味辛，性温。功能行气，化湿。燥性较厚朴为弱，偏于行气宽中。主治气滞、湿阻引起的脘腹胀满及食欲不振等。用量 3～6g。

广藿香（唇形科）

辛，微温。芳香。归肺、脾、胃经。

辛散芳化，微温除寒

→入脾胃经→芳化湿浊、理气→开胃→止呕

→入肺经→发表 →解暑

※ 芳香辛散而不峻烈，微温化湿而不燥热，善化湿理气解暑发表。

※ 凡湿浊停留于脾胃，不论有无表证或虚实寒热兼否，皆可酌投。

※ 最宜内伤于湿或暑湿、外感于风寒者。

化湿开胃：湿阻中焦－常配佩兰
- 寒湿－再配苍术、厚朴等。
- 湿热－再配黄芩、黄连、滑石等。

理气止呕：多种呕吐
- 寒湿之呕吐
  - 轻者－单用即可。
  - 重者－可配半夏、生姜、陈皮等。
- 胃热之呕吐－可配黄芩、竹茹、芦根等。
- 胃虚之呕吐－可配党参、茯苓、白术等。
- 气滞之呕吐－可配苏梗、陈皮等。
- 妊娠之呕吐－可配砂仁、苏梗、竹茹等。

发表解暑：湿温暑湿－可配佩兰、滑石、黄芩等。

多种表证
- 寒性表证
  - 风寒表证－可配紫苏、荆芥等。
  - 风寒夹湿－可配防风、羌活等。
  - 阴寒闭暑－可配白芷、紫苏等。
- 气滞兼表－可配苏梗、陈皮等。
- 热性表证
  - 风热夹湿－可配菊花、银花等。
  - 暑热兼表－可配滑石、银花等。
- 似热似寒表证－可配银花、防风等。

本品内服 5～10g；鲜品加倍，煎汤、入丸散或泡茶饮，入汤剂当后下。其叶偏于发表，梗偏于和中，鲜品化湿解暑力强。

本品芳香辛散，故阴虚火旺者慎服。并注意与香薷、紫苏进行性能功效对比。

佩兰（菊科）

辛，平。芳香。归脾、胃经。又名醒头草。

<u>辛散芳化，平而偏凉</u>

→入脾胃经→化湿浊→升清阳→醒脾、醒头目

化湿浊→解暑→暑天感冒

→兼发表→暑天感冒

※ 芳香辛散，功似藿香而性平偏凉，善化湿浊而醒脾。

※ 凡脾胃有湿，不论兼表与否皆宜，兼热者最佳。

※ 为治湿热脾瘅口甜腻或口臭多涎之良药。

芳化湿浊：湿浊中阻兼寒一常配藿香、厚朴、苍术等。

醒脾开胃：湿热困脾一轻者单用，重者配滑石、生甘草、黄芩等。

发表解暑：湿温暑湿一可配石菖蒲、郁金、滑石、黄芩等。

暑天外感一常配薄荷、滑石、生甘草、西瓜翠衣等。

本品内服 5～10g，鲜者酌加，煎汤或入丸散，不宜久煎。外用适量，装囊佩戴。

白豆蔻（姜科）、砂仁（姜科）

白豆蔻　辛，温。芳香。归肺、脾、胃经。芳香辛温行散。

砂仁　辛，温。芳香。归脾、胃、肾经。芳香辛温行散。

相同：（1）同源于姜科植物的果实，均味辛性温，为芳香辛散温化之品。

（2）均入脾、胃经，善化湿、行气、温中，主治脾胃寒湿气滞之脘腹胀满、呃逆呕吐或泄泻，兼治饮酒过度，常配葛花、啤酒花、陈皮、黄芩、茯苓等。

（3）内服煎汤用量均为 3～6g，均宜打碎后下，或入丸散。

（4）二者的外壳分别名白豆蔻壳、砂仁壳均可入药，功似果仁而力弱，多用于寒湿气滞轻症。

相异：

白豆蔻：（1）又入肺经，作用偏于中上二焦，善去肺、脾经湿浊寒邪，理肺、脾经气滞。

(2) 长于止呕，善治寒湿呕吐。

(3) 又治湿温初期，湿阻肺气不畅，可配滑石、黄芩等，如三仁汤。

(4) 本品辛香温燥，故火升作呕及阴虚血燥者忌服。

砂仁：(1) 兼入肾经，作用偏于中下焦，善去脾胃经之湿浊寒邪，理中焦（脾胃）之气。

(2) 长于止泻，治寒湿泄泻。

(3) 安胎，治中焦虚寒、中焦寒湿之气滞胎动不安。

(4) 本品辛香温燥，故阴虚火旺者慎服。

草豆蔻（姜科）、草果（姜科）

草豆蔻　辛，温。归脾、胃经。辛温芳香行散。

草果　辛，温。归脾、胃经。辛温香燥行散。

相同：(1) 同源于姜科植物的果实，均味辛刺鼻而入脾、胃经。

(2) 均善燥湿散寒，治寒湿中阻、湿温暑湿等证。

(3) 内服用量 3～6g，煎汤，或入丸散。

相异：

草豆蔻：(1) 气味芳香，燥烈之性不及草果，兼理气止呕，可代白豆蔻用。

(2) 本品辛香温燥，故阴虚火旺者忌服。入汤剂当后下。

草果：(1) 有特殊臭气，辣味，燥烈之性强于草豆蔻。

(2) 除痰截疟，治疟疾、温疫（湿浊内蕴）。

(3) 本品温燥伤津，故阴虚血少者忌服。

芳香化湿药功效及作用强弱一览表

药名	祛湿		健脾 醒脾	开胃	消积	行气	温中	止呕	解表	其他
	化湿	燥湿								
苍术	＋	＋＋＋	健＋						＋	治夜盲，降血糖
厚朴	±	＋＋＋			＋	＋＋＋				消痰，平喘
藿香	＋＋		醒＋＋	＋＋				＋＋＋	＋	解暑
佩兰	＋＋		醒＋＋＋						±	解暑
砂仁	＋＋	＋	健＋＋	＋＋＋		＋	＋	±		安胎，止泻，解酒
白蔻	＋＋	＋	健＋＋	＋＋		＋	＋	＋		解酒，治疾

续表

药名	祛湿		健脾醒脾	开胃	消积	行气	温中	止呕	解表	其他
	化湿	燥湿								
草蔻	++	+	健++	++		+	+			解酒
草果	++	++	健+				++			截疟
香薷	++		醒+			+			++	利水，解暑
砂仁壳	+	±	健+	+		+	±			安胎，止泻，解酒

注：+++，强；++，较强；+，一般；±，有一点。

第六章
利水渗湿药

一、含义

凡以通利水道、渗泄水湿为主要作用的药，称为利水渗湿药。因能使尿量不同程度地增多，将体内蓄积之水湿从小便排出，故又名利尿（水）药。

二、药性特点、功效与主治病证

1. 药性特点　味多甘淡或苦；性多寒凉，或平而偏凉，少数温；多归肺、脾、肾、膀胱经，兼归心、肝、小肠经。

2. 功效　主能利水渗湿，通利小便，导水湿之邪从小便出。兼能清热、利胆、通淋、退黄、排石、祛风止痒，极个别兼补虚。

三、主治病证

- 水湿内停所致诸证
  - →痰饮→上攻
    - →头目→眩晕。
    - →胸中→喘满。
  - →水气凌心→心悸。
  - →流于躯体或四肢→胸水(支饮)、腹水(水鼓)、肢肿。
  - →下蓄膀胱→癃闭、小便不利。
  - →湿郁化热→湿热相合
    - →下注
      - →膀胱或胞宫→淋浊、带下。
      - →足膝→红肿热痛或脚气浮肿。
    - →外泛肌肤→湿疹湿疮之痒痛流水或皮肤浮肿。
    - →扰及肝胆→胆汁外溢则黄疸,炼液成石则结石。
    - →停于肠中→水走后阴→水泻(治以利小便实大便)。

总之，本章药物既适用于水湿内停之水肿、痰饮等证，又适用于湿热内停之淋痛、带下、黄疸、水泻及湿疮湿疹等。本章药物多用于去除有形之水邪，而少用于无形之湿浊。

四、分类

1. 甘淡渗利药　味多甘、淡，性平或凉寒，长于利水消肿。

2. 利尿通淋药　味多苦，少数甘、淡，性多寒凉，长于清热利尿通淋，善治湿热淋痛（热、血、沙、石、膏）、白浊等。

3. 利胆退黄药　味多苦，或甘、咸，性寒凉，长于利胆、利尿、排石，善治湿热黄疸、肝胆或泌尿系结石等。

五、使用注意

1. 有伤阴之弊，故阴虚者不宜单用。

2. 部分利尿药有毒或有堕胎之虞，故孕妇慎用或禁用。

3. 注意选择配伍，尤常与行气药同用，以促进水液代谢。

茯苓（多孔菌科）

甘、淡，平。归脾、肾、肺、心经。

甘淡渗利兼补，性平不偏
→入脾肾肺经→利水渗湿→消除水肿与痰饮
　　　　　　→健脾→促进水湿运化（→消除水肿与痰饮）
→入心经→宁养心神→安神

※ 药食兼用，凡水湿内停无论寒热或是否兼虚皆可。

※ 脾虚水肿或湿盛者尤佳。

利水渗湿：水肿—常配猪苓、白术、泽泻、桂枝，如五苓散。
　　小便不利—可配其他利尿药。
　　痰饮—停于胸胁之支饮—可配黄芪、防己、桂枝等。
　　　　—停于心下之水气凌心—可配桂枝、白术等。
　　　　—停于胃之呕逆眩悸—可配茯苓、泽泻、半夏等。
　　　　—停于肺之咳嗽痰喘—可配陈皮、半夏等。

健脾：脾虚湿盛—常配人参、白术、甘草，如四君子汤。

宁心安神：心神不宁 惊悸失眠—心脾两虚—可配人参、当归、龙眼肉等。
　　—心气不足—可配人参、龙骨、牡蛎、远志等。
　　—心肾不交—可配远志、石菖蒲、莲子肉等。
　　—气阴两虚—可配人参、麦冬、五味子等。

本品内服 10～15g，煎汤或入丸散。

附：茯苓皮　甘、淡，平。功能利水消肿。主治水肿。

赤茯苓 甘、淡，凉。兼入血分。功能利水渗湿清热。主治水肿兼热。

茯神 甘、淡，平。功能宁心安神利湿。主治心虚惊悸，失眠健忘。

茯神木 苦，平。归心、肝经。功能平肝安神。主治惊悸健忘，脚气转筋，中风不语。

猪苓（多孔菌科）

甘、淡，平。归肾、膀胱经。

甘淡渗利，平稍偏凉
→入肾与膀胱经 → 利水渗湿 → 消除水肿与痰饮

※ 利水力强于茯苓，水湿内停无论寒热皆可。

利水渗湿：水肿、小便不利－常配茯苓、桂枝等，如五苓散。
痰饮－可配泽泻、白术、半夏等。
湿浊带下－可配苍术、白术、山药等。

此外，可治阴虚有热之小便不利或水肿，可配阿胶、滑石、泽泻等，如猪苓汤。近年，用猪苓注射液（提取的多糖）治癌取效。

本品内服 5～10g，煎汤或入丸散。

薏苡仁（禾本科）

甘、淡，微寒。归脾、胃、肺经。

甘淡微寒清利兼补
→入脾胃肺经，生炒用性能有别
→生用 → 甘淡微寒 → 主祛邪兼扶正 → 清利湿热、除痹、排脓
→炒用 → 甘淡性平 → 主扶正兼祛邪 → 健脾利湿 → 止泻

※ 功似茯苓而力缓，长于清热、除痹、排脓。

生用：清利湿热：水肿、小便不利兼热（症轻）－单用或入复方。
除痹排脓：脚气浮肿－常配黄柏、苍术、牛膝，如四妙丸。
湿痹身痛—外感风湿－常配麻黄、杏仁、甘草等。
湿痹兼热－可配秦艽、威灵仙等。
湿疹湿疮－可配土茯苓、萆薢、防己等。
肺痈吐脓－常配鱼腥草、金荞麦、芦根等。
肠痈腹痛－可配大黄、丹皮、红藤、败酱草等。

炒用：健脾止泻兼利湿：脾虚食少溏泄－可配茯苓、人参等，如参苓白

术丸。

此外，治扁平疣：生薏苡仁碾（研）粉 15g，一日三次；抗癌，可制成注射液。

本品内服 10～30g，煎汤或入丸散。亦可作羹、煮粥饭食。本品力缓，用量须大，并久服。清热利湿、除痹排脓宜生用，健脾止泻宜炒用。

本品虽平和，但能利湿，故津液不足者慎服。

泽泻（泽泻科）

甘、淡，寒。归肾、膀胱经。

甘寒渗利清泄→入肾经→清泻肾（相）火

└→入肾与膀胱经→利水渗湿清热

※ 既泻肾经之虚火，又除膀胱之湿热。

※ 凡属中下焦湿热、痰饮及肾火之证皆可选用。

※ 治湿浊、痰饮而热不明显或有寒者宜炒用。

利水渗湿清热：水肿、小便不利兼热者－常配茯苓、猪苓等。
尿闭－可配木通、茯苓、瞿麦等。
水泻－常配茯苓、车前子、滑石等。
痰饮眩晕－常配茯苓、半夏、生姜等。

清相（肾）火：相火妄动之梦多遗精梦交－单用，或入复方。
阴虚火旺－常配黄柏、知母、熟地、丹皮等。

本品内服 5～10g，煎汤或入丸散。

本品性寒而泻肾火，故阳虚滑精者慎服。

车前子（车前科）

甘，寒。归肾、膀胱、肝、肺经。

甘寒滑利清化

├→入肾膀胱经→清热利尿渗湿→通淋

│　　└→实大便→止泻

├→入肝经→清泻肝火→明目

└→入肺经→清肺火、化痰→治咳嗽

※ 既清利肾与膀胱湿热而通淋，又清肺肝之火而明目化痰止咳，凡湿热、肝热、痰热所致病证均可酌投。

※ 渗湿利尿而实大便止水泻，兼热者最宜。

清热利尿：水肿、小便不利兼热一可配泽泻、淡竹叶等。

淋证涩痛一常配木通、山栀子、瞿麦、萹蓄等，

渗湿止泻：水湿泻泄┬轻者单用,兼热者最宜。

└重者可配滑石、泽泻、金银花等。

清肝明目：肝热目赤肿痛一可配菊花、桑叶、青葙子等。

肝肾亏虚目暗不明（内盲、青盲）一可配熟地、枸杞子等。

清肺化痰：痰热咳嗽一可配黄芩、芦根、浙贝等。

此外，还能降血压，治高血压属肝热者，可配菊花、川芎、炒杜仲、泽泻、牛膝等。

本品内服 5～10g。布包煎汤，或入丸散。

本品性寒清利，故无湿热者慎服。

附：车前草 甘，寒。归肾、肝、膀胱、肺经。功效与车前子相似，除能利水通淋、清肝明目、化痰止咳，治水肿、淋病、目赤肿痛、肺热咳嗽外；又能清热解毒，治热毒疮疡、湿热泻痢等。内服 10～15g，鲜品加倍。外用适量，鲜品捣敷。

滑石（硅酸盐类矿物）

甘，寒。归膀胱、肺、胃。其为含水硅酸镁，水飞后名飞滑石。

<u>甘寒滑利清解兼收敛</u>

→内服 → 清利 → 入膀胱经 → 清热利尿 → 通淋

　　　　　　　→入肺胃经 → 清热解暑

→外用 → 清敛 → 收湿敛疮清热

利尿通淋：热结膀胱之热淋、血淋一可配木通、车前子、萹蓄等。

脚气浮肿一外用内服皆可。

清热解暑：暑热烦渴尿赤一常配生甘草（6∶1），如六一散。

暑湿水泻一常配车前子、泽泻等。

收湿敛疮：湿疹湿疮一可配冰片、煅石膏、炉甘石等外用。

此外，暑热痱疮一可配干枣叶、冰片、枯矾等，研极细粉外扑。

本品内服 10～15g，块者打碎先煎，细粉者纱布包煎；或入丸散。外用适量，研细粉敷。

本品寒滑清利，故脾虚气弱、精滑及热病津伤者忌服。

木通（木通科）、通草（五加科）

木通　苦，寒。归心、小肠、膀胱经。苦寒通利清降。

通草　甘、淡，微寒。归肺、胃经。甘淡微寒清利。

相同：（1）均为寒凉通利之品。

（2）清利湿热，治水肿、小便不利兼热、淋证涩痛、脚气浮肿。

（3）通乳，治乳少、乳汁不下。

相异：

木通：（1）苦寒泄降，清利力强。

（2）入心小肠经，善清心与小肠之火，治心火上炎或心火移热于小肠。

（3）入血分，通利血脉关节，治热痹肿痛、瘀血经闭。

（4）其通乳机理为通血脉而下乳，力较强。

（5）内服 3～6g，煎汤，或入丸散。

（6）本品苦寒通利，故滑精、气弱、津伤、孕妇及妇女月经期慎服，脾胃虚寒者忌服。

通草：（1）又名通脱木。甘淡轻薄泄降，清利力缓。

（2）入肺胃气分，主清肺热，兼治湿温初期、湿热病邪在气分。

（3）其通乳机理为通气上达而下乳，力较弱。

（4）量宜少用，内服 2～5g，煎汤，或入丸散。孕妇慎服。

（5）另有梗通草，其源于豆科而功似通草。

木通、通草古名实混淆，应当加以区别。汉，《本经》仅有通草之名。唐初，甄权《药性论》始有木通之名。唐中期，《本草拾遗》有通脱木之名。宋代，《证类本草》将三者合而为一。明代，《本草纲目》将通脱木定为通草，通草、木通合称木通。清代，将《本草纲目》之说用于临床。今之木通为《本经》之通草，今之通草为《本草拾遗》之通脱木。

灯心草（灯心草科）

甘、淡，微寒。归心、肺、小肠经。

甘淡微寒清利

└→入心肺小肠经─→清利湿热

　　　　　　　　└→清心与小肠之火→除烦

※ 其性效介于通草与木通之间而力缓，湿热、烦热轻症每用。

清利湿热：热淋涩痛一可配车前草、海金沙等。

清心除烦：热扰心神之烦躁—可配竹叶等。

小儿夜啼—常配蝉衣等。

此外，可用于灯火灸，即灸法中的神灯照。

本品内服1.5～2.5g，煎汤或入丸散。外用适量，煅存性研末用，或用于灯火灸。

葫芦（葫芦科）、冬瓜皮（葫芦科）
泽漆（大戟科）、蝼蛄（蝼蛄科）

葫芦　甘、苦，平。归肺、小肠经。甘平渗利。

冬瓜皮　甘、淡，微寒。归肺、脾、小肠经。甘寒清利。

泽漆　辛、苦，微寒。有毒。归大肠、小肠、肺经。辛苦寒毒清利化散。

蝼蛄　咸，寒。有小毒。归膀胱、大肠、小肠经。咸寒清利排石。

相同：均入小肠经，善利水消肿，治水肿、小便不利。

相异：

葫芦：(1) 甘平渗利，又入肺经，无毒力稍缓。

(2) 内服10～30g，煎汤。陈久者为佳。

冬瓜皮：(1) 甘寒清利，又入肺、脾经，无毒力稍强，兼治暑热烦渴。

(2) 内服10～30g，煎汤。

蝼蛄：(1) 咸寒清利，有小毒而走窜，又入大肠、肺经，力较强，重症每用。

(2) 兼排石，治石淋、砂淋。

(3) 内服煎汤3～5g，研末每次1～2g。外用适量，捣或研末敷。

(4) 本品有小毒，故体虚者慎服，孕妇忌服。

泽漆：(1) 辛能行散，苦寒清泄，又入大肠、膀胱经，有毒力最强。

(2) 兼通便，使水邪从二便排出，水肿重症每用。

(3) 化痰止咳，治痰饮咳喘。

(4) 攻毒散结，治瘰疬、疥、癣。

(5) 内服5～10g，煎汤。外用适量，熬膏外敷。

(6) 本品有毒力强，故气血虚弱和脾胃虚者慎服。误服鲜草或乳白汁液后，可导致口腔、食管、胃黏膜发炎、糜烂、灼痛、恶心、呕吐、腹痛、腹泻水样便，甚或脱水、酸中毒等不良反应。

冬瓜子（葫芦科）、冬葵子（锦葵科）

冬瓜子　甘，寒。归肺、胃、大肠、小肠经。甘寒滑利祛痰排脓。

冬葵子　甘，寒。归大肠、小肠、膀胱经。甘寒滑利通乳。

相同：（1）均入大肠、小肠经，为甘寒滑润清利之品。

（2）利湿清热、滑肠，治水肿、淋浊、带下，兼便秘者最宜。

相异：

冬瓜子：（1）清利力较弱，又入胃经，多用于白浊、带下。

（2）兼入肺经，能祛痰，治痰热咳嗽。

（3）消肿排脓，治肺痈、肠痈。

（4）内服15～30g，煎汤，或入丸散。

（5）本品性寒滑利，故脾虚便溏者慎服。

冬葵子：（1）清利力强，又入膀胱经，多用于水肿、小便不利、淋痛。

（2）通乳，治乳汁不下、乳房胀痛，可配公英、木通等。

（3）滑肠，治便秘轻症。

（4）内服10～15g，煎汤，或入丸散。

（5）本品性寒滑利，故孕妇及脾虚便溏者慎服。

萆薢（薯蓣科）

苦、甘，平。归肝、胃、膀胱经。

苦泄下行，甘淡利湿，性平不偏

→入膀胱经→利湿浊→通淋

→入肝胃经→祛风湿→除痹

※ 利湿浊祛风除痹，作用偏于下焦。

※ 治湿最长，治风次之，治寒或热再次。

利湿去浊：湿浊膏淋、白浊一常配乌药、石菖蒲、茯苓等。

祛风除痹：腰膝痹痛—风寒湿者，可配木瓜、独活、威灵仙等。

—风湿热者，可配忍冬藤、防己等。

—兼肾虚者，可配桑寄生、牛膝等。

下焦湿热疮疹一可配防己、黄柏、龙胆草等。

脚气浮肿一可配土茯苓、苍术、黄柏等。

本品内服10～15g，煎汤。

本品有伤阴之虞，故肾阴虚者慎服。

地肤子（藜科）

甘、苦，寒。归肾、膀胱经。又名扫帚苗子。

甘寒清利，苦能泄降

→入肾与膀胱经→清利湿热→通淋

→祛风→止痒

※ 清利祛风止痒，药力平和而不伤阴。

※ 为治皮肤湿热疮疹瘙痒之要药。

清热利湿：热淋涩痛 小便不利—实证者—可配木通、车前子、瞿麦等。

—兼阴虚—可配熟地、车前子等。

祛风止痒：疮疹瘙痒—湿热者—可配白鲜皮、苦参等。

—风湿者—常配蛇床子、炒苍耳子、土茯苓等。

本品内服 10～15g，煎汤，或入丸散。外用适量，煎汤洗或敷，或研末敷。

萹蓄（蓼科）、瞿麦（石竹科）、石韦（水龙骨科）海金沙（海金沙科）、广金钱草（豆科）、金钱草（报春花科）

萹蓄　苦，微寒。归膀胱、胃经。清利通淋杀虫退黄兼通便。

瞿麦　苦，寒。归心、小肠、膀胱经。清利通淋破血。

石韦　苦、甘，微寒。归肺、膀胱经。清利通淋止血化痰兼排石。

海金沙　甘，寒。归膀胱、小肠经。清利通淋兼排石。

广金钱草　甘、淡，凉。归肝、肾、膀胱经。清利通淋排石退黄。

金钱草　甘、淡，微寒。归肝、胆、肾、膀胱经。清利通淋排石解毒退黄。

相同：均寒凉而入膀胱经，均清热利尿通淋，善治热淋、血淋及水肿兼热等。

相异：

萹蓄：（1）微寒苦降下行，主入膀胱经，清利膀胱湿热而通淋止痛。

（2）又入胃经，兼杀虫，治虫（蛔蛲）积腹痛，须大量用。

（3）燥湿止痒，治湿疹疥癣瘙痒。

（4）通过清热除湿、缓通便而能利胆退黄，治湿热黄疸。

（5）内服 10～15g，煎汤或入丸散。外用适量，煎汤洗，或绞汁涂。

（6）本品苦寒而缓通大便，故脾虚便溏者慎服。

瞿麦：(1) 苦寒泄降，药力较强，又入心与小肠经，善清心与小肠之火而利尿通淋，淋痛火盛、痛重者用之为宜。

(2) 破血通经，治瘀血经闭，疮肿未脓。

(3) 内服 5～10g，煎汤，或入丸散。

(4) 本品能破血通经，故孕妇忌服。

石韦：(1) 微寒甘苦，又入肺经，上清肺热，下利膀胱，血淋最宜。

(2) 兼排石，治石淋、沙淋，可配海金沙、金钱草等。

(3) 止血，治血热出血（尿、咯、咳、吐、衄血）。

(4) 化痰止咳，治痰热咳嗽，可配黄芩、桑白皮等。

(5) 消尿蛋白，治慢性肾炎尿蛋白不退，常配生黄芪、桔梗、山药等。

(6) 内服 5～10g，煎汤或入丸散。

海金沙：(1) 甘寒清利，兼入小肠经，清血分之热，善治血淋。

(2) 兼排石，治石淋、沙淋及肝胆结石，常配郁金、金钱草等。

(3) 内服 6～15g，入汤剂，包煎。

广金钱草：(1) 甘淡渗利，凉能清热，兼入肾、肝经，治各种淋证。

(2) 兼排石，善治沙淋、石淋，常配郁金、海金沙等。

(3) 利胆退黄，治湿热黄疸，常配茵陈、栀子、大黄等。

(4) 内服 15～30g，大剂可用 60g，鲜者加倍。

(5) 本品甘淡渗利，有伤阴之虞，故阴虚津亏者慎服。

金钱草：(1) 甘淡渗利，微寒清解，兼入肾与肝胆经，治各种淋证涩痛。

(2) 善排石止痛，善治肝胆结石、沙淋、石淋，泥沙状者尤佳，常配郁金、海金沙等。

(3) 善利胆退黄，治湿热黄疸，常配茵陈、栀子、大黄等。

(4) 能解毒消肿，治疮肿、水火烫伤、蛇虫咬伤。

(5) 能降转氨酶，肝炎转氨酶升高者可用。

(6) 内服 15～30g，大剂可用 60g，鲜者加倍。外用适量，捣敷。治热毒痈疮或毒蛇咬伤，可取鲜品捣汁服，并以渣外敷。

(7) 本品甘淡微寒，故阴虚津伤及脾胃虚寒者慎服。

茵陈蒿（菊科）

苦，微寒。芳香。归肝、胆、脾经。

苦微寒清利，芳香疏理

→入肝胆脾经→清利湿热兼疏理→退黄→治黄疸要药。

→止痒→治湿疹湿疮。

清利湿热退黄—黄疸—湿热（阳黄）者—常配栀子、大黄，如茵陈蒿汤。

—寒湿（阴黄）者—可配附子、肉桂、茯苓等。

—湿温、暑湿—可配滑石、黄芩等。

兼止痒：湿疹、湿疮—单用或配地肤子、蛇床子等，内服或外洗。

此外，祛湿浊而降脂，治脂肪肝，可配泽泻、决明子等。

本品内服10～30g，煎汤，或入丸散。外用适量，煎汤熏洗。

本品苦寒清利，故脾虚或气血不足，以及食滞、虫积所致的虚黄、萎黄不宜服。

地耳草（金丝桃科）、积雪草（伞形科）、溪黄草（唇形科）

地耳草　苦，平。归肝、胆经。清利退黄活血。

积雪草　苦、辛，寒。归肝、脾、肾经。清利退黄活血。

溪黄草　苦，寒。归肝、胆、大肠经。清利退黄散瘀。

相同：(1) 均入肝经，清热利湿而退黄，治湿热黄疸。

(2) 清热解毒，治痈肿疮毒，鲜品捣烂外敷。

(3) 活血消肿，治跌打肿痛。

相异：

地耳草：(1) 苦能泄降，平而偏凉，又入胆经，兼治肺痈、肠痈。

(2) 内服15～30g，鲜品加倍，煎汤。外用适量，捣敷。

积雪草：(1) 苦寒泄降，辛能行散，兼入脾经，药力较强，兼治中暑腹泻。

(2) 又入肾经，能利尿通淋，治沙淋、热淋。

(3) 内服15～30g，鲜品加倍，煎汤。外用适量，捣敷。

(4) 本品苦寒，故脾胃虚寒者慎服。

溪黄草：(1) 苦寒泄降，兼入胆与大肠经，药力较强，兼治湿热泻痢。

(2) 内服3～5g，鲜品10～15g，煎汤。外用适量，捣敷。

(3) 本品苦寒，故脾胃虚寒者慎服。

赤小豆（豆科）、玉米须（禾本科）

赤小豆　甘，凉。归心、脾、小肠经。甘淡渗利解毒排脓。

玉米须　甘，平。归肝、胆、膀胱经。甘淡渗利通乳止血。

相同：(1) 均甘淡渗利，药力和缓。

(2) 均能利水消肿，治水肿，小便不利。

(3) 均能利湿退黄，治黄疸，阴黄阳黄皆可。

(4) 用量10～30g，久服方效。

相异：

赤小豆：(1) 性凉，入心、脾、小肠经。兼健脾益胃，并治脚气浮肿。

(2) 解毒排脓，治疮肿、肠痈，多入复方，也可捣烂外敷。

玉米须：(1) 性平，入肝、胆、膀胱经。兼治淋浊、带下及慢性肾炎尿蛋白不退。

(2) 通乳止血，治乳汁不通、多种出血。

第七章 温里药

一、含义

凡药性温热，以治疗里寒证为主要功效的药物，称为温里药。

二、寒证与里寒证

1. 寒证—表寒:恶寒发热。治以发表散寒,用辛温发表药。
　　　　└里寒:但寒不热,得暖则舒,脏腑功能低下所致。用本章药。

2. 里寒证

(1) 原因:外寒直中(症较轻、程短)—邪凑正必虚,临证往往二者兼之;
　　　　阳虚生寒(症较重、程长)—阳虚易生寒,寒邪易伤阳气。

(2) 证型: ①寒邪直中，阳气被遏：症见脘腹冷痛、泄泻或呕吐，脉沉紧。
②脾阳虚证：症见全身畏寒、肢冷、脉沉紧、苔白。
③ 脾肾阳衰—全身代谢低下,倦怠乏力。
　　　　　　—生殖机能障碍,男阳痿滑精,女宫冷不孕。
　　　　　　—泌尿摄化不力,尿频、遗尿、尿失禁。
④心肾阳衰：脉微欲绝，声音低、口鼻冷、四肢厥冷。
⑤阳虚水肿：水肿兼畏寒肢冷。
⑥胸痹冷痛：寒邪痹阻胸脉所致。
⑦寒疝腹痛：寒滞肝脉所致。

由此可知，里寒证主要指①～⑤，兼及⑥⑦。

三、与温里相关的功效术语

温里
- 温中：即温脾阳、暖胃之法。
- 温经散寒止痛：即温肝肾之经脉而散寒止痛之法。
- 温阳
  - 温心阳：即温助心阳之法。
  - 温脾阳：即温助脾阳之法。
  - 温肾阳：即温助肾阳之法。
- 回阳救逆：即急救心肾阳衰欲脱之法。
- 温肺化饮：即温肺、化寒饮，治寒痰喘咳之法。
- 引火归元：引上浮虚火回归肾元之法。

四、药性特点、功效与主治病证

1. 药性特点　味辛或苦，性温热，多归心、脾、肾经，兼入肺、肝经等。

2. 功效　主能温里散寒、补火助阳、回阳救逆、温经通络止痛等。

部分药物兼能祛风湿、杀虫、平喘、活血。

3. 主治病证　主治寒邪直中，脾阳虚证，脾肾阳虚，肾阳虚，心肾阳虚，阳虚水肿，胸痹冷痛，寒疝腹痛等。

部分药物兼治阳虚外感、寒饮喘咳、风湿痹痛、虫积腹痛等。

五、使用注意

(1) 本类药物多温燥伤阴，故阴虚津亏者不宜用。

(2) 真热假寒忌用，热性病忌用。

(3) 根据气候的寒暖、地域及饮食习惯之不同酌情增减用量。

(4) 注意选择配伍。

附子（毛茛科）

辛，大热。有毒。归心、肾、脾（或云十二）经。

<u>辛散大热，燥烈纯阳，毒大力猛</u>

→入心肾脾经
- →峻补元阳 → 回阳救逆、补火助阳
- →散寒 → 止痛
- →兼祛风湿 →（止痛）

※ 补下焦命门之火，复散失之元阳，为回阳救逆第一要药。

※ 上补心阳，中温脾阳，下助肾阳（命门之火）。

※ 逐风寒湿而重在寒湿，彻里彻外，无所不到。

※ 凡阳衰、里寒或风寒湿重症每用，且有毒宜制。

回阳救逆：亡阳欲脱一常配干姜、甘草，如四逆汤。
（强心）　兼气脱者一常配人参，如参附汤。
　　兼血脱者一可配黄芪、当归等。
　　兼冷汗不止者一常配黄芪、山萸肉等。

补火助阳：肾阳虚证一常配肉桂、熟地等，如桂附地黄丸。
（命门之火）阳虚泄泻一常配白术、人参、干姜等，如附子理中丸。
　　阳衰水肿一常配茯苓、白术、芍药等，如真武汤。
　　阳虚自汗一常配黄芪、白术、龙骨等，如芪附汤。

散寒止痛：胸痹冷痛一可配川芎、红花、丹参、赤芍等。

兼祛风湿：寒邪直中之脘腹痛一常配干姜或桂枝等。
　　风寒湿顽痹一可配威灵仙、蕲蛇、乌梢蛇等。
　　阳虚外感一常配麻黄、细辛，如麻黄细辛附子汤。

本品内服3～15g，煎汤或入丸散。生用毒大力强，制用毒小力缓，久煎可降低毒性。入汤剂宜制用，并应先煎30～60分钟，以减弱其毒性。

本品辛热有毒，故阴虚内热、非阴盛阳衰者不宜服，孕妇忌服。反瓜蒌，不宜与半夏、瓜蒌（皮、仁、全）、天花粉、贝母（浙、川）、白蔹、白及同用。另有白附子则与本药无关，当别。

联系乌头（主根）、草乌（同属异种）、天雄（个大者）等进一步学习了解。

肉桂（樟科）

辛、甘，大热。归肝、肾、脾、心经。

辛甘大热，气厚纯阳，温补行散

→入肾经 → 缓补肾阳 → 补火助阳或引火归元
→入肝心脾经 → 消沉寒痼冷 → 散寒 → 止痛
　→温通经脉 → 活血散瘀（→止痛）

※ 助阳不及附子，回阳救逆一般不用。

※ 长于益阳消阴、缓补肾阳与引火归元，亦为补火助阳之要药。

※ 入血分，辛热走散，善温通经脉，改善微循环，血瘀有寒者宜用。

补火助阳：肾阳虚衰一常配附子与六味地黄丸，如桂附地黄丸。

　　　　脾肾阳虚一常配干姜、白术、人参等，如桂附理中丸。
　　　　阳虚水肿一可配茯苓、猪苓、白术等。

引火归元：虚阳上浮一用量宜小，并常配生地、知母、炒黄柏等。

散寒止痛：寒邪直中一轻者可单用，重者可配干姜等。
　　　　寒痹腰痛一可配独活、桑寄生等。
　　　　寒疝腹痛一可配小茴香、青皮、荔枝核等。

温通经脉：经寒血滞之痛经、月经不调一可配当归、香附等。
　　　　血瘀经闭有寒者一可配当归、川芎、三棱、红花等。
　　　　癥瘕积聚一可配桃仁、红花、丹参、土鳖虫等。
　　　　阴疽内陷一可配鹿角胶、麻黄、熟地等，如阳和汤。

此外，与补气血药同用，能促进气血生长，常配黄芪、人参、当归、熟地等，如十全大补汤。

本品内服煎汤2～5g，后下；散剂，每次1～2g，冲服。外用适量，研末敷。用于引火归元时量宜小。官桂作用较弱，用量可适当增加。

本品辛热助火动血，故孕妇、阴虚火旺、里有实热及血热妄行者忌服。畏赤石脂，不宜同用。

桂四药的药用部位及性效鉴别：肉桂、桂枝、桂心、官桂，同出一物而为辛甘温热之品，均能助阳散寒、温经通脉、止痛，治脘腹冷痛、风寒湿痹、阳虚水肿、痰饮、胸痹，以及经寒血滞之痛经、经闭。不同点是：

肉桂为干之皮，力强而功专走里；又善补火助阳、引火归元，治阳虚火衰诸证、下元虚冷虚阳上浮诸证、寒疝腹痛、阴疽流注等。

桂枝为嫩枝，性温力缓，走表走里；又善发汗解表，治风寒表证有汗或无汗。

桂心为肉桂去表皮者，功同肉桂而力最强。

官桂为采自粗枝皮或幼树干皮卷成筒状者，功同肉桂而力较缓，多用于经寒痛经及寒疝腹痛。

干姜（姜科）

辛，热。归脾、胃、肺、心经。

<u>辛热温散燥烈</u>

- →入脾胃经→温中散寒→止痛←┐
- →入心经→回阳通脉──────────┴→助附子回阳救逆
- →入肺经→温肺、化寒饮→止咳喘

※ 能守能走，药食兼用（调料）。

※ 助阳不及桂附，能回阳通脉，常辅助附子以回阳救逆。

※ 善温中散寒，温肺化饮，为治中寒、寒痰之要药。

温中散寒：寒邪直中之脘腹痛－单用为末服，或常配良姜等。

　　　　　脾阳虚之腹痛吐泻－常配白术、人参等，如理中丸。

回阳通脉：亡阳欲脱－常配附子、甘草，如四逆汤。

温肺化饮：寒饮咳喘－常配细辛、五味子等。

此外，治冷痹作痛，内服可配乌头等，外用研末醋或酒调敷。

本品内服 3～10g，煎汤或入丸散。外用适量，研末调敷。

本品燥热，故孕妇慎服，阴虚火旺、血热妄行者忌服。

高良姜（姜科）

辛，热。归胃、脾经。

辛热燥散→入胃脾经→温中散寒→止痛、止呕、止泻

※ 功似干姜，长于散胃寒，为治脘腹冷痛之良药。

温中散寒：中焦虚寒之脘腹冷痛－可配干姜、党参等。

止痛止呕：胃寒胀痛－常配香附，如良附丸。

本品内服 3～10g，煎汤；入丸散，每次 1～3g。

本品辛热助火伤阴，故阴虚有热者忌服。

附：红豆蔻（高良姜之果实）　辛，温。芳香。归脾、肺经。功能温中散寒，燥湿健脾。主治寒湿伤中，脘腹冷痛，食积胀满，呕吐泄泻，饮酒过多。内服 3～6g，煎汤或入丸散。因其辛香温燥，故阴虚火旺、内热者忌服。

山柰（姜科）

辛，温。归胃经。又名沙姜。

辛温燥散→专入胃经→散寒温中行气→止痛
　　　　　　　　　　　　　　　　　→健胃消食

※ 功似高良姜而兼行气消食，药食兼用。

温中止痛：脘腹冷痛兼胀满。

健胃消食：食积不化兼寒者。

本品内服 3～10g，煎汤或入丸散。

本品辛温燥散，故阴虚火旺、血热妄行者忌服。

细辛（马兜铃科）

辛，温。芳香。有小毒。归心、肺、肾经。

芳香气烈，辛温走窜

→入心肺肾经 → 散风寒、通关窍 → 发表
→止痛

→温肺、化寒饮 → 治咳喘

※ 散风寒，通关窍，化寒饮，善止痛，有小毒，力颇强。

※ 通彻表里上下，既散里寒，又散在表与筋骨之风寒。

※ 除少阴太阴经风寒，既通鼻窍与脑窍，又通心脉与关节之窍。

※ 凡风寒湿客体重症每用，尤善治少阴头痛、鼻渊头痛。

发表散风祛寒通窍止痛
- 风寒感冒之头痛鼻塞身痛－可配防风、荆芥等。
- 表证夹湿－可配羌活、秦艽等，如九味羌活饮。
- 阳虚外感－常配麻黄、附子，如麻黄细辛附子汤。
- 头风头痛
  - 寒者－可配白芷、藁本、羌活、川芎等。
  - 热者－可配白芷、生石膏、蔓荆子等。
- 鼻渊头痛
  - 寒者－可配白芷、苍耳子、辛夷等。
  - 热者－可配石膏、黄芩、白芷、栀子等。
  - 寒热交错，可将上述两组药合用。
- 牙痛
  - 风冷牙痛－可配白芷、良姜等。
  - 风火牙痛－可配黄芩、黄连、石膏等。
  - 寒热错杂，可将上述两组药合用。
- 口舌生疮－黄柏、细辛等量研末涂在患处。
- 胸痹冷痛(开心窍)－可配荜茇、降香、麝香等。
- 风寒湿痹－可配羌、独活、威灵仙、制川乌等。

温肺化饮：寒饮喘咳－常配五味子、干姜等。

此外，催嚏开窍（开脑窍），用于神昏急救，可配皂角、薄荷等。

本品内服汤剂，1～3g，超量用要先下久煎；粉末，0.5～1g。外用适量，研末调涂。亦可煎汤含漱。

本品辛香温散，故气虚多汗、阴虚阳亢头痛、阴虚或肺热咳嗽者忌服。又有小毒，故用量不宜过大，尤其是研末服更须谨慎。反藜芦。

吴茱萸（芸香科）

辛、苦，热。芳香。有小毒。归肝、胃、脾、肾经。

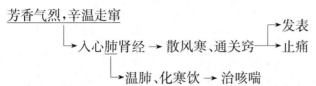

<u>辛热香散</u>,<u>苦降而燥</u>

→内服→入肝经→疏肝降厥阴上逆之寒气→
　　　　　└→暖肝散寒→
　　　→入脾胃经→温中燥湿→和肝胃→制酸→止痛止呃
　　　　　└→有小毒→杀虫→
　　　→入肾经→助阳→利于散寒→
→外用→燥湿杀虫→止痒
　　　→引火、引血下行→降血压

※ 主入肝经，兼入脾胃肾经，疏降燥散、温阳止痛兼杀虫之品。

※ 有小毒而力强，内服外用皆可取效。

※ 善治肝寒气逆（滞）夹湿兼阳虚诸证。

内服:散寒止痛—肝胃虚寒、厥阴上逆之厥阴头痛－配人参、生姜等。
　　燥湿温阳—肝气上逆之呕吐吞酸—寒者－配白芍、半夏、煅龙骨等。
　　　　　　　　　　　　　　　　—热者－配黄连、白芍、陈皮等。
　　疏肝下气—寒疝腹痛－可配香附、延胡索、炒川楝子等。
　　　　　　—寒湿脚气－可配木瓜、蚕沙、防己、槟榔等。
　　　　　　—阳虚泄泻－常配五味子、肉豆蔻、补骨脂,如四神丸。
　　　　　　—经寒痛经、月经不调－可配当归、桂枝、川芎等。

杀虫：蛲虫病腹痛－单用即可。

外用：燥湿止痒：湿疹、疥癣－常配地肤子、白鲜皮、苦参等。

敷足心：引火下行，治口舌生疮、小儿鹅口疮－单用为末敷涌泉穴。

引血下行而降血压，治高血压（治标）－同上。

敷神阙穴：散寒、止痛、止泻，治脘腹痛、泄泻－单用。

本品内服1.5～5g，煎汤或入丸散。外用适量，研末调敷。

本品辛热燥烈，易损气动火，故不宜过量或久服，孕妇慎服，阴虚有热者忌服。

花椒（芸香科）

辛，热。有小毒。归脾、肺、肾经。

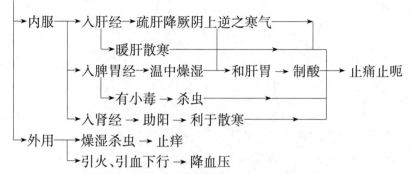

辛热燥散，并有小毒

- 内服 → 入脾经
  - → 散寒、燥湿、温中 → 止痛
  - → 毒伏蛔蛲 → 杀虫（→ 止痛）
- 内服 → 入肺肾经
  - → 补命门火 → 助阳
  - → 温肺肾 → 纳气 → 平喘
- 外用
  - → 燥湿杀虫 → 止痒
  - → 局麻 → 止痛

※ 辛热燥散补火杀虫，有小毒而力强，药食兼用。

※ 凡阳虚、寒凝、湿滞、虫痛均可酌选。

内服：散寒止痛：胸腹冷痛一可配干姜、人参、饴糖，如大建中汤。

补火止喘：寒性呃逆一单用煎汤即可。

燥湿杀虫：阳虚喘息一可配熟地、山药、山萸肉等。

阳痿宫冷一可配附子、鹿茸等。

寒湿泄泻（痢）一可配苍术、白术、肉豆蔻等。

蛔虫腹痛一可配干姜、乌梅、细辛、黄连等。

外用：燥湿杀虫止痒：治湿疹、脚气一可配白鲜皮、蛇床子、地肤子等。

局麻一可配川乌、草乌、洋金花延胡索等。

本品内服 2～6g，煎汤或入丸散。外用适量，煎汤熏洗。

本品辛热助火伤阴，故阴虚火旺者忌服，孕妇慎用。

附：椒目（花椒种子） 苦、辛，寒。有毒。沉降下行而善劫喘。功能利气平喘，消痰行水。治痰饮喘息不得平卧，可配瓜蒌、葶苈子等；治水肿胀满、胸水，可配瓜蒌、茯苓、防己等。用量 3～10g，煎汤，或入丸散。

丁香（桃金娘科）

辛，温。芳香。归脾、胃、肾经。又名公丁香。

辛香温散沉降

- → 入脾胃经 → 温中散寒、降逆 → 止呃、止痛
- → 入肾经 → 补火助阳

※ 善补火下气降逆，为治虚寒呃逆之主药。

温中降逆：虚寒呃逆一常配柿蒂等，如丁香柿蒂汤。

散寒止痛：脘腹冷痛一可配干姜、香附、良姜等。

兼补肾阳：阳痿宫冷一可配鹿茸、淫羊藿等。

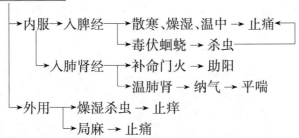

寒湿带下一可配白术、苍术、山药等。

此外，治手足癣，可用丁香15g，70%酒精100ml，泡两天，外涂患处。

本品内服2～5g，煎汤，或入丸散。外用适量，研末敷，煎汤熏洗，浸酒外敷。

本品辛香温燥，能伤阴助火，故热证及阴虚内热者忌用。畏郁金。

附：母丁香（丁香果实） 原名鸡舌香。性味归经、功效主治与丁香近似而力较弱。用量2～5g。

小茴香（伞形科）

辛，温。芳香。归肝、肾、脾、胃经。

辛香温散
- →入肝肾经→散肝经寒邪→止痛
- →入脾胃经→理气散寒和中→开胃止呕（兼→止痛）

※ 药食兼用，善散中下焦寒邪与滞气，凡中下焦寒凝气滞均宜。

散寒止痛：寒疝腹痛一可配荔枝核、山楂核、乌药等。

理气和中：睾丸偏坠一可配荔枝核、橘核、炒川楝子等。

经寒痛经一可配当归、川芎、乌药、桂枝等。

宫冷不孕一可配艾叶、香附、当归等。

阳虚尿频一可配附子、桑螵蛸等。

脾胃虚寒一轻者单用，重者可配木香、党参等。

本品内服3～8g，煎汤或入丸散。外用适量，研末敷，或炒热熨。

本品辛香温燥，能伤阴助火，故阴虚火旺者慎用。

八角茴香（木兰科）

性味归经、功效应用、用量用法及使用注意均同小茴香而药力较强。

胡椒（胡椒科）、荜茇（胡椒科）、荜澄茄（胡椒科）

胡椒　辛，热。归胃、大肠经。辛热行散。

荜茇　辛，热。归胃、大肠经。辛热行散。

荜澄茄　辛，温。归脾、胃、肾、膀胱经。辛温行散。

相同：(1) 均源于胡椒科。均味辛入胃经，为辛热（或温）行散之品。

(2) 温中散寒止痛，治脘腹冷痛、虚寒呃逆、吐泻，内服外用皆可。

(3) 均有助火伤阴之弊，故热病及阴虚火旺者忌服，孕妇慎服。

相异：

胡椒：(1) 性热，又入大肠经，药力短暂，多做调味品。

(2) 内服，煎汤 2～3g；散剂 0.5～1g，冲服。外用适量，研末调敷，或置膏药内外贴。

荜茇：(1) 性热，又入大肠经，药力较强且持久，多做药用。

(2) 善散胃寒，兼行气，以止泻为优，并常配煨诃子。

(3) 内服 2～5g，煎汤或入丸散。外用适量，研末干掺或调敷。

荜澄茄：(1) 性温，又入脾经，力持久，惟善散胃寒，兼行气，以止呕消胀痛为长。

(2) 兼入肾与膀胱经，善温肾、散膀胱冷气，治寒疝腹痛、虚寒性小便不利，寒湿下注膀胱所致小便浑浊。

(3) 内服 2～5g，煎汤或入丸散。外用适量，研末敷。

附：澄茄子（樟科山鸡椒） 辛，温。归脾、胃、肾、膀胱经。功能温中止痛，行气活血，平喘，利尿。主治脘腹冷痛，呕吐，泄泻，食积气胀，寒湿痹痛，跌打损伤，寒哮，阴寒腹水，寒疝腹痛，小便不利，小便混浊。煎服 3～10g，研末 1～2g。因其温燥行散，故热病及阴虚火旺者忌服，孕妇慎服。

与荜澄茄非为一物，注意区别应用。

第八章 理气药

一、含义

凡能疏畅气机，以治疗气滞或气逆证为主要功效的药物，称为理气药。

二、气分病

气分病
- 气虚 → 补气
- 气滞 → 行气
- 气逆 → 降气

气滞气逆原因
- 情志失调
- 寒暖不适
- 食积停滞
- 瘀血停滞
- 外伤

气滞证
- 肝气郁滞：胸胁胀痛、疝气等。
- 脾胃气滞：脘腹胀痛、嗳气等。
- 肺气壅滞：胸闷发憋等。

典型症状
- 满
- 胀
- 痛（钝痛）

气逆证
- 肝气上逆：奔豚气等。
- 胃气上逆：呃逆、呕吐、反胃等。
- 肺气上逆：喘息、咳嗽等。

典型症状
- 奔豚（少见）
- 呃逆呕吐（多见）
- 喘息（多见）

三、药性特点、功效与主治病证

1. 药性特点　性多温，少数平，个别寒凉（4 味）；味多辛香，或兼苦；多入肺、脾、肝经。

2. 功效　主能行气、降逆、疏肝、散结、止痛。

部分药物兼能发表、化痰、燥湿、祛寒或清热、活血化瘀。

3. 主治病证　气滞诸证与气逆诸证。

气滞诸证包括：肝郁气滞、脾胃气滞、肺气壅滞。

气逆诸证包括：肝气上逆、胃气上逆、肺气上逆。

部分药物兼治癥瘕积聚、瘰疬、血滞月经不调等。

四、使用注意

1. 本类药性多辛燥，易耗气伤阴，故气虚、阴亏者慎用。
2. 注意选择配伍。

橘柚类理气药

陈皮（芸香科）

辛、苦，温。芳香。归脾、肺经。

辛香行散，苦燥温化
└→理气、燥湿─┬→入脾经→调中→健脾
　　　　　　　└→入肺经→化痰

※ 与青皮相较，温和不峻，作用偏于中上二焦。
※ 久存则燥气大消，故行气而不峻，温中而不燥。
※ 凡湿滞、食积、痰阻、寒凝所致的气滞皆宜。

理气调中：脾胃气滞、脘腹胀满－常配香附、苏梗，如香苏散。
　　　　　寒湿中阻、脘腹痞满－常配厚朴、苍术，如平胃散。
燥湿化痰：脾虚食少便溏－常配党参、白术、甘草、茯苓等。
　　　　　肝气乘脾－常配炒白芍、防风、炒白术，如痛泻要方。
　　　　　痰湿咳喘─┬寒者－常配半夏、茯苓、甘草，如二陈汤。
　　　　　　　　　　└热者－常配黄芩、桑白皮、石膏等。

此外，又常与补虚药配伍，使补虚而不滋腻碍胃。

本品内服 3～9g，煎汤剂，或入丸散。

本品辛苦燥散，温能助热，故舌红少津、内有实热及吐血者慎服，气虚及阴虚燥咳者不宜服。久服多服损人元气。

附：橘红（外层果皮）　性味归经同陈皮。长于燥湿发表。善治喉痒痰多。内服 3～10g，煎汤或入丸散。

橘白（内层果皮）　性味功能同陈皮，力缓，温燥之性弱，不伤阴。长于化湿和中。善治湿热伤中，脾虚痰多。内服 3～10g，煎汤，或入丸散。

橘络（维管束）　甘、苦，平。归肝、肺经。功能宣通经络，化痰理气。

主治痰滞经络或咳痰胸痛。内服 3～5g，煎汤或入丸散。

橘核（种子） 苦，平。归肝经。功能行气散结止痛。主治肝气郁滞所致肿痛结块。内服 3～10g，煎汤，或入丸散。

橘叶（树叶） 辛、苦，平偏凉。归肝、胃经。功能疏肝行气，消种散结。主治胁肋痛，乳痈。内服 6～10g。煎汤或入丸散。

化橘红（芸香科柚） 性味、归经、功效似橘皮。长于化痰，兼消食。善治咳嗽痰多喉痒及食积伤酒。内服 3～9g，煎汤或入丸散。本品辛苦温燥，故舌红少津、内有实热者慎服，气虚及阴虚燥咳者不宜服。

青皮（芸香科）

苦、辛，温。归肝、胆、胃经。

苦降下行，辛温行散

→破气→入肝胆经→疏肝→散结→止痛

→入胃经→消积→除胀满→（止痛）

※ 与陈皮相较，作用强烈，沉降下行，作用偏于下中二焦。

※ 凡肝郁、气滞、食积重症皆宜，兼寒或肿结者尤佳。

疏肝破气：肝郁气滞一常配柴胡、香附、川芎等。

散结消积：乳房胀痛一可配柴胡、橘核、瓜蒌等。

寒疝腹痛一可配香附、小茴香、乌药等。如天台乌药散。

癥瘕积聚一常配丹参、柴胡、生牡蛎、土鳖虫等。

食积胀痛一可配焦三仙、炒枳壳等。

此外，治疟疾，常配柴胡、青蒿、黄芩、常山、知母、草果等。制成注射液，静脉点滴有升血压、抗休克作用。

本品内服 3～10g，煎汤或入丸散。疏肝宜醋炒。

本品辛散苦泄，性烈耗气，故气虚津伤者慎服。

佛手（芸香科）、香橼（芸香科）

佛手 辛、苦，温。归肝、脾、胃、肺经。疏肝理气和中化痰。

香橼 辛、微苦、酸，温。归肝、脾、肺经。疏肝理气和中化痰。

相同：（1）辛散苦泄温通，入肝、脾、肺经，药力平和。

（2）疏肝理气、和中化痰，治肝郁气滞、肝气犯胃及痰湿壅滞之咳嗽痰多胸闷。

（3）内服均为 3～10g，煎汤或入丸散均可。

相异：

佛手：兼入胃经，长于理肝胃之气，亦可泡茶饮。阴虚火旺、无气滞者慎服。

香橼：兼酸味，长于理脾肺之气。阴虚血燥及孕妇气虚者慎服。

枳实（芸香科）

苦、辛，微寒。归脾、胃、大肠经。

苦降下，辛行散，微寒而不温燥

→入脾胃大肠→破气、缓通大便→消积→除胀满

　　　　　　　→化痰→除痞满

※ 其为未成熟果实，气锐力猛，为破气消积、化痰除痞之要药。

※ 凡食、痰所致气滞皆宜，兼热者最佳，兼寒者当炒用以去其寒性。

破气消积：食积便秘胀痛—轻者一常配厚朴、大黄，如小承气汤。

　　　　　　　　　　　　—重者一可再配芒硝，如大承气汤。

泻痢里急后重一可配大黄、木香、槟榔等。

化痰除痞：痰湿阻滞之胸脘痞满一可配厚朴、陈皮、半夏等。

痰滞胸痹一可配陈皮、桂枝、瓜蒌、薤白等。

痰热虚烦不眠惊悸不宁一可配竹茹、陈皮、茯苓、半夏等。

此外，治脏器脱垂、胃扩张，常取大量并配黄芪、人参、柴胡、升麻等。制成注射液，静脉点滴，能升血压、抗休克。

本品内服 3～10g，大剂量可用 15g，煎汤或入丸散。外用适量，研末调涂或炒热熨。

本品破气，故脾胃虚弱及孕妇慎服。

枳壳（芸香科）

为成熟或近成熟果实。性味功效同枳实而作用缓和。长于理气宽中，主治胸胁气滞胀满、食积胀满轻症、脏器脱垂。制成注射液，能升血压、抗休克。内服 5～15g，大剂量可用 30g，煎汤或入丸散。外用适量，研末调涂或炒热熨。脾胃虚弱不宜单用，孕妇慎服。

非橘柚类通理三焦气滞药

木香（菊科）

辛、苦，温。芳香。归脾、胃、大肠、胆经。

辛散香燥，苦降温通，可升可降

→主入脾胃经，兼入大肠与胆经，生煨用功异

→生用行气调中→止痛

→消食→开胃→健脾

→煨用→行中有止→实肠→止泻

※ 通理三焦，重在脾胃，尤善行胃肠气滞，为行气止痛之要药。

※ 凡食积、湿滞、寒凝导致的脾胃或胃肠气滞皆可选投。

行气调中—脘腹胀痛－常配延胡索(即胃灵散)、陈皮等。

止　　痛—泻痢后重－常配黄连(即香连丸)、马齿苋等。

消食健脾—寒疝腹痛－可配青皮、丁香、小茴香，如导气汤。

—脾胃气虚不运－常配砂仁、人参等，如香砂六君子丸。

此外，常与补虚药同用，以促进补力吸收。

本品内服 3～10g，煎汤或入丸散。生用专行气，煨用行气兼止泻。

本品辛温香燥，故阴虚、津亏、火旺者慎服。

香附（莎草科）

辛、微苦、微甘，平。芳香。归肝、三焦经。

辛香行散，微苦略降，微甘能和，性平不偏

→入肝三焦经→生、炙用→疏肝理气→止痛

→生用→兼发表　　→气行则血行→调经

※ 疏理三焦气滞而偏于肝，尤善行胃肠气滞。

※ 气病之总司，妇科之主帅，为行气止痛之良药。

※ 凡气滞、肝郁所致诸证，无论兼寒兼热皆可选用。

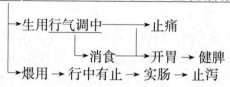

疏肝理气—肝郁气滞－常配枳壳、柴胡、川芎等，如柴胡疏肝散。
调经止痛—肝胃不和－常配柴胡、青皮、陈皮、佛手等。
—寒凝气滞之脘腹胀痛－常配高良姜，如良附丸。
—寒疝腹痛－可配乌药、青皮、小茴香等。
—月经不调－可配柴胡、当归等。
—痛经－可配川芎、当归、红花等。
—乳房胀痛－可配柴胡、当归、橘叶等。
—胎前产后诸疾－可酌情配伍他药。

兼能发表：表证兼气滞－常配陈皮、苏梗，如香苏散。

此外，单用大量生香附煎汤外洗，可治扁平疣。

本品内服6～12g，煎汤或入丸散。外用适量，研末撒、调敷或作饼热熨。醋炙止痛力增强。

本品虽平和，但终属辛香之品，故气虚无滞及阴虚血热者慎服。

乌药（樟科）

辛，温。芳香。归脾、肺、肾、膀胱经。

辛香温散
→入肺脾经→散寒疏理胸腹部邪逆之气→顺气散寒→止痛
→入肾膀胱经→温肾、散膀胱冷气→顺气散寒→止痛

※ 疏理三焦气滞而作用偏于下焦（肾、膀胱），尤善除膀胱冷气。

※ 为顺气散寒止痛之佳品，善治气滞兼寒者，兼阳虚者最宜。

行气止痛：寒郁气滞—胸闷胁胀－可配瓜蒌皮、枳壳等。
温肾散寒：诸　　证—脘腹胀痛－可配木香、陈皮、苏梗等。
—寒疝腹痛－可配木香、青皮、香附等。
—痛经（得暖则舒）－可配当归、川芎等。
七情郁结复感寒邪之气逆喘息－常配人参、沉香、枳壳等。
阳虚膀胱虚寒之遗尿尿频－常配山药、益智仁，如缩泉丸。

此外，治疗湿热下注膀胱之小便淋涩作痛，在选用大量的清热利湿药时加一点本品，可提高疗效。此乃单用苦寒通利之品，有伤阳之虞，用本品既护阳气，又顺气，以促进膀胱气化功能的复常。

本品内服3～10g，煎汤或入丸散。

本品辛温香燥，能耗气伤血，故气虚血亏或有内热者慎服。

非橘柚类其他理气药

沉香（瑞香科）

辛、苦，温。芳香。归肾、脾、胃、肺经。

芳香辛散温通，味苦质重下行

→入脾胃经→行气温中→止痛

→降逆气→止呕

→入肾肺经→温肾暖肺→纳气→平喘

→温助肾阳→暖精、暖宫

※ 温而不燥，行而不泄，理气而不耗气，无破气之害，为理气良药。

※ 既降逆气，又纳肾气，且不伤气，治气逆喘息虚实咸宜。

行气止痛：寒凝气滞、冷气攻冲之胸腹胀痛－可配香附、砂仁等。

降逆止呕：胃寒气逆之呕吐呃逆－可配丁香、柿蒂、生姜等。

温肾纳气：气逆喘息

- 实证：气喘痰壅 － 可配苏子、半夏、陈皮等。
- 虚证
  - 肾阳虚 － 可配蛤蚧、八味地黄丸。
  - 肾阴虚 － 可配五味子、六味地黄丸。
- 虚实夹杂：上盛下虚 － 配苏子、当归、半夏等。

此外，治虚冷便秘，可配肉苁蓉、火麻仁等。治男子精冷，可配花椒、肉桂等。在利尿通淋药中，少加沉香，有护阳降气，促进膀胱气化之妙。

本品内服煎汤1～3g，后下；研末冲，0.5～1.5g。亦可磨汁或入丸散。

本品辛温助热，故阴虚火旺及气虚下陷者慎服。

檀香（檀香科）

辛，温。芳香。归脾、胃、肺经。

辛香行散温通

→入脾胃肺经→理脾肺之气、散寒→调中→止痛

→利胸膈→止痛

理气调中、散寒止痛

- 寒凝气滞之胸腹胀痛 － 可配沉香、木香等，如聚香饮子。
- 寒凝气滞之胸痹绞痛 － 可配荜茇、延胡索等，如宽胸丸。
- 噎膈食入即吐 － 可配赭石、沉香等。

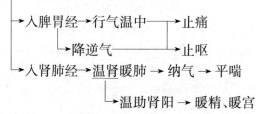

本品内服 1～3g，煎汤，或入丸散。
本品辛温香燥，能伤阴助火，故阴虚火旺、气热吐衄者忌服。

薤白（百合科）

辛、苦，温。归心、肺、胃、大肠经。

辛散温通，苦泄滑利
→入心肺经 → 散阴寒之凝结 → 通阳散结
→入胃与大肠经 → 行胃肠滞气 → 行气导滞

※ 上开胸痹，下泄气滞，善条达凝郁，为治胸痹之要药。

通阳散结：痰凝闭阻、阳气被遏之胸痹疼痛－常配瓜蒌（固定）等。

行气导滞：胃肠气滞之下痢后重—寒湿者－可单用，或酌情配伍他药。
—湿热者－可配黄芩、马齿苋等。

本品内服 5～10g，煎汤或入丸散。外用适量，捣敷或捣汁涂。
本品辛苦温散，并有蒜味，故气虚无滞、胃弱纳呆及不耐蒜味者慎服。

大腹皮（棕榈科）

辛，微温。归脾、胃、大肠、小肠经，又名槟榔皮。

辛微温行散→入脾胃大肠经 → 行气除湿 → 宽中
→入小肠经 → 下气利水 → 消肿

※ 功似厚朴而力缓，既行气又除水湿。
※ 三焦湿郁之胸腹胀闷、水肿脚气皆可选用。

行气宽中：三焦湿郁之胸腹胀闷—可配藿香、厚朴等。

利水消肿：水肿—可配茯苓皮、桑白皮、生姜皮等。
脚气—可配土茯苓、防己、木瓜等。

本品内服 5～10g，或入丸散。外用适量，煎水洗或研末敷。
本品辛温行散，有耗气之虞，故气虚者慎服。

川楝子（楝科）、青木香（马兜铃科）、荔枝核（无患子科）

川楝子　苦，寒。有小毒。归肝、胃、小肠、膀胱经。清散止痛杀虫。
青木香　辛、苦，寒。有小毒。归肝、胃经。清散止痛解毒。
荔枝核　甘，温。归肝、胃经。温散止痛。

相同：(1) 均入肝、胃经，为行肝胃经滞气之品。
(2) 善行气止痛，治肝胃气滞诸证。

相异：

川楝子：(1) 苦寒清泄，又兼清热，肝胃气滞兼热者最宜，常配延胡索，即金铃子散。若有寒或热不盛者当用炒制品。

(2) 清肝火，治肝胆火盛之急躁易怒，可配龙胆草、栀子、地黄等。

(3) 有小毒，能杀虫，治虫积腹痛，可配使君子等。

(4) 兼入小肠与膀胱经，能清利下焦湿热，治湿热小便不利。

(5) 外用杀虫止痒，治疥癣。

(6) 内服 3～10g，煎汤或入丸散。外用适量，研末调涂。

(7) 本品味苦性寒有小毒，过量用可引起头晕呕吐、腹泻、呼吸困难、心跳加快、震颤、痉挛，甚则麻痹失去知觉，故不可过量服，脾胃虚寒者慎服。

青木香：(1) 唐以前多指菊科木香，唐以降渐转本品。

(2) 苦燥辛散，微寒清解，善止痛，肝胃气滞痛重偏热夹湿者最宜。

(3) 有小毒，兼祛湿清热、解毒消肿，治痧胀腹痛吐泻、风湿痹痛、牙龈肿痛、湿疹、湿疮、毒蛇咬伤。

(4) 降血压，治高血压属肝阳上亢者。

(5) 内服煎汤，3～10g；散剂，1.5～2g。外用适量，研末敷。

(6) 本品有小毒，多服易引起恶心呕吐；又含马兜铃酸，能损害肾功能，故不宜过量或长期服用，脾胃虚寒患者慎服，肾功能不全或肾病患者忌服。

荔枝核：(1) 甘温行散而无毒，肝胃气滞偏寒者最宜。

(2) 兼散寒，治寒疝腹痛、经寒痛经、产后腹痛、乳房胀痛等。

(3) 降血糖，寒凝气滞兼血糖高者宜用。

(4) 内服 10～15g，煎汤，或入丸散。入汤剂打碎。

玫瑰花（蔷薇科）、绿萼梅（蔷薇科）

玫瑰花　甘、微苦，温。芳香。归肝、脾经。芳香疏理兼散瘀。

绿萼梅　微酸、微苦，平。芳香。归肝、胃经。芳香疏理。

相同：(1) 均微苦能泄，均入肝经，为芳香疏理之品。

(2) 均能疏肝解郁、理气和胃，治肝胃不和所致的胁肋胃脘胀痛或纳食不香。

(3) 入汤剂均不宜久煎。

相异：

玫瑰花：(1) 质轻味甘，芳香温散，兼入脾经。

(2) 又散瘀和血，治肝郁气滞血瘀之月经不调、痛经及跌打伤肿。

(3) 内服3～6g，煎汤，浸酒或熬膏。

(4) 本品性温，故阴虚火旺及内热未清者忌服。

绿萼梅：(1) 又名白梅花。质轻微酸，芳疏性平，兼入胃经，又治肝郁气滞、痰气交阻之梅核气，以疏肝悦脾，并常配苏梗、厚朴、茯苓等。

(2) 内服3～6g，煎汤或入丸散。外用适量，敷贴。

刀豆（豆科）、柿蒂（柿科）

刀豆　甘，温。归胃、肾经。降逆兼温阳。

柿蒂　苦，平。归胃经。苦泄降逆。

相同：均入胃经，能降逆止呃，治呃逆呕吐。

相异：

刀豆：(1) 甘温质重，兼能温中，善治虚寒呃逆，常配沉香、丁香等。

(2) 兼入肾，又能温肾助阳，治肾阳虚证。

(3) 内服10～15g，煎汤，或烧存性研末。

(4) 本品性温，故胃火炽盛者慎服。

柿蒂：(1) 苦降性平，专入胃经，凡呃逆呕吐不论寒热皆宜，常配丁香。

(2) 内服3～12g，煎汤或入丸散。

娑罗子（七叶树科）、八月札（木通科）

娑罗子　甘，温。归肝、胃经。温散疏理止痛。

八月札　苦，平。归肝、胃经。平散疏活止痛利尿。

相同：(1) 均入肝、胃经。

(2) 均能疏肝理气和中，治肝胃气滞痛、疝气痛、肝郁气滞胁痛。

相异：

娑罗子：(1) 甘温疏散，长于宽中和胃，肝胃不和兼寒者多用。

(2) 内服3～10g，煎汤或入丸散。

(3) 本品性温，故阴虚有热者忌服。

八月札：(1) 苦泄性平，入气走血，肝胃不和无论寒热均可。

(2) 能活血止痛，治痛经、经闭。

(3) 能散结消肿，治瘰疬、肿瘤、蛇虫咬伤。

(4) 能利尿，治小便不利。

(5) 内服6～12g，煎汤或入丸散。

甘松（败酱科）、九香虫（蝽科）

甘松　辛、甘，温。归脾、胃经。辛香温散兼开脾郁。

九香虫　咸，温。归脾、肝、肾经。咸香温散兼助肾阳。

相同：(1) 均芳香性温，入脾经。

(2) 均行气止痛兼散寒，治寒郁气滞诸证。

相异：

甘松：(1) 辛香甘温，兼入胃经，温而不热，甘而不滞，香而不燥，善开脾郁，治脾胃不和多用。

(2) 取其香味，煎汤外洗治脚臭。

(3) 内服3～6g，煎汤或入丸散。外用适量，煎汤外洗。

(4) 本品辛香温燥，故不宜过大量服用，气虚血热者忌服。

九香虫：(1) 咸而芳香，温通行散，又入肝经，善行气止痛，治肝脾、肝胃不和多用，并常以炒九香虫配炙刺猬皮同用。

(2) 兼入肾经，能温肾助阳，治阳虚、遗尿、滑精。

(3) 内服3～5g，煎汤或入丸散。

(4) 本品性温助热伤阴，故阴虚内热者忌服。

第九章 消 食 药

一、含义

凡以消食化积、增进食欲为主要功效的药物，称为消食药。

二、药性特点、功效与主治病证

1. 药性特点　味多甘；性多平，少数温；主入脾、胃经，多炒焦用。
2. 功效　主能健运脾胃→增强消化功能→消食除胀→和中。
部分药物兼能化痰、活血、下气、排石等。
3. 主治病证　主治食积不消、脾胃不健、消化不良。
部分药物兼治咳喘痰多、瘀血痛经或经闭、肝胆结石等。

三、使用注意

注意选择配伍。

麦芽（禾本科）、稻芽（禾本科）
谷芽（禾本科）、神曲（半加工品）

麦芽　甘，平。归脾、胃、肝经。消导益中兼疏肝回乳。
稻芽　甘、平。归脾、胃经。消导益中。
谷芽　甘，温。归脾、胃经。消导益中。
神曲　甘、辛，温。归脾、胃经。消导兼行气。

相同：（1）均甘能益中，炒焦健胃，入脾、胃经，为消食导滞之常用药。

（2）均能消食和中，治食积不化（炒焦），常选择其中的二至三味相须为用；治脾胃虚消化不良，常配党参、白术、茯苓等。

相异：

麦芽：（1）性平少偏，兼益脾养胃，长于消面积，无论寒热咸宜。
（2）兼入肝经，生用疏肝，辅助治肝郁，兼食积者尤宜。

(3) 回乳，断奶或又兼乳胀，可取焦麦芽 100g、蒲公英 15g，煎汤服。

(4) 内服 10～15g，大剂量 30～120g，煎汤或入丸散。回乳宜用大剂量。健脾养胃生用，行气消积炒用或炒焦用。

(5) 本品能回乳，故妇女授乳期不宜服。

稻芽：(1) 性平少偏，兼益脾养胃，力较麦芽缓，长于消谷积，无论寒热咸宜。

(2) 不燥烈伤阴，病后脾气与胃阴被伤之不饥食少最宜，可配山药等。

(3) 内服 10～15g，大剂量 30g，煎汤或入丸散。生用长于和中，炒用偏于消食，炒焦消食力强，也可生熟同用。

谷芽：(1) 性温，兼益脾养胃，力较麦芽缓，长于消谷积，兼寒者尤宜。

(2) 内服 10～15g，大剂量 30g，煎汤或入丸散。生用长于和中，炒用偏于消食，炒焦消食力强，也可生、焦同用。

神曲：(1) 性温，药力较强，长于消谷积，兼寒者尤佳。

(2) 兼行气，善治食积兼气滞胀满者。

(3) 丸剂中有矿物药者常用本品作糊丸剂，一则赋形，二则助消化。

(4) 内服 6～15g，煎汤，或入丸散。消食宜炒焦用。

(5) 本品性偏温燥，故脾阴虚、胃火盛者不宜服。

山楂（蔷薇科）

酸、甘，微温。归脾、胃、肝经。

酸甘微温，消化行散
→入脾胃经→开胃、消食积→和中、降脂
→入肝经血分→活血化瘀

※ 酸甜可口，药食兼用。

※ 消积力强，善治油腻肉积，为消食良药。

※ 集消食、化瘀、降脂于一体，食积兼血瘀或血瘀兼血脂高者宜用。

消食化积：油腻肉积、小儿乳积—多入丸散，如山楂丸、肥儿散等。

活血化瘀：痛经、经闭—单用，或配玫瑰花泡茶饮。

产后瘀阻腹痛—单用或配当归、川芎、桃仁等。

降血脂：肥胖、高脂血症—常配茵陈蒿、泽泻、决明子等。

此外，炒炭能止血止痢，治痢疾便血。

本品内服 10～15g，大剂量 30g，煎汤或入丸散。消食导滞宜炒焦。

本品味酸，故胃酸过多者忌服，胃溃疡患者不宜服。

莱菔子（十字花科）

辛、甘，平。归脾、肺经。又名白萝卜子。

辛甘消散，平而能升能降

→炒用降而不升 → 消导化痰 → 入脾 → 消食下气 → 除胀满

　　　　　　　　　　　　→ 入肺 → 化痰降气 → 止咳喘

→生用能升能降 → 催吐 → 催吐风痰（今之临床少用）

（生用能升能降 ↑ 消导化痰）

※ 消积力强，善消面积，无论寒热咸宜。

※ 集消积、化痰、降气于一体，治痰咳气逆兼食积最佳。

炒用：消食除胀：食积气滞－可配山楂、神曲、大腹皮等，如保和丸。

　　下气化痰：喘咳痰多－常配苏子、白芥子，如三子养亲汤。

　　此外，还可用治肠梗阻等急腹症。

生用：催吐风痰：痰闭神昏－常配皂角，以开窍醒神救急。

本品内服 6～10g，打碎水煎，或入丸散。消食宜炒用。

本品辛散耗气，故气虚及无食积、痰滞者慎服。不宜与人参同服。

鸡内金（雉科）

甘，平。归脾、胃、肝、肾、膀胱经。

甘平运化涩敛

—入脾胃经 → 运脾消食

—入肝肾膀胱经 → 化坚消石 → 排、消肝胆与泌尿系结石

—入肝经 → 化瘀血 → 消癥瘕

—入肾膀胱经 → 固精止遗

※ 消积力强，各种食积均消，为运脾消食良药。

※ 既化瘀血，又增进消化以生新血，治久瘀、癥瘕兼血虚宜用。

※ 既消食，又排石，食积兼结石者尤宜。

运脾消食：食积不消－可单用，或配神曲、麦芽等。

　　　　　脾虚食少－常配山药、白术等。

　　　　　小儿疳积－可单用，或配使君子等。

化坚排石：泌尿系或肝胆结石－常配金钱草、海金沙、郁金等。

化瘀消癥：癥瘕积聚－可配丹参、土鳖虫、莪术等。

固精止遗：遗精遗尿－可配菟丝子、沙苑子、金樱子等。

本品煎汤 3～10g；研末每次 1.5～3g；或入丸散服。本品微炒研末服，

疗效比入汤剂好。

本品消食化积力强，故脾虚无积滞者慎服。

阿魏（伞形科）

辛、苦，温。归脾、胃、肝经。

辛苦臭香温散

→入脾胃经→消积化滞、杀虫→除胀止痛

→入肝经→消癥散结

※ 消积力强，善消肉积、油积。

消积化滞：食积胀痛—可配山楂、神曲等。

消癥散结：癥瘕痞块—可配鳖甲、丹参、大黄等，内服外用皆可。

瘿瘤瘰疬—可配穿山甲、赤芍、麝香等。

杀虫：虫积腹痛—可配使君子、槟榔、雷丸等。

本品内服 1～1.5g，入丸散。外用适量，熬制成药膏或研末入膏药内，敷贴。

本品辛苦温散，能耗气伤胃伤胎，故孕妇及脾胃虚弱者忌服。

第十章 驱虫药

一、含义

凡以去除或杀灭人体寄生虫为主要功效的药物，称为驱虫药。

二、人体内常见寄生虫

1. 线虫类　蛔（痐、蚘）虫、蛲虫、钩虫、丝虫、鞭虫等。
2. 吸虫类　血吸虫、肝吸虫、肠吸虫（姜片虫）、肺吸虫等。
3. 绦虫类　猪、牛绦虫、短小绦虫等。

其中，最常见的寄生虫有蛔虫、蛲虫、钩虫、绦虫、丝虫等。

三、虫证

常见的有蛔虫病、蛲虫病、钩虫病、绦虫病。

引发原因：
- 古有湿热生虫之说，湿热的胃肠道环境有助于寄生虫生长；
- 不讲卫生，从口从皮肤感染虫卵或幼虫（如丝虫），或蚊蝇传播。

临床症状：不思饮食、多食善饥；嗜食异物（要与缺锌症鉴别）、呕吐涎沫或虫体；绕脐腹痛、胁下刺痛；面色萎黄、形体枯瘦；脸面、眼球有虫斑；肛门瘙痒、便中有虫卵等。

四、药性特点、功效与主治病证

1. 药性特点　味多苦；性有温、平、寒之分；多入脾、胃或大肠经。
2. 功效　对人体肠道寄生虫有毒杀作用，善驱虫或杀虫。

部分药物兼能开胃、消积、下气、利水、通便。

3. 主治病证　主治人体各种寄生虫病，主要是指肠道寄生虫病，即蛔虫证、蛲虫证、钩虫证、绦虫证。

部分药物兼治食积、水肿、便秘等。

五、使用注意

1. 注意选择配伍，体弱者补虚为先或补虚驱虫并施。
2. 注意服药方法，多数宜早晨空腹服。
3. 注意使用方法，各药的使用方法有别，要谨守。
4. 常配伍泻下药，以促进虫体排出。

使君子（使君子科）

甘，温。归脾、胃经。

甘润气香而温

└→入脾胃经 → 驱虫、健脾 → 消疳积

※ 甘香易食，小儿最宜，杀虫的主要成分为使君子酸钾。

杀虫：蛔、蛲、钩虫病一单用，或配苦楝皮、牵牛子、大黄等。

健脾消积：小儿疳积一可配山楂、鸡内金、神曲等。

乳食停滞一多入复方，如肥儿丸。

本品内服 6～10g。小儿每岁 1 粒半，一日总量不超过 20 粒。空腹服，连用 2～3 天。去壳取仁，水煎或炒香嚼服，或入丸散服。

本品大量服用可致呃逆、眩晕、呕吐等，故不宜超量服。若与热茶同服，亦可引起呃逆，故服药期间忌饮茶。

苦楝皮（楝科）

苦，寒。有毒。归脾、胃、肝经。

苦燥寒清有毒

├→内服 → 入脾胃肝经 → 驱杀蛔、蛲、钩虫兼清湿热

└→外用 → 除湿热、杀皮肤黏膜寄生虫、抑制致病真菌 → 止痒

※ 味苦有毒而杀虫，力强效佳，杀蛔有效成分为苦楝素。

杀虫：蛔虫、蛲虫、钩虫病一单用，或配使君子等。

清热燥湿止痒：湿疹、湿疮、疥癣一单用，或配地肤子等。

本品内服，干品每次 6～15g，鲜品 15～30g，水煎或入丸散，鲜用效佳。外用适量，煎水洗，鲜品捣敷，或干品研末调敷。

本品苦寒有毒，能伤胃损肝，故不宜过量或持续服用，脾胃虚寒及肝病患者忌服。

榧子（红豆杉科）、鹤虱（菊科）、芜荑（榆科）

榧子　甘，平。归肺、胃、大肠经。甘平香润杀虫。

鹤虱　苦、辛，平。有小毒。归脾、胃经。苦辛性平杀虫。

芜荑　辛、苦，温。归脾、胃经。辛苦温燥而杀虫祛湿。

相同：均入胃经，能杀虫，治各种虫积腹痛。

相异：

榧子：(1) 香甜可口，甘润多脂，性平不偏，力缓而不伤胃。

(2) 兼入肺与大肠经，能润燥，治肺燥咳嗽、肠燥便秘。

(3) 内服 30～50g，炒熟去壳取种仁嚼食；或去壳生用，打碎入煎。治钩虫病等，每天用 30～40 个，炒熟去壳，早晨空腹一次嚼食，连服至便中虫卵消失为止。炒熟服效佳。

(4) 本品甘润滑肠，故不可过量服，肺热痰咳者忌服。

鹤虱：(1) 苦辛而平，有小毒，兼入脾经，专于杀虫，少作他用。

(2) 内服 5～15g，水煎或入丸散。

(3) 本品有小毒，服后数小时或第 2 天可有轻微头晕、恶心、耳鸣、腹痛等反应，一般可自行消失。

芜荑：(1) 辛苦温燥，兼入脾经，又能消积，治小儿疳积。

(2) 外用祛湿止痒，杀皮肤寄生虫，治疥癣。

(3) 内服，煎汤 3～10g，散剂 3g，或入丸剂。外用适量，研末调敷。

(4) 本品易伤脾胃，故脾胃虚弱者忌服。

贯众（鳞毛厥科）

苦，微寒。有小毒，归肝、脾、胃经。又名绵马贯众。

<u>苦微寒而有小毒，生品炒炭性效有别</u>

└→入肝脾胃经──→生用 → 苦寒清泄杀虫 → 驱杀蛔蛲钩虫、清解热毒

　　　　　　　　└→炒炭 → 涩敛兼清泄 → 凉血、收敛 → 止血

※ 贯众炭为治妇科崩漏之佳品。

生用：杀虫：蛲虫、钩虫、绦虫病－可配苦楝皮、使君子、牵牛子等。

　　清热解毒：温毒发斑－可配金银花、连翘、大青叶等。

　　　　　　痄腮－可配板蓝根、牛蒡子、赤芍等。

此外，能抗病毒、细菌、真菌、原虫，防治流感、流脑、肝炎、麻疹，单用或与生甘草、板蓝根、紫草等配伍同用。

炒炭：（凉血）止血：血热吐、衄、便血、崩漏－常配大蓟、小蓟、栀子等。

本品内服10～15g，煎汤或入丸散。驱虫、清热解毒宜生用；止血宜炒炭用。

本品苦寒有小毒，故用量不宜过大，孕妇及脾胃虚寒者慎服。

槟榔（棕榈科）、南瓜子（葫芦科）

槟榔　苦、辛，温。归胃、大肠经。杀虫消积下气利水兼通便。

南瓜子　甘，平。归胃、大肠经。杀虫兼润肠。

相同：（1）均入胃与大肠经，善杀绦虫，为驱绦良药，单用槟榔，或同用。（先嚼食生南瓜子仁，后服槟榔药液）

（2）兼杀蛔虫，治蛔虫病，常同用。

（3）兼通便，能促进虫体尽快排出体外。

（4）驱绦虫用量宜大（60～120g），宜生用。

相异：

槟榔：（1）苦降质重，辛散温通，药力较强，杀虫成分为槟榔碱。

（2）杀绦虫力强，主麻痹猪带绦虫全体，牛带绦虫头部及未成熟节片。

（3）兼杀短小绦虫、蛲虫、钩虫、姜片虫（古称赤虫）。

（4）兼下气消积，且通便力较强，又治食积气滞胀痛或便秘，或湿热泻痢里急后重（可配木香、黄连、黄芩、黄柏等）。

（5）兼利水除湿，治水肿（配猪苓、茯苓），脚气（配蚕沙、土茯苓）。

（6）截疟，治疟疾寒热，常配常山，或加草果、柴胡、知母等。

（7）近年用治急腹症，常配木香、柴胡等；尤善治肝胆结石，常配大黄、金钱草、郁金、海金沙、鸡内金等。

（8）内服6～15g，煎汤或入丸散。若单用杀绦虫、姜片虫时，可用60～120g。外用适量，煎水洗或研末调。焦槟榔长于消积，为焦四仙之一。另据观察，驱绦用鲜品为佳，煮前用水泡效果好，直接注入十二指肠比口服好，加泻药效果更好。

（9）本品行气、缓通便，故脾虚便溏及气虚下陷者不宜服。有一定毒性，中毒后常见恶心、呕吐、腹痛、心慌等，可用洗胃、肌内注射阿托品等法救治。

南瓜子：（1）甘香温润而力较缓，药食兼用，杀虫成分为南瓜子氨酸。

（2）杀绦虫力较缓，主麻痹猪、牛带绦虫中后段孕卵节片。

(3) 兼杀血吸虫，用量宜大（每次用生品 240～300g），疗程宜长（15 天）；对日本血吸虫尾蚴有杀灭作用；对成虫虽不能杀灭，但能使虫体萎缩、生殖器官退化、子宫内虫卵减少。临床少用。

(4) 润肠通便，治肠燥便秘。

(5) 生用治前列腺、乳腺增生、膀胱炎。

(6) 内服 60～120g，生用连壳或去壳研细粉冷开水调服，或去壳嚼服。

雷丸（白蘑科）

苦，寒。归胃、大肠经。

苦寒泄降而有小毒→入胃与大肠经→杀虫、消积。

※杀虫良药，最宜杀绦虫。所含雷丸素为蛋白分解酶，能破坏绦虫节片。

杀虫：绦虫病—单用研粉服即可。

钩虫病、蛔虫病—可配槟榔、苦楝皮、木香等。

消积：小儿疳积—可配神曲、鸡内金、使君子等。

本品内服 6～15g，不入煎剂，宜研粉或入丸剂。驱绦虫，每次服粉剂 12～18g，饭后用冷开水调服，每日 3 次，连服 3 天。

本品入煎剂，无驱绦虫作用。因其性苦寒，故无虫积者忌服，脾胃虚寒者慎服。有效成分为蛋白酶，受热（60℃左右）或酸作用下易被破坏失效，而在碱性溶液中使用则作用最强。

鹤草芽（蔷薇科）

苦，凉。归肝、小肠、大肠经。

苦凉泄降→入肝小肠大肠经→杀绦虫、缓通便

※专杀绦虫，兼泻下而利于虫体排出，为治绦虫病要药。

※杀绦成分为鹤草酚（$C_{26}H_{16}O_8$），作用于绦虫头部，抑制其头部吸盘。

杀虫：各种绦虫病—单用即可。

本品鹤草酚不溶于水，故不宜入煎。研粉吞服，成人 30～50g，小儿 0.7～0.8g/kg；无须另服泻药。浸膏：成人 1.5g，小儿 45mg/kg。鹤草酚结晶：成人 0.7g。鹤草酚粗晶片：成人 0.8g，小儿 25mg/kg。后两种宜在清晨空腹 1 次顿服，服后 1.5 小时可用玄明粉等导泻。

部分患者服用本品后有较轻的恶心呕吐反应。

驱杀绦虫

使君子　苦楝皮　榧子　鹤虱　芜荑　贯众　槟榔　南瓜子　雷丸　鹤草芽

驱杀蛔蛲钩虫

第十一章 止血药

一、含义

凡以制止机体内外出血为主要功效的药物，称为止血药。

二、血证与出血证

1. 血证 出血 → 止血 → 止血药
血瘀 → 活血 → 活血药
血虚 → 补血 → 补血药
→ 合称理血药。出血最为急，故置首位。

2. 出血证 体外出血：跌打、金创→外伤出血

体内出血：
- 血热 → 迫血妄行
- 气虚 → 气不摄血
- 血瘀 → 血不归经
- 气逆 → 血随气涌
- 阳虚 → 血不归经

→
- 咯血、咳血
- 吐血、衄血
- 便血、尿血
- 崩血、漏血
- 皮下出血（紫癜）

三、药性特点、功效及主治病证

1. 药性特点 味多苦、甘，少数兼涩、酸；性多寒凉或平，少数温；绝大多数归肝经，兼归肺、心、胃及大肠经。

2. 功效 主能止血。

部分药物兼能清热凉血、活血化瘀、温经通阳等。

3. 主治病证 主治咯血、咳血、吐血、衄血、便血、尿血、崩漏、紫癜、外伤出血等。

部分药物兼治血热、血瘀、疮肿及胃寒等证。

四、分类与各类性能特点

1. 收敛止血药 味多涩，或质黏，或为炭类，性多平，或凉而不甚寒，虽善涩敛止血，但有留瘀恋邪之弊，主治出血而无瘀滞者，若有瘀血或邪实

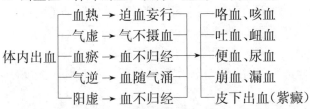

者慎用。

2. 化瘀止血药　性味虽各异，但却均能消散瘀血而止血，主治瘀血内阻、血不循经之出血证，有止血不留瘀、活血而不动血之长，为治出血证之佳品。

3. 凉血止血药　味或苦或甘，性均寒凉，能清血分之热而止血，主治血热妄行之出血证，过量滥用有留瘀之害。

4. 温经止血药　性温热，能温脾阳、固冲脉而统摄血液，功善温经止血，主治脾不统血、冲脉失固之虚寒性出血，滥用有伤阴助火之弊。

总之均可消除血不循经的原因，加速凝血，从而迅速达到止血之目的。

五、使用注意

1. 出血证初期不宜过早使用收敛性较强的止血药，以防留瘀。

2. 若瘀血未尽，应加活血化瘀药，不能单纯止血，但遇一时性大出血则当例外。此时当以止血为主，不管有无瘀血。

3. 大出血有虚脱现象者，当先补气固脱，而后再止血。此乃有形之血不能速生，无形之气当先实固，即血脱益气法，

4. 对于血热兼瘀之出血证，不能用大量的寒凉药，以防加重瘀血。

5. 注意选择配伍。即根据病情选择本章的恰当药物，并酌情配伍他药。

6. 关于炒炭能止血，不能一概而论，应在提高临床疗效的前提下，根据每个药物的具体特性，区别对待，如棕榈须炒炭用，三七则不必炒炭而生用即佳。

第一节　凉血止血药

大蓟（菊科）、小蓟（菊科）、侧柏叶（柏科）

地榆（蔷薇科）、槐花（豆科）、槐角（豆科）

羊蹄（蓼科）、苎麻根（荨麻科）、白茅根（禾本科）

大蓟　甘、苦，凉。归心、肝经。凉血散瘀止血兼解毒。

小蓟　甘，凉。归心、肝经。凉血散瘀止血兼解毒利尿。

侧柏叶　苦、涩，微寒。归肺、肝、大肠经。凉血止血兼燥湿祛痰。

地榆　苦、酸，微寒。归肝、胃、大肠经。凉血收敛止血兼解毒消肿。

槐花　苦，微寒。归肝、大肠经。质轻清火凉血止血。

槐角　苦，寒。归肝、大肠经。质重清火凉血止血。

羊蹄　苦，寒。归心、肝、大肠经。凉血止血兼通肠疗癣。

苎麻根　甘，寒。归心、肝经。凉血止血兼清利安胎。

白茅根　甘，寒。归心、肺、胃、膀胱经。凉血止血兼清利生津。

相同：均性寒或凉，善凉血止血，治血热出血诸证。血热有瘀者不宜大量用，虚寒出血者慎服。

相异：

大蓟：(1) 苦凉清泄，甘能解毒，入心、肝经。又能化瘀解毒消痈，治疮肿。

(2) 较小蓟力强，兼降压。

(3) 内服10～15g，大剂量可至30g；鲜品30～60g。煎汤或入丸散，或捣汁服。外用适量，研末调敷；或鲜品捣敷，或取汁涂擦。鲜品长于凉血止血、化瘀消痈。炒炭长于收敛止血。

(4) 本品苦凉清泄，故孕妇及无瘀滞者慎服，脾胃虚寒者忌服。

小蓟：(1) 苦凉清泄，甘能解毒，入心、肝经。又能化瘀解毒消痈，治疮肿。

(2) 较大蓟力弱，兼利尿，最宜尿血，又治血淋、湿热黄疸。

(3) 内服10～30g，鲜品30～60g，煎汤或入丸散，或捣汁服。外用适量，研末撒或调敷，或煎汤外洗，或鲜品捣敷。止血宜炒炭。

(4) 本品性凉，故脾虚便溏或泄泻者慎服，重症肝炎不宜服。

侧柏叶：(1) 苦寒清泄而燥，味涩质黏而敛，入肺、肝、大肠经，为凉血收敛止血良药，尤宜血热兼湿或痰之出血。炒炭又治虚寒出血，并常配温经止血药。

(2) 燥湿止带，治湿热带下，常配苍术、白术、黄柏等。

(3) 生发乌发，治血热脱发；兼治肝肾亏虚、须发早白，常配补肝肾药。

(4) 祛痰止咳（所含酚性苷镇咳，醇性苷祛痰），治咳嗽痰多而黏。

(5) 还可治疮肿与急性痢疾，并配金银花、马齿苋等。

(6) 内服10～15g，煎汤或入丸散。外用适量，煎汤洗或研末调敷，鲜品捣敷或涂擦。生用长于凉血止血、祛痰止咳，炒炭则长于收敛止血。

(7) 本品苦寒黏涩，故虚寒者不宜单用，出血有瘀血者慎服。

地榆：(1) 苦降酸收，寒能清解，入肝、胃、大肠经，作用偏于下焦，善治下焦血热出血诸证，被古人誉为“断下之品”。治痔疮便血，常配槐角。

（2）善消肿解毒、敛疮止痛，治水火烫伤（常配大黄、四季青）、痈肿疮毒、肠痈、热毒泻痢。

（3）抗 TB（结核）菌，治肺痨、骨痨、盆腔结核等。

（4）内服 10～15g，煎汤或入丸散；研末吞服，每次 1.5～3g。外用适量，煎汤洗渍或湿敷，或研末掺或调敷，或鲜品捣敷。生用凉血解毒力胜，炒炭止血力强。

（5）本品性凉酸涩，故体质虚寒或出血有瘀者慎服。热痢初起者不宜单独用。对于大面积烧伤，不宜使用地榆制剂外涂，以防其所含水解型鞣质被机体大量吸收而引起中毒性肝炎。

槐花：（1）苦微寒而清降，质轻散泄，入肝与大肠经。与槐角相比，虽清火力较缓，但止血作用却强，应用范围广泛，尤宜肠热便血、血热吐衄、尿血；又治肝火目赤肿痛，可配夏枯草、菊花等。

（2）含芦丁、槲皮素等，能降血压、扩张冠状动脉，防治动脉血管硬化。

（3）内服 10～15g，煎汤或入丸散。外用适量，研末调敷。凉血泻火与降血压宜生用，止血宜炒炭或炒用。

（4）本品苦寒，故脾胃虚寒者慎服。

槐角：（1）苦寒清泄，质重沉降，入肝与大肠经，止血作用虽弱于槐花，但清降泄火力却强，且能润肠，治肠热痔漏便血最宜，并常配地榆；又治湿热蕴结之血痢、肝火上炎之心烦胸闷、头痛目赤等。

（2）含芦丁、槲皮素等，能降压，扩冠，预防动脉硬化。古人有单服本品养生者，今人有将其制成还童茶口服而保健者。

（3）内服 10～15g，入汤剂或丸散。槐角沉降主下焦，槐花轻浮主全身，用时当别。

（4）本品苦寒沉降，故孕妇及脾胃虚寒者忌服。

羊蹄：（1）苦寒通泄，入心、肝、大肠经，凉血止血力较强，治各种血热出血皆宜。又能清热通肠，治热结便秘，可配枳实、厚朴。

（2）解毒消肿、疗癣，治水火烫伤、疮肿、疥癣。

（3）内服 10～15g，鲜品 30～50g，入汤剂或丸散，或鲜品绞汁服。外用适量，干品研末调敷，或鲜品捣敷，或磨汁涂，或煎汤洗。

（4）本品苦寒清泄，能缓泻通便，故脾虚大便稀薄者不宜服。

苎麻根：（1）甘寒清利，入心、肝经，凉血止血力较强，治各种血热出血皆宜。又善清热安胎，治胎热、胎漏、胎动不安，常配黄芩、竹茹等。

（2）解毒利尿，治热毒疮肿、痔疮肿痛、淋痛、尿血。

(3) 内服10～30g，鲜品30～60g，入汤剂或捣汁服。外用适量，煎汤外洗，或鲜品捣敷。鲜品较干品为佳。

(4) 本品性寒，故脾胃虚寒及血分无热者不宜服。

白茅根：(1) 甘寒清利，入心、肺、胃经而力缓，且寒不伤胃，甘不腻膈。治各种血热出血皆宜，兼津伤者尤佳。

(2) 清热生津，治胃热呕哕、热病烦渴。

(3) 清肺热，治肺热咳嗽，常配黄芩、地骨皮、瓜蒌等。

(4) 入膀胱经，能利尿通淋，治血淋、热淋、黄疸、水肿兼热。

(5) 内服15～30g，鲜品30～60g，入汤剂或捣汁服。外用适量，煎汤外洗，或鲜品捣敷。生用清热生津、凉血止血、利尿，鲜品更佳。止血宜炒炭。

(6) 本品性寒，故脾胃虚寒及血分无热者不宜服。

芦根与茅根功效简比

芦根	清热生津、止呕、排脓、利尿，兼透散
茅根	凉血止血、清热生津、止呕、利尿

第二节 化瘀止血药

三七（五加科）、菊三七（菊科）、景天三七（景天科）
血余炭（人科）、蒲黄（香蒲科）
茜草（茜草科）、花蕊石（变质岩类岩石）

三七　甘、微苦，温。归肝、胃经。化瘀止血消肿定痛兼补虚。

菊三七　甘、微苦，温。归肝、胃经。化瘀止血消肿定痛。

景天三七　甘、微苦，平。归肝、心经。化瘀止血兼养心。

血余炭　苦、涩，平。归肝、胃、肾经。化瘀收敛止血兼利尿益阴。

蒲黄　甘，平。归肝、心包经。化瘀止血兼利尿。

茜草　苦，寒。归肝经。清热凉血化瘀止血。

花蕊石　辛、酸，平。归肝经。化瘀止血兼重坠。

相同：均入肝经，善化瘀止血，治各种瘀血阻滞之出血证，有止血而不留瘀之长。

相异：

三七：(1) 苦泄温通，甘能补虚，走守兼备，泄中兼补，兼入胃经，止血与化瘀力均强，出血有瘀、有寒或兼体虚者最宜，内服外用皆可。

(2) 善消肿定痛，治血瘀经闭、痛经、癥瘕、跌打肿痛、疮肿。

(3) 兼补虚，治气血亏虚或血虚乏力。

(4) 解雷公藤中毒，并治急性坏死性节段性小肠炎。

(5) 内服 3～10g，煎服或入丸散；研粉吞服，每次 1～1.5g。外用适量，磨汁涂，研末掺或调敷。生用研末效佳。

(6) 本品温通活血，故血热及阴虚有火者不宜单服，孕妇慎服。若出血见阴虚口干者，当配滋阴凉血药同用。

菊三七：(1) 苦泄甘缓温通，兼入胃经。功同三七而不兼补虚，化瘀止血力较三七为缓，出血有瘀、有寒者最宜，内服外用皆可。

(2) 消肿定痛，治跌打肿痛、产后瘀滞腹痛、疮肿。

(3) 内服，水煎 6～10g，研末 1～3g。外用适量，研末敷或鲜品捣敷。

(4) 本品温通活血，故血热及阴虚有火者不宜单服，孕妇慎服。。

景天三七：(1) 苦泄散，甘益养，平偏凉，功似三七而力较弱。化瘀止血力虽弱，但疗效确切，出血有瘀无论寒热虚实皆宜。兼消肿，治跌打肿痛、水火烫伤。

(2) 兼入心经，能养心安神，治惊悸失眠、烦躁不安。

(3) 内服，15～30g，鲜品加倍；外用适量，鲜品捣敷。

血余炭：(1) 苦泄涩敛，行中有敛，性平不偏，又入胃、肾经，为血肉有情之品。善化瘀、收敛而止血，药力较强，出血无论寒热均宜，有瘀兼阴虚者最佳。

(2) 兼利尿益阴，利中有补，利尿而不伤阴，善治阴虚小便不利。

(3) 外用散瘀消肿、生肌敛疮，治疮疡久溃不合。

(4) 内服，煎汤 6～10g，研末 1～3g，或入丸散。外用适量，研细掺、吹，或调敷。

(5) 本品气浊，故胃弱者不宜服。

蒲黄：(1) 甘缓不峻，性平不偏，兼入心包经，生炒用功别，为常用类花粉药。

(2) 生用行中有止，善活血化瘀而止血止痛，收缩子宫，治崩漏、产后瘀阻、瘀血痛经，以及心腹刺痛，可配生五灵脂同用。

(3) 生用又兼利尿，善治尿血，兼治血淋。

(4) 炒炭止中有行，主以收涩，略兼化瘀，止血力较强，善治出血瘀轻兼寒者，并常配炒五灵脂，如失笑散。

(5) 内服3～10g，包煎或入丸散。外用适量，掺用或调敷。止血宜炒炭用，活血利尿宜生用。

(6) 生品能收缩子宫，故孕妇慎服。

茜草：(1) 苦寒清泄，专入肝经血分，炒炭与生用功异。炒炭行中有止，善化瘀、凉血而止血；生用则专于凉散，善活血凉血而化瘀通经。有止血而不留瘀、活血而不动血之长，凡出血无论属血瘀夹热还是血热夹瘀皆宜。

(2) 生用化瘀凉血力强，又善治血瘀有热之经闭、痛经、产后瘀阻、跌打肿痛以及关节痹痛。

(3) 近年来治结石（磷酸镁钠盐形成）症。

(4) 内服10～15g，大剂量可用30g，入汤剂或丸散。生用清热凉血力强，炒炭止血力强，治血热出血、热盛有瘀宜生用，热轻无瘀宜炒炭用。

(5) 本品苦寒清泄，故脾胃虚弱、精虚血少、阴虚火旺及无瘀者慎服。

花蕊石：(1) 辛散酸敛，平而不偏，质重下坠，专入肝经血分，生用化瘀止血力胜，煅用则收敛止血力强，内外出血兼瘀者皆可。

(2) 内服，水煎10～15g；研末1～1.5g。外用适量，研末外掺或调敷。化瘀止血宜生用，收敛止血宜煅用，外伤出血多煅后研末用。

(3) 本品质重坠堕，又能祛瘀，故孕妇忌服。

能化瘀止血的药还有大黄、丹皮、赤芍、郁金、孩儿茶、血竭等。

第三节 收敛止血药

白及（兰科）、紫珠（马鞭草科）、鸡冠花（苋科）
檵木（金缕梅科）、棕榈炭（棕榈科）、仙鹤草（蔷薇科）
藕节（睡莲科）、花生衣（豆科）、百草霜（锅底灰）

白及　苦、甘、涩，微寒。归肺、肝、胃经。收敛止血兼清肺敛疮生肌。

紫珠　苦、涩，凉。归肝、肺、胃经。收敛止血兼解毒。

鸡冠花　甘、涩，凉。归肝、大肠经。收敛凉血止血兼止泻止带。

檵木　苦、涩，平。归肝、胃、大肠经。收敛止血兼清解止痢。

棕榈炭　苦、涩，平。归肺、肝、大肠经。收敛止血。

仙鹤草　苦、涩，平。归肺、肝、大肠经。收敛止血兼补虚解毒截疟止痢。

藕节　甘、涩，平。归肝、肺、胃经。收敛化瘀止血。

花生衣　甘、微苦、涩，平。归肝、脾经。收敛止血。

百草霜　苦、辛，温。归肝、肺、胃经。收敛止血兼消积解毒。

相同：均入肝经，能收敛止血，治各种出血证，有留瘀之弊，宜用于出血无瘀者。

相异：

白及：(1) 涩黏能敛，苦微寒而清泄，味甘兼补，又入肺、胃经。收敛止血力强，兼热者最宜。兼治外伤出血，内服外用皆可。

(2) 善补肺，抗结核杆菌 (TB)，为治肺部出血之佳品，肺痨或支气管扩张之咳血尤宜。

(3) 研末口服，能直接作用于胃与十二指肠黏膜，善治胃与十二指肠出血，兼溃疡者尤佳。

(4) 消肿敛疮生肌，治疮肿初起未脓可消，溃后不收口可收，脓多或脓成未溃不用。又治水火烫伤、肛裂、皮肤皲裂等。

(5) 内服，煎汤 3～10g，大剂量可用至 30g，或入丸散；研末，1.5～3g。外用适量，研末撒或调涂。

(6) 本品质黏性涩，故外感咳血、肺痈初起、肺胃出血属实热火毒盛者慎服。反乌头，故不宜与附子、川乌、草乌等乌头类药同用。

紫珠：(1) 苦凉清泄，味涩收敛，又入肺、胃经，为止血良药，肺胃出血兼热者尤宜。

(2) 兼解毒疗疮，治疮疡、水火烫伤、蛇咬伤。

(3) 内服，煎汤 10～15g，鲜品加倍；研末服 1.5～3g。外用适量，研末撒掺，或鲜品捣敷。

(4) 本品性凉，故虚寒性出血者慎服。

鸡冠花：(1) 甘涩收敛，性凉能清，兼入大肠经。又能清热凉血，尤善治下焦血热出血。

(2) 涩肠止泻，既治久泻久痢，又治湿热泻痢。

(3) 止带，治赤白带下。

(4) 消肿敛疮，治痔疮肿痛及疮疡。

(5) 内服 9～15g，煎汤或入丸散。外用适量，煎水熏洗或研末调敷。

(6) 本品涩敛性较强，故湿邪内盛者不宜单用。

檵木：(1) 苦泄涩敛，性平偏凉，又入胃与大肠经，出血兼热者为宜。

兼收缩子宫，治崩漏（子宫功能性出血）及产后出血尤佳。

（2）清热解毒，治疮肿湿烂、水火烫伤。

（3）止痢，治湿热泻痢。

（4）内服，花 6～10g，茎叶 15～30g，根 30～60g，煎汤或鲜品捣烂绞汁。外用适量，鲜品捣敷，或干品研末调敷。

棕榈炭：（1）涩苦收敛，性平不偏，又入肺与大肠经。收敛止血力强，凡出血无论寒热虚实皆宜，无瘀者最佳。生用药力较弱，煅炭药力倍加。

（2）内服，煎汤 3～10g，研末 1～1.5g，或入丸散。外用适量，研末吹、掺创面。陈久炒炭者为佳。

（3）本品收涩力强，故出血兼瘀者不宜服。

仙鹤草：（1）苦涩收敛，性平不偏，又入肺、脾经，止血力强而可靠，凡出血无论寒热虚实皆宜。

（2）兼补虚，治脱力劳伤。仙鹤草 30g，大枣 10 枚，煎汤分 3 次服。

（3）解毒止痢，治疮肿、泻痢，单用或配马齿苋、铁苋等。

（4）截疟，治疟疾寒热，单用大量水煎服，或配常山、槟榔、青蒿等。

（5）兼杀虫，治阴道滴虫，单用 120g 煎汁冲洗阴道或坐浴。

（6）止咳，治痰咳日久，配相应的止咳药，可收较好疗效。

（7）抗癌，治各种癌肿，可配夏枯草、半枝莲、猫爪草等。

（8）内服 10～15g，大剂量可用 30～60g，煎汤或入丸散。外用适量，捣绒外敷，或研末掺，或煎汤外洗，或鲜品捣敷。

藕节：（1）涩能收敛，甘平力缓，又入肺、胃经。既收敛止血，又略兼化瘀，且药力和缓。止血而不留瘀，凡出血无论寒热虚实皆宜。多做辅助品用。

（2）内服 10～30g，鲜品加倍，煎汤或入丸散，或鲜品捣汁。生用性平偏凉，止血散瘀力强，鲜品更佳，血热出血宜用。炒炭性偏温，收敛止血效佳，虚寒出血宜投。

花生衣：（1）微苦涩敛，甘平力缓，凡出血无论寒热虚实皆宜，多做辅助品。

现代临床用治血友病、类血友病。

（2）内服 10～30g，煎汤。

百草霜：（1）苦辛而温，炭质收敛，又入肺、胃经。止血力强，最宜出血兼寒。

（2）兼消积导滞，治食积不消，可配消食药。

（3）解毒，治肿痛，常配蟾酥等，如六神丸。

(4) 内服1.5～5g，包煎，或入丸散。外用适量，研末撒或调敷。

(5) 本品性温，故阴虚肺燥者忌服。其色黑，故不宜用于创伤与疮面，以免留印迹。

第四节 温经止血药

艾叶（菊科）

辛、苦，温。芳香。归肝、脾、肾经。又名蕲艾。

辛香苦燥温散，生温熟热，炒炭兼收敛

→内服→入肝脾肾经→炒炭→温经散寒、暖宫、收敛→止血崩

　　→生用→温经脉散寒湿→暖子宫理气血→止痛止血止带

　　→提取挥发油→祛痰、止咳、平喘

→外用→煎汤熏洗→燥湿杀虫→止痒→治疥癣、湿疹

　　→温灸→温通经脉→散寒→止痛或消肿

艾叶温，温脉经；理气血，暖子宫；散寒湿，除冷痛；炒炭后，止血崩。

※ 作用偏于中下二焦，蕲艾效佳。

※ 既为治妇科崩漏与带下之要药，又为灸科温灸之主药。

温经止血：虚寒出血—崩漏经多—常配阿胶、当归等，如胶艾四物汤。

调理气血：(炒炭)　—妊娠下血—常配阿胶、杜仲炭、黄芩炭等。

　　—吐血衄血—常配阿胶、仙鹤草、三七等。

血热出血—配生侧柏叶汁、生荷叶、生地汁，即四生丸。

散寒止痛：脘腹冷痛—轻者单用煎服，重者配生姜、陈皮等。

寒凝气滞—月经不调—常配香附等，如艾附暖宫丸。

　　—经行腹痛—同上。

　　—宫冷不孕—常配香附、当归、川断等。

祛湿止痒：寒湿带下—常配苍术、白术、乌贼骨。

湿疹、湿疮、疥癣—常配地肤子、蛇床子、白矾等。

此外，用于温灸，能温经通络、散寒止痛，治各种疼痛，单用制成艾条或艾炷，也可与他药配伍制成艾条，如雷火神针等。

用于空气消毒，可配白芷、苍术、雄黄等点烟熏。

提取挥发油，能祛痰、止咳、平喘，治咳喘，每次 0.1ml。

本品内服 3～9g，煎汤或入丸散。外用适量，供点燃温灸，或煎汤熏洗。温经止血宜炒炭或醋炙用，散寒止痛宜生用，陈久者（陈艾）良。

本品苦辛温燥，故阴虚血热者慎服，不宜过大量服。

灶心土（烧柴草灶心的黄土）

辛，温。归脾、胃经。又名伏龙肝。

辛而温散，质重和降

→入脾胃经→温中散寒→摄血→止血

→和中→止呕止泻

※ 既治虚寒之出血，又治虚寒之吐泻。

温中止血：虚寒出血—吐血、衄血—常配阿胶、地黄等，如黄土汤。

—崩漏、便血—同上。

止呕止泻：脾胃虚寒—泄泻—可配茯苓、炒薏苡仁、炒白术等。

—呕吐—可配半夏、生姜等。

妊娠呕吐—可配砂仁、苏梗、黄芩、陈皮、生姜等。

本品内服 15～30g，布包先煎；或用 60～120g，煎汤代水。亦可入散剂。外用适量，研粉末调敷。

本品质重性温，故阴虚失血或胃热呕吐反胃者不宜服。

炮姜（姜科）

苦、辛、微涩，温。归脾、胃、肝经。

未成炭名炮姜→苦辛温散，微涩兼收→入脾胃经→温中散寒→止痛止泻

→入肝经→温经止血

已成炭名姜炭→苦涩温敛，微辛兼散→入肝经→温经止血

→入脾胃经→温中散寒→止痛止泻

※ 炮姜长于散寒温中止痛，善治虚寒腹痛吐泻。

※ 姜炭长于温经止血，善治阳虚失于统摄之吐血、便血、崩漏。

温经止血：虚寒吐血、便血、崩漏—可配灶心土、三七等。

温中止痛：脾胃虚寒之腹痛、吐泻—可配陈皮、半夏等。

本品内服 3～6g，煎汤或入丸散。外用适量，研末调敷。止血用姜炭。

本品苦辛温燥，故孕妇慎服，阴虚有热者忌服。

干姜、炮姜、生姜同出一物，均能温中散寒，治中寒诸证。相异的是：

干姜为往年根茎之干品，习称老干姜，味辛性热而力强，功专走里，善温中散寒、回阳通脉、温肺化饮。

炮姜为干姜经过炒制而得，守多走少，温散兼收敛。未成炭者，苦辛温散，微涩兼收，长于散寒温中止痛止泻。成炭者，苦涩温敛，微辛兼散，长于温经止血止泻。

生姜则为当年根茎之鲜品，味辛性微温而力较缓，既走表又走里。走表能发汗解表散寒，走里能温中止呕开胃、温肺止咳。

故素有“生姜走而不守，干姜能走能守，炮姜守而不走”之说。

第十二章
活血化瘀药

一、含义

凡以疏通血脉、促进血行、消散瘀血为主要功效的药物，称为活血祛瘀药或活血化瘀药，简称活血药。其中活血作用较强者，又称破血药。

二、瘀血及瘀血证

1. 瘀血　全身或局部血行不畅（包括血液黏稠），离经之血未被吸收、消散，积于体内。

2. 原因

（1）外伤：跌、打、闪、挫、金创等；

（2）内伤：七情、六淫、食积、放射线均可导致。

3. 证型

（1）妇科：月经不调、痛经、经闭、产后恶露不尽、死胎不下、胎盘滞留、癥瘕痞块、崩漏有血块。

（2）内科：肝脾肿大、胸痹绞痛、脘腹刺痛、瘀血出血（咯、咳、吐、衄、尿、便血等）、关节痹痛日久不愈、瘀血攻心之谵语发狂、面色黧黑。

（3）外科：痈肿疮毒、肠痈、肺痈、肝痈、胃痈、冻疮、痔疮肿痛。

（4）伤科：跌打瘀肿、闪挫损伤。

（5）皮科：紫癜、疹痒（色红或紫黯）、鱼鳞病、皮肤甲错。

（6）肿瘤科：癥瘕肿块。

4. 典型症状

（1）刺痛（锐痛）。痛有定处、拒按，夜间加重，持久不愈（久痛入络）。

（2）麻木。全身或局部缺血，血不养筋所致。麻木、瘙痒属风，古有治风先治血，血行风自灭。

（3）肿块。瘀血聚而不散（实证）。外伤可见青紫块，血肿，或瘀久形成癥瘕，固定不移；内伤可见气血紊乱，瘀血停聚，成为肿块（包括肝脾肿大、子宫肌瘤等)。

(4)出血。血色发黯,有瘀块。

(5)其他。面色黧黑,肌肤甲错(全身瘀血),瘀血攻心。

(6)舌质有瘀斑、紫黯,或舌下青紫;脉涩、滑、弦。

三、药性特点、功效与主治病证

1. 药性特点　味多辛苦,性或温或寒少数平,归肝、心、脾经。

2. 功效

主能——通行血脉、活血散瘀、或破血逐瘀 → 扩张血管、消散血块、降低血黏度 → 消肿止痛、消癥止痛

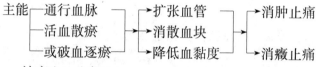

祛瘀血→生新血

部分药物兼能行气、清热、散寒、利胆、散风等。

3. 主治病证　主治上述证型(1)~(6),包括妇、内、外、伤、皮、肿瘤等各科的瘀血或兼瘀的各种病证。

部分药物兼治风湿痹痛、热毒疮肿、湿热黄疸、结石、食积等。

四、使用注意

1. 大多因活血痛经或破血逐瘀能堕胎或增加月经量,故孕妇慎用或忌用,妇女经期月经过多慎用,血虚痛经不宜单用。

2. 注意选择配伍。多与行气药配伍,此乃血为气母,气为血帅,气行血行,气滞血凝之故。

既活血又行气类药

川芎(伞形科)

辛,温。芳香。归肝、胆、心包经。

辛香行散温通

└→入肝、胆、心包经 → 活血、行气、散风寒 → 止痛

※ 上行头颠,下走血海,内行血气,外散风寒。

※ 活血力较强,凡血瘀气滞兼寒或兼风或兼风寒者即可选用。

活血行气：妇科—月经不调—常配当归、地黄、芍药，如四物汤。
（止痛）　　　—痛经经闭
（血瘀气滞有寒）—产后瘀阻

妇、内科之癥瘕积聚—可配丹参、三棱、鳖甲等。

内科—肝郁气滞胸胁刺痛—可配柴胡、枳壳、芍药等。
　　—胸痹绞痛—常配红花、丹参、赤芍等，如冠心二号。

伤科之跌打损伤—可配当归、红花、血竭等。

外科之痈肿疮毒—热毒者配公英、赤芍、银花、连翘等。
　　　　　　　—气血双亏兼瘀者配当归、人参、甘草等。

散风止痛：头痛—头风头痛日久不愈—可配细辛、白芷等。
　　　　　　　—风寒头痛—可配羌活、白芷、荆芥穗等。
　　　　　　　—血瘀头痛—可配红花、苏木、赤芍等。
　　　　　　　—风热头痛—可配菊花、蔓荆子、白芷、生石膏等。
　　　　　　　—气虚兼瘀头痛—可配黄芪、党参、红花等。
　　　　　　　—血虚兼瘀头痛—可配当归、熟地、苏木等。

风寒湿痹日久不愈—可配威灵仙、川乌、草乌、蕲蛇等。

此外，通过扩张周围血管还有助于降血压，方用川芎、菊花、牛膝各10g，车前子12g（包），夏枯草、泽泻各15g，薄荷6g（后下）。每日1剂，水煎服。

本品内服，煎汤3～10g，研末1～1.5g。外用适量，研末敷或煎汤洗。

本品辛温升散，故阴虚火旺、气虚多汗、气逆呕吐、月经过多及出血性疾病不宜用。

姜黄（姜科）

辛、苦，温。归肝、脾经。

辛散苦泄温通
→入肝脾经→活血（破血）行气→通经→止痛

※ 内行血气而通经止痛，外散风寒而疗痹止痛，善横走肢臂。

※ 功似川芎而散寒力强，血瘀气滞有寒兼风宜用，肩痹痛麻者尤佳。

破血行气：妇科—痛经、经闭—可配当归、红花、川芎等。
通经止痛：　　—产后瘀阻（寒盛者）—可配当归、川芎等。

妇内科之癥瘕积聚—可配丹参、土鳖虫、莪术等。

内科
- 心腹冷痛－可配高良姜、干姜、乌药等。
- 肝郁两胁痛－可配柴胡、枳壳、赤芍、苏木等。

伤科之跌打损伤－可配川芎、红花、乳香等。

散风疗痹：风寒湿肩臂痛－可配羌活、桂枝、黄芪等，如蠲痹汤。

此外，治风冷牙痛，可配细辛、白芷，各等分研末外擦患处；治疮肿初起，可配大黄、白芷、南星、天花粉等；治肝胆结石（寒湿郁结），可配茵陈、茯苓等。

本品内服 3～10g，煎汤或入丸散。外用适量，研末敷。

本品辛散温通苦泄，故孕妇、经多及血虚无气滞血瘀者慎服。

延胡索（罂粟科）

辛、苦，温。归心包、肝、脾、肺经。又名玄胡索、元胡索。

辛散苦泄温通
- →入心包肝经→活血→止痛
- →入脾肺经→行气→促进血行（→止痛）

※ 走血走气，醋制后止痛力大增，凡血瘀气滞有寒者用之为宜。

※ 延胡索，辛苦温；走血气，散泄通；兼除寒，善止疼；醋炙后，功更甚。

活血行气止痛：血瘀气滞诸痛
- 胸胁痛
  - 兼寒－可配香附、柴胡、炒枳壳等。
  - 兼热－常配川楝子，如金铃子散。
- 脘腹痛
  - 兼寒－常配木香，如延香散。
  - 兼热－常配川楝子等。
- 四肢痛
  - 跌打损伤－可配川芎、红花、丹参等。
  - 风湿痹痛－可配羌活、独活、桑枝等。
- 头风头痛－风寒、风热皆可，酌情配伍。
- 疝气痛－可配青皮、乌药、小茴香、荔枝核等。
- 睾丸偏坠痛－可配川楝子、夏枯草、山楂核等。

本品煎汤 5～10g，研末 1～3g，温开水送下。醋制增强止痛作用。

本品活血行气，故孕妇慎服。

莪术（姜科）、三棱（黑三棱科）

莪术　辛、苦，温。归肝、脾经。破血行气消积而性温。

三棱　苦、辛，平。归肝、脾经。破血行气消积而性平。

相同：(1) 均辛散苦泄，均入肝、脾经，均既入血又入气，为走泄之品，药力均颇强，重症每用。

(2) 均善破血行气，治血瘀气滞之经闭、痛经、癥瘕积聚、产后瘀阻等。

(3) 均善消积止痛，治食积脘腹胀痛。

(4) 内服 3～10g，煎汤或入丸散。醋制均能增强止痛作用，常相须为用。

(5) 均因能破血，故孕妇及月经过多者忌服。

相异：

莪术：(1) 性温辛散力强，长于行气。

(2) 近年将其制成注射液抗癌；还可研末外敷，每用适量即可。

三棱：性平苦泄力强，长于破血，古人谓其“削坚”。

郁金（姜科）

辛、苦，寒。归肝、心、胆经。

辛行散，苦泄降，寒清凉
→入肝心胆经→活血→止痛
  →疏肝行气→解郁→促进血行（→止痛）
  →凉血并活血→血凉而畅顺循脉则不外溢→止血
  →清心火→火不扰心神→安神
  →清利肝胆（促进胆汁分泌排泄）→退黄、排石

※ 走血走气，凡血瘀气滞、肝郁心热、血热皆可酌选。

※ 肝胆或胰腺疾患证属气滞血瘀有热者皆可酌情选用。

※ 川郁金产温州，行血大于行气；广郁金产四川，行气大于活血。

活血止痛：
行气解郁：血瘀气滞有热最宜
- 胸胁肋疼痛
  - 右胁痛－配郁金 ┐ 二者常相须
  - 左胁痛－配枳壳 ┘ 同用以增效。
- 月经不调、痛经、经闭－配柴胡、当归、川芎。
- 癥瘕积聚－可配丹参、土鳖虫、莪术、三棱等。
- 肝脾肿大－同上。

凉血清心：热病神昏、惊烦抽搐－可配牛黄、麝香等，如安宫牛黄丸。
湿温病神昏谵语－常配石菖蒲等，如菖蒲郁金汤。
痰热癫痫惊抽发狂－常配白矾（白金丸）能降低发狂频率。

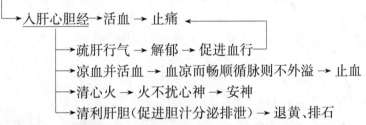

血热尿血衄血便血一可配白茅根、小蓟、侧柏叶、生地等。
妇女倒经┌肝郁化火者－配栀子、丹皮、赤芍、柴胡等。
└阴虚火旺者－配生地、白茅根、牛膝、麦冬等。
利胆退黄：湿热黄疸一轻者单用，重者配茵陈、栀子、金钱草等。
（排石）　肝胆结石一常配金钱草、鸡内金、虎杖等。
本品内服，煎汤6～12g，研末2～5g，或入丸散。
本品活血，故孕妇及经多者慎服，畏丁香，不宜与丁香同用。

降香（豆科）

辛，温。芳香。归肝、脾经。

辛香温散沉降→入肝经→散瘀→止血定痛(走血)
└→入脾经→降气、辟秽化浊(走气)

散瘀止血定痛：血瘀气滞之胸胁肋脘腹诸痛，兼气逆尤宜。
跌打损伤一可配川芎、红花等。
外伤出血一可配乳香、没药等。
降气辟秽化浊：夏月秽浊客体，呕恶胀痛一配藿香、砂仁等。
本品内服，煎汤3～6g，研末1～2g。外用适量，研末调敷。
本品辛温香燥，故血热妄行、阴虚火盛及无瘀血者不宜服。

月季花（蔷薇科）

甘，温。芳香。归肝经。

甘温通利，芳香疏理
└→入肝经→活血疏肝→解郁→调经、止痛
└→消肿、解毒

※ 活血疏肝，解郁调经，药力平和，肝郁血滞有寒者宜用。
活血疏肝┌月经不调一可配玫瑰花、香附、当归等。
解郁调经└痛经经闭一可配川芎、赤芍、红花等。
消肿解毒：痈肿疮毒一可配金银花、连翘、蒲公英等。
瘰疬结肿一可配夏枯草、连翘、浙贝母等。
跌打损伤一可配当归、红花、赤芍等。
本品内服3～6g，煎汤或入丸散。外用适量，捣敷。
本品活血，多用久服可致溏泄，故孕妇及脾虚便溏者慎服。

活血化瘀不兼行气类药

刘寄奴（菊科）、北刘寄奴（玄参科）

刘寄奴　辛、苦，温。归心、肝、脾经。破血散瘀止痛兼开胃。

北刘寄奴　苦，凉。归肝、胆、脾经。破血散瘀止痛兼清利。

相同：（1）均入肝、脾经，均能破血通经、散瘀止痛，治妇科瘀血引起的月经不调、经闭、阴中痛，内科癥瘕、肝脾肿大、久疟疟母（可配射干、丹参、土鳖虫等），伤科的跌打损伤、外伤出血。

（2）均为活血之品，故孕妇及经多者不宜服。

相异：

刘寄奴：（1）源于菊科奇蒿，古文献多指此。苏、浙、闽、赣、沪多用。

（2）辛散苦泄，芳香温通，又入心经，血瘀有寒者用之为宜。

（3）醒脾开胃消食，治食积不消、积滞泻痢。

（4）内服 3～10g，煎汤或入丸散。外用适量，研末调敷。

（5）本品辛散苦泄，故气血亏虚无滞者慎服。

北刘寄奴：（1）源于玄参科阴行草，又名铃茵陈。东北、华北、山东多用。

（2）苦凉清泄，散利相兼，又入胆经，血瘀有热者用之为宜。

（3）清热利湿退黄，治湿热黄疸、血淋、湿热带下及水肿兼热等。

（4）内服 6～9g，煎汤或入丸散。外用适量，研末调敷。

（5）本品苦凉，故脾胃虚寒者慎服。

五灵脂（鼯鼠科）

苦、甘，温。归肝、脾经。

<u>苦泄温通，甘缓不峻，生炒用功异</u>

→入肝脾经→生用专行散→活血→止痛

　→炒用行中有止→化瘀畅血使血归经→止血

　→消积解毒

※ 为活血止痛、化瘀止血之要药，血瘀痛、瘀血出血兼寒者可选。

生用：活血止痛：心腹胁肋瘀血作痛一常配蒲黄，如失笑散。
瘀血经闭、痛经一可配当归、川芎等，如少腹逐瘀汤。
产后瘀阻腹痛一可配蒲黄、川芎等。
疝气疼痛一可配木香、香附、陈皮、小茴香、川楝子等。

炒用：化瘀止血：崩漏经多，吐血，便血一可配炒蒲黄、三七、当归等。

此外，还能消积，内服治小儿疳积；解毒，研末调敷治蛇、蝎、蜈蚣咬螫伤或疮肿等。

本品内服3～10g，包煎或入丸散。外用适量，研末调涂。活血止痛宜生用，化瘀止血宜炒用。

本品畏人参，故不宜与人参同用；又行散瘀血，故孕妇慎服。

五灵脂、蒲黄，虽均归肝经，为治血瘀诸痛或出血之常用品，但生用与炒用功能有别。生用虽均能活血化瘀止痛，治血滞痛经、经闭、月经不调、产后瘀阻、胸胁心腹痛及跌打伤痛等。但生五灵脂温通，化瘀止痛力强，血瘀有寒者宜之。生蒲黄则甘平，虽化瘀止痛力较五灵脂为缓，但无寒热之偏，血瘀无论寒热咸宜；兼止血、利尿，又善治各种出血及淋痛，尤宜尿血、血淋。炒用虽均能止血，治各种出血，但炒五灵脂化瘀而止血；而炒蒲黄则主收敛略化瘀而止血。二药相合，若均生用则主活血化瘀，兼止血利尿，凡瘀血无论有无出血者咸宜；若均炒用则化瘀收敛而止血，有止血而不留瘀、活血而不动血之长，凡出血无论有无瘀血者皆宜，兼寒者径用，兼热者当配凉血止血之品。

牛膝（苋科）

苦、酸、甘，平。归肝、肾经。习称怀牛膝。

苦泄降，善下行，酸甘能补，入肝肾经
→生用味多苦、平偏凉→通利泄降→逐瘀通经、利尿通淋
→引药、引血、引火下行
→制用味多甘、平偏温→主补虚→补肝肾、强筋骨、引药下行

生用：逐瘀通经：妇科血瘀诸证（兼热尤宜）
- 月经不调、痛经经闭——常与活血调经的丹参、赤芍、当归等同用，临证时可酌选。
- 癥瘕痞块－可配丹参、鳖甲、莪术等。

产科血瘀诸证
- 产后瘀阻－可配当归、川芎、桃仁等。
- 难产死胎－可配当归、益母草、虎杖等。
- 胎盘滞留－可配当归、赤芍、红花等。

引药下行：腰膝痹痛－可配独活、桑寄生、炒杜仲等。

通利关节：热痹足膝红肿－可配黄柏、苍术、生苡仁、忍冬藤等。

引火下行：口舌生疮、牙龈肿痛
- 虚火上炎－可配熟地、知母、麦冬、石膏等。
- 火热上炎－可配黄连、黄芩、升麻、金银花等。

引血下行：火热上逆之吐衄、咯血－可配白茅根、赭石、栀子等。
肝阳上亢－配生龟甲、生牡蛎、生白芍等，如镇肝息风汤。
肝火上炎－配龙胆草、夏枯草、黄芩、栀子等。

利尿通淋：淋证涩痛－可配萹蓄、石韦、瞿麦、车前子等。
小便不利－可配木通、栀子、冬葵子等。

制用：补肝肾、强腰膝：肝肾虚之腰膝酸软、筋骨无力－配桑寄生、杜仲等。

本品内服 6～15g，煎汤或入丸散，或泡酒。补肝肾、强筋骨须酒制。

本品善下行逐瘀，故孕妇及月经过多者忌服。

附：土牛膝（苋科） 又名野牛膝。性味归经同生牛膝，性平偏凉。功能活血化瘀，清热解毒，利尿通淋。主治经闭，痛经，风湿痹痛，口舌生疮，咽喉肿痛，尿血，疮肿，丹毒等。用量用法及使用注意同牛膝。

川牛膝（苋科）

甘、微苦，平。归肝、肾经。

甘苦泄降渗利，善下行，平而偏凉
→入肝肾经→通利泄降→逐瘀通经、利尿通淋
→引药、引血、引火下行

※ 川牛膝长于逐瘀通经、通利关节、利尿通淋，宜生用。

※ 怀牛膝长于补肝肾、强筋骨，宜制用。

逐瘀通经：妇科血瘀诸证（兼热尤宜）
- 月经不调、痛经经闭——常与活血调经的丹参、赤芍、当归等同用，临证时可酌选。
- 癥瘕痞块－可配丹参、鳖甲、莪术等。

产科血瘀诸证
- 产后瘀阻－可配当归、川芎、桃仁等。
- 难产死胎－可配当归、益母草、虎杖等。
- 胎盘滞留－可配益母草、赤芍、红花等。

引药下行：腰膝痹痛－可配独活、桑寄生、炒杜仲等。

通利关节：热痹足膝红肿－可配黄柏、生苡仁、忍冬藤、赤芍等。

引火下行：口舌生疮、牙龈肿痛
- 虚火上炎－可配熟地、知母、麦冬、石膏等。
- 火热上炎－可配黄连、黄芩、升麻、金银花等。

引血下行：火热上逆之吐衄、咯血－可配白茅根、赭石、栀子等。
肝阳上亢－配生龟甲、生牡蛎、生白芍等，如镇肝息风汤。
肝火上炎－常配龙胆草、夏枯草、黄芩、栀子等。

利尿通淋：淋证涩痛－可配萹蓄、石韦、瞿麦、车前子等。
小便不利－可配木通、栀子、冬葵子等。

本品内服 6～10g，煎汤或入丸散，或浸酒。

本品下行逐瘀，故孕妇忌服。

桃仁（蔷薇科）、红花（菊科）、西红花（鸢尾科）

桃仁　苦、甘，平。归心、肝、肺、大肠经。活血润肠止咳平喘。

红花　辛，温。归心、肝经。活血消肿。

西红花　甘，寒。归心、肝经。活血凉血解毒解郁安神。

相同：(1) 均入心、肝经，药力均较强。

(2) 均善破血行瘀，治妇科血瘀之痛经、经闭、癥瘕积聚、产后瘀阻腹痛，内科之胸痹绞痛、肝脾肿大，伤科之跌打损伤。

相异：

桃仁：(1) 苦泄降，甘能润，性平不偏，长于破瘀生新血。凡血瘀不论寒热新久均宜，兼治蓄血发狂，常配大黄、水蛭、虻虫等，如抵当汤。

(2) 兼入大肠经，能润肠通便。治肠痈腹痛，常配大黄、赤芍、蒲公英等；肠燥便秘，常配杏仁、郁李仁、柏子仁等。

(3) 兼入肺经，能止咳平喘，治痰多咳喘，常配杏仁等；治肺痈吐脓，常配芦根、冬瓜仁、生薏苡仁、金荞麦等。

(4) 内服 6～9g，入煎剂宜捣碎，或入丸散。

(5) 本品活血力强，故孕妇及血虚者忌服；含苦杏仁苷，故不宜过量服。

红花：(1) 辛散温通，行散力强，血瘀有寒用之为宜。

(2) 兼消肿，治痈肿疮毒，可配蒲公英、连翘、野菊花等；豆疹夹斑、色不红活，常配大青叶、紫草、水牛角、生地。

(3) 制注射液，可治心脑血管病。

(4) 内服 3～10g，入汤剂或丸散。小剂量活血通经，大剂量破血催产。

(5) 本品辛温行散而活血力强，故孕妇及月经过多者忌服。

西红花：(1) 又名番红花、藏红花。甘寒质轻，行散清泄，功似红花而力强，血瘀有热用之为宜。

(2) 凉血解毒，治温毒发斑，常配大青叶、板蓝根、水牛角等。

(3) 解郁安神，治忧郁气闷、惊悸发狂。

(4) 内服 1～4g，入汤剂或丸散，或泡酒。外用适量，研末调敷。

(5) 本品质轻，善活血通经，故用量不宜过大，孕妇慎服。

苏木（豆科）、凌霄花（紫葳科）

苏木　甘、咸、微辛，平。归心、肝、脾经。行血散瘀祛风。

凌霄花　辛，微寒。归肝、心包经。凉散行血祛风。

相同：(1) 均入肝经，均为凉散之品，血瘀有热有风用之为佳。

(2) 均能行血散瘀、祛风止痒，治血滞经闭痛经、跌打瘀肿、风疹瘙痒（疹色红属血热有瘀者）。

相异：

苏木：(1) 甘咸辛散，性平偏凉，力稍弱，又入心、脾经，治产后血晕胀闷欲死。

(2) 内服 3～10g，入汤剂或丸散。外用适量，研末敷。

(3) 本品行散通经，故孕妇忌服。

凌霄花：(1) 辛能行散，微寒清凉，力较强，又入心包经，治久疟疟母、肝脾肿大。

(2) 内服 3～10g，入汤剂或丸散。外用适量，研末敷。

(3) 本品为破血之品，故孕妇及气血虚弱者忌服。

丹参（唇形科）

苦，微寒。归心、肝经

苦能泄散，微寒清凉

→入心肝经血分→活血去瘀→止痛

→凉血→消肿→疗痈

→清心→除烦→安神

※ 活血化瘀凉血清心之品，凡血瘀有热或血热或热扰心神用之为宜。

※ 古云“一味丹参功同四物”，实为凉血活血祛瘀生新之品。

活血祛瘀：血瘀有热—月经不调—轻者单用，重者配四物汤。

—痛经经闭—可配川芎、红花、香附、当归等。

癥瘕痞块—可配莪术、三棱、郁金等。

肝脾肿大—可配土鳖虫、穿山甲、鳖甲等。

血瘀胸腹痛—常配赤芍、红花、川芎、降香，如冠心二号。

血瘀肌肉关节痛—配乳香、没药、瓜蒌等，如活络效灵丹。

凉血消肿：热痹红肿热痛—可配忍冬藤、络石藤、赤芍、虎杖等。

痈肿疮毒—可配金银花、连翘、黄芩等。

清心除烦：热入营分心烦不眠—可配赤芍、丹皮、生地黄等。

血虚有热心烦不眠—可配生地、酸枣仁、麦冬等。

此外，大量与郁金同用，可减少痰热型癫痫的发作次数。

本品内服5～15g，大剂量30g，煎汤或入丸散。酒炒增其活血之功。

本品活血通经，故月经过多及孕妇慎服。反藜芦，不宜同用。

虎杖（蓼科）

苦、辛，微寒。归肝、胆、肺、大肠经。

苦寒泄降，辛能行散

→入肝胆经→活血祛瘀、祛风通络→止痛

→清热解毒利湿→疗疮、退黄、排石←

→入肺与大肠经→化痰止咳←

→泻下通便→降脂、导热毒、湿热从大便出

※ 行散通利清解化痰之品，应用广泛。

※ 血瘀有热、风湿热、湿热、痰热、肠热、结石、便秘者用之为宜。

活血祛瘀：血瘀经闭痛经、癥瘕—可配丹参、赤芍、丹皮等。

（有热佳） 产后瘀阻恶露不尽—可配益母草、当归、丹参等。

跌打损伤一单用外敷，或入复方煎汤内服。

祛风通络：热痹红肿一可配丹参、忍冬藤、秦艽、络石藤等。

风寒湿痹一可配木瓜、威灵仙、独活、桂枝等。

利湿退黄：淋证涩痛（热、血、沙淋），兼便秘尤佳一酌配他药。

湿热带下一配黄柏、苍术、牛膝、生薏苡仁、乌贼骨等。

兼排石：肝胆、泌尿系结石一四金汤、石韦、茜草、芦根、木香。

湿热黄疸一可配茵陈、栀子、垂盆草等。

清热解毒：肠痈腹痛一可配冬瓜仁、生薏苡仁、地锦草、败酱草等。

痈肿疮毒兼便秘结、尿黄少一酌配他药，内服外用皆可。

水火烫伤一单用或配四季青、地榆等外用。

解蛇毒：毒蛇咬伤一可配半边莲、徐长卿等。

化痰止咳：肺热咳喘痰黄黏稠一可配桑白皮、黄芩、石膏、浙贝等。

通便降脂：热结便秘一轻者单用，重者可配炒枳实、厚朴、番泻叶等。

体胖脂高一可配茵陈、决明子、干荷叶、泽泻等。

本品内服 10～30g，水煎或入丸散。外用适量，研末调敷或鲜品捣敷。

本品苦寒泄降，辛能行散，故孕妇及脾虚便溏者忌服。

益母草（唇形科）、泽兰（唇形科）

益母草　辛、苦，微寒。归心、肝、膀胱经。活血清解利水。

泽兰　苦、辛，微温。归肝、脾经。活血疏肝和脾行水。

相同：（1）均源于唇形科植物的地上部分，均入肝经。

（2）均善行血祛瘀，治妇科月经不调、经闭、痛经、产后瘀阻腹痛，二者常相须为用。

（3）均能消水肿，治浮肿、小便不利、水瘀互结，可同用，并配茯苓、猪苓、泽泻、冬瓜皮等。

相异：

益母草：（1）又名坤草。辛散苦泄，微寒清解，又入心经，兼收缩子宫，血瘀有热用之为宜，寒者当配乌药、小茴香等。

（2）兼入膀胱经，利尿而消肿，消水肿力强。

（3）兼清热解毒，治痈肿疮毒，可配银花、连翘、蒲公英等；皮肤瘆痒，可配地肤子、紫草等。

（4）治慢性肾炎、尿蛋白不退，常配石韦、鱼腥草、山药、桔梗等。

（5）内服 10～15g，大剂量可用 30g，入汤剂或丸散。外用适量，鲜品洗净，捣烂外敷。

（6）本品辛散苦泄，故孕妇及阴虚血亏慎服。

泽兰：（1）苦泄辛散，微温通达，平和不峻，兼入脾经。疏肝和脾，活血通经力缓，血瘀有寒或血瘀肝郁互见者用之为宜。

（2）行水而消肿，消水肿力弱。

（3）内服 10～15g，入汤剂或丸散。外用适量，研末调敷。

（4）本品苦泄辛散，故血虚无瘀者慎服。

附：茺蔚子（益母草果实） 又名小胡麻、海胡麻。甘，微寒。功能活血调经，清肝明目，兼益精养血。主治月经不调，痛经，经闭，产后瘀滞腹痛，肝热头痛，目赤肿痛等。用量 6～15g，水煎服。本品能扩瞳，故瞳孔散大者忌用。近报，有大量服用而致中毒者，故内服不宜用特大量。

鸡血藤（豆科）

苦、微甘，温。归肝、肾经。

苦泄温通，微甘能补
→肝肾→活血→通络→止痛
　　　→补血→舒筋→（止痛）

※ 凡血瘀血虚有寒用之为佳，最宜血虚痹痛麻木者。

活血补血：血瘀兼血虚—月经不调、经闭痛经—轻者单用水煎服。重者加入四物汤方中。

舒筋通络：血虚肢麻（血痹）—可配当归、木瓜、桑寄生、桑枝等。
风湿久痹—可配桑寄生、独活、川断、川芎等。
跌打伤肿—可配川芎、乳香、没药等，如舒筋活血片。

此外，还可用于放射线所致白血病。

本品内服 10～15g，大剂量可用 30g，煎汤或入丸散。

本品能活血通经，故月经过多者不宜服。

附：复方鸡血藤膏（为鸡血藤与牛膝、川断、黑豆等的加工品） 功能补血活血，调经。主治血虚萎黄，手足麻木，关节酸痛，月经不调。用量每次 6～10g，每日 2 次。将膏研碎，用水酒各半烊化服。

乳香（橄榄科）、没药（橄榄科）

乳香　辛、苦，温。芳香。归心、肝、脾经。活血消肿止痛生肌兼伸筋。

没药　苦，平。芳香。归心、肝、脾经。破血消肿止痛生肌。

相同：(1) 均为橄榄科植物树胶，均苦泄芳香走窜，入心、肝、脾经，为治血瘀肿痛及疮肿瘰疬之要药。

(2) 活血止痛：瘀血阻滞胸胁肋脘腹痛一常相须为用，或配伍川芎、香附等。

消肿生肌：血瘀痛经经闭一常相须为用，或配当归、川芎、芍药等。

癥瘕痞块一常相须为用，或配丹参、鳖甲、土鳖虫等。

跌打损伤一可同用，并配血竭、儿茶、麝香等，如七厘散。

痈疽肿毒、坚硬疼痛一可同用，并配雄黄、麝香等，如醒消丸。

瘰疬癌肿一麝香、牛黄、全蝎、蜈蚣等，如西黄丸等。

(3) 二者治疮肿的使用法则是：未溃可服，溃后勿服，无脓可敷，脓多勿敷。

(4) 内服 3～9g，宜炒去油用，煎汤或入丸散。外用适量，研末敷。

(5) 二者均味苦，入煎常致汤液混浊，胃弱者多服易致呕吐，故用量均不宜过大，胃弱者均不宜服；孕妇及无血滞者均忌服；疮疡溃后均勿服，脓多均勿敷。

相异：

乳香：性温又味辛兼散，长于伸筋，又治痹痛拘挛麻木。

没药：性平而苦泄力强，长于破血、散瘀止痛。

血竭（棕榈科）

甘、咸，平。归心、肝经。古称麒麟竭。

<u>甘咸走血，性平不偏，行中有止</u>

→入心肝经→活血化瘀→止痛

　　　　　→止血生肌→敛疮

※ 专入血分，既行散又收敛，药力颇强，内服外用均可。

※ 为内、外、妇、伤科要药，凡血瘀重症无论新久皆宜。

活血化瘀止痛：跌打损伤肿痛一可配乳香、没药、麝香等，如七厘散。

瘀血经闭痛经一可配当归、川芎、红花、桃仁等。

产后瘀阻腹痛一可配桃仁、红花、川芎、当归等。

胸痹瘀血心痛一可配赤芍、丹参、川芎、红花等。

癥瘕痞块一可配三棱、鳖甲、土鳖虫等。

止血生肌敛疮：疮疡久不收口一可配乳香、没药、紫草等，如生肌散。

金疮出血一可单用，或入复方，如七厘散。

此外，还治上消化道出血，单用，每次服 1g，日 4 次。

本品内服每次 1～1.5g，研末冲，或入丸散。外用适量，研末撒或调敷，或入膏药贴敷。

本品活血通经力强，故无瘀血者慎服，孕妇及妇女月经期忌服。

干漆（漆树科）

辛、苦，温。有毒。归肝、胃经。

辛散苦泄温通有毒→入肝经→破血逐瘀→消癥止痛
└→入胃经→消积杀虫

※ 破瘀消积杀虫之品，力强有毒，宜炒至烟尽方可内服。

破瘀消癥：血瘀癥瘕经闭一与牛膝、生地汁为丸服，如万病丸。
产后胞衣不下、恶露不尽一可配当归，如干漆散。

消积杀虫：虫积腹痛一可配槟榔、陈皮等。
脑囊虫病一常配雄黄、雷丸、穿山甲各等分研末装胶囊服。
血吸虫病一也可酌选。

本品内服多入丸散，每次吞服 0.06～0.1g；入煎剂，2～4g。入药宜烧枯或炒至焦枯黑烟尽，以减其毒性。

本品破血力强，且有毒，故孕妇及体虚无瘀者忌服。畏蟹。

凤仙花（凤仙花科）

甘、微苦，温。有小毒。归肝经。

甘苦温通而有小毒
├→内服→入肝经→活血通经、祛风→通经止痛
└→外用→解毒、祛风→消肿、止痒

活血通经：血瘀经闭、痛经一单用，或配当归、川芎、丹参等。
产后瘀阻一可配当归、桃仁、益母草等。
跌打损伤一可配当归尾、红花等。

祛风止痛：风寒湿痹一可配透骨草、独活、川芎等，煎汤外洗。
半身不遂一可加入补阳还五汤中使用。

解毒消肿：痈肿疮毒一鲜品与鲜木芙蓉叶各等量，捣烂外敷。
毒蛇咬伤一鲜品 120g，捣烂绞汁服，渣敷伤处。
鹅掌风、灰指甲一鲜品捣烂，敷患处，干则换。

本品内服1.5～3g，鲜品3～9g，煎汤或入丸散，或浸酒。外用适量，鲜品捣敷，或煎汤熏洗。

本品活血通经，并有小毒，故孕妇忌服，用量不宜过大。

附：急性子（凤仙花科） 又名凤仙子。辛、微苦，温。有小毒。归肝、脾经。功能破血消积，软坚散结。主治血瘀经闭，痛经，难产，胞衣不下，噎膈，痞块，骨鲠咽喉，疮疡肿毒等。内服，水煎3～10g，研末1.5～3g。外用适量，研末敷或熬膏敷贴。孕妇忌用。

水红花子（蓼科）

咸、微辛，微寒。归肝、脾经。

咸软入血，辛能行散，微寒清凉→入肝经→破血消癥

→入脾经→消积→止痛←

散血软坚：癥瘕痞块—可配丹参、土鳖虫、莪术等。

消积止痛：跌损瘀肿—可配川芎、当归、红花等。

食积胀痛—可配莱菔子、炒枳壳、鸡内金等。

本品内服5～10g，大剂量可用至30g，煎汤。外用适量，熬膏或捣烂贴敷。

本品微寒散血软坚，故孕妇及脾胃虚寒者慎服。

王不留行（石竹科）、穿山甲（鲮鲤科）

王不留行　苦，平。归肝、胃经。活血通经下乳兼利尿。

穿山甲　咸，微寒。归肝、胃经。活血通经下乳兼搜风排脓。

相同：(1) 均入肝、胃经，为活血通经下乳之要药。谚语云：穿山甲王不留，妇人服之乳长流。

(2) 活血通经下乳：血瘀经闭、痛经－可酌选，并配当归、川芎、桃仁等。

难产死胎、胞衣不下—可酌选，并配丹参、川牛膝等。

乳汁少、乳汁不下—常同用，并酌配他药。

乳肿、乳痈—常同用，并酌配他药。

乳癖（乳腺增生）、乳癌—常同用，并酌配他药。

相异：

王不留行：(1) 苦泄通利，平凉行散，药力较弱，凡血瘀或乳少乳汁不下，无论寒热或兼虚与否，皆可酌投。

（2）利尿通淋，治淋证涩痛、小便不利。

（3）内服6～9g，煎汤或入丸散。外用适量，耳穴埋豆。

（4）本品活血通经，故孕妇不宜服。

穿山甲：（1）咸软入血，微寒而善走窜行散，药力颇强，凡血瘀与乳汁不下重症，或顽痹、肿块等顽疴，皆可酌选。

（2）善通络搜风，治风湿顽痹、拘挛强直，可配威灵仙、川芎、木瓜等；癥瘕，可配三棱、莪术、土鳖虫等。

（3）消肿排脓，治痔疮肿、瘰疬、癌瘤。使用原则是：未脓可消，脓成可溃，脓多促排，脓净不用，脓成将溃用之最宜。

（4）内服，煎汤3～9g；研末每次1～1.5g。多用炮山甲，即山甲珠。

（5）本品搜剔走窜，故痈疽已溃及孕妇忌服。

虻虫（虻科）、水蛭（水蛭科）、土鳖虫（鳖蠊科）

虻虫　苦，微寒。有小毒。归肝经。破血逐瘀。

水蛭　咸、苦，平。有小毒。归肝经。破血逐瘀。

土鳖虫　咸，寒。有小毒。归肝经。破血逐瘀续筋接骨。

相同：（1）均为虫类动物药，均有小毒而入肝经，作用均强。均为破血逐瘀消癥之品，血瘀重症他药不效者用之为宜。

（2）破血逐瘀消癥，治癥瘕痞块、经闭、跌打损伤日久不愈等。

（3）均善破血通经，故孕妇、经多者均忌服。

相异：

虻虫：（1）苦寒泄降，药力甚强，药后即泻（通便），泻后即止。

（2）兼治蓄血发狂，常配桃仁、大黄，如抵当汤。

（3）内服，煎汤1～1.5g；研末吞每次0.3g。去翅、足，用躯干部。

（4）本品又能致泻，故脾虚便溏者忌服。

水蛭：（1）咸入血，苦泄性平，作用较虻虫缓慢而持久，为破血消癥佳品。

（2）善治蓄血发狂和血小板减少症。

（3）医用活者外用，能吸血消肿降压，治痈肿疮毒、高血压及断指再植。

（4）医用活者置于生蜂蜜中，溶化后点眼，治急性角膜炎。

（5）低温焙干研粉装胶囊，治脑血栓。

（6）内服，煎汤3～6g，研末每次0.3～0.5g，或入丸散。

土鳖虫：（1）又名䗪虫。咸软入血，性寒泄散，作用较虻虫、水蛭平稳，为破血消癥佳品。

(2) 又治妇女干血痨，可配鳖甲、大黄等，如鳖甲煎丸、大黄䗪虫丸；治久疟疟母、肝脾肿大，可配鳖甲、丹参、三棱、莪术、郁金等。

(3) 善续筋接骨，为治筋骨折伤之要药，可配骨碎补、黄芪、当归、自然铜等。兼治乳汁不下。

(4) 内服，煎汤 3～9g，研末每次 1～1.5g，或入丸散。

自然铜（硫化物类矿物）

辛，平。归肝经。主含二硫化铁（FeS_2）。

辛平行散→入肝经→散瘀止痛、续筋接骨

※ 散瘀止痛接骨疗伤常用药。

散瘀止痛、续筋接骨：跌打伤肿、筋伤骨折—多入复方。

本品内服，煎汤，9～15g，打碎先下；火煅研细入散剂，每次 0.3g。外用适量，研末调敷。

本品为金石之品，故不宜久服，阴虚火旺及血虚无滞者慎服。

第十三章 化痰止咳平喘药

一、含义

凡具祛痰或消痰功效的药物，称为化痰药；凡具缓解或制止咳嗽与喘息功效的药物，称为止咳平喘药。合之，即称为化痰止咳平喘药。

二、痰的性质、分类、表现及其治疗

1. 热痰　色黄、质黏稠，或为脓性痰。此为有形之痰，乃热灼津液、肺气不宣所致，治当清化热痰。

2. 燥痰　色白（线粉似痰）或微黄，量少而干，质黏，或带血丝、咯血，难咯，此为有形之痰，乃温燥（燥热）或凉燥伤肺所致。温燥所致，痰多微黄色；凉燥所致，痰多为白色。治当温润肺燥祛痰或清润肺燥祛痰。

3. 寒痰、痰饮　色白，量多，质清稀而黏，或带泡沫。此为有形之痰，多见于老年慢性支气管炎，病程多长，乃脾虚肺寒、肺失宣肃所致，治当温化寒痰或温肺化饮。

4. 湿痰　若停于中焦，则困遏脾阳，使胃失和降，引发痞满纳呆、呕吐清水，倦怠、眩晕等症，此为无形之痰，治当燥湿化痰。若流注于经络，则痹阻脉络，引发肩臂顽麻、痛、酸、沉等症，此为无形之痰，治当燥湿化痰、通络止痛。若流注于筋膜或皮里膜外，则凝结成核，甚至漫肿或溃烂，引发阴疽、流注、瘰疬、痰核，此为有形之痰，多生于颈项部或腋下，治当化痰散结。

注：阴疽：即寒性脓疡，时间久，不红不热，化脓溃后，脓清稀如水样。

流注：肢体深部化脓性疾病，初起患处肌肉疼痛，漫肿无头，皮色不变。之后有阴阳之分。

瘰疬：肝郁化火，灼津炼痰而成，有核可寻，不红不肿，推之软滑而不痛，破后难收，多为单数。其中，单个者习称痰核。

5. 风痰　既有痰证的症状，又有动风症状（肝风内动），包括痰热惊风、中风痰壅、痰迷癫痫、痰迷神昏、风痰眩晕等，此为无形之痰或有形之痰，乃肝风夹痰所致。治当化痰息风，或佐以开窍醒神，或佐以清热。

6. 梅核气　泛指咽部有异物感，咯之不出，咽之不下，如物梗塞，伴见胸闷。此为无形之痰，乃情志郁结、痰气相搏结于咽喉所致，治当理气解郁化痰。

三、痰与咳喘的关系

1. 痰阻肺气，每致咳喘；咳喘肺失宣肃，津液不得输布又能生痰。互为病因。

2. 咳嗽未必均有痰或痰多，如：

外感咳喘无痰
- 外邪犯肺、肺失宣肃 → 表证症状，咳喘无痰；
- 寒邪直中肺、肺失宣肃（过敏性哮喘）无表证，咳喘无痰。

内伤咳喘无痰
- 肾不纳气 → 喘息而无痰；
- 痨嗽虚喘 → 咳喘而无痰。

3. 痰能引起与咳喘无关病证，如痰迷心窍，惊狂癫痫，痰湿中阻，痰湿流注，瘰疬，痰核，阴疽等。

四、药性特点、功效与主治病证

1. 药性特点　多归肺经，兼归肝、脾经。

2. 功效　主能化痰、止咳、平喘、降气、宣肺、润肺。

部分药物兼能燥湿、散寒、清热、散结、解毒、平肝、软坚、利尿等。

3. 主治病证　主治咳嗽痰多、痰喘气逆、痰饮眩晕、惊狂癫痫、中风痰壅、阴疽、瘰疬、痰核、瘿瘤等。

部分药物兼治湿浊中阻、呃逆呕吐、疮毒、水肿等。

五、分类及各类的性能特点

1. 温化寒痰药　性多温散燥热。善治寒、湿痰所致咳喘，兼治湿浊中阻、阴疽、瘰疬、痰核等。有伤阴助火之弊，阴虚火旺不宜用。

2. 清化热痰药　性多寒凉清润。善治热、燥痰，兼治瘰疬、痰核、瘿瘤、流注、惊狂癫痫等。有伤阳助湿之弊，阳虚有寒者不宜用。

3. 止咳平喘药　味多苦辛，性温、平、凉皆具，有的偏凉，有偏燥。适用于咳嗽喘息，有痰无痰，新的旧的，有表无表，皆可酌选。细分又可分为三小类。

（1）宣肺祛痰：或兼解表，善治外感咳喘表证未解或肺气不宜的咳喘。

（2）润肺止咳：善治燥咳、阴虚劳嗽、久咳。

（3）降气平喘：善治肺气不降的咳喘气逆。

以上各类是相对而言，凡内伤外感咳喘均可酌情选用，此乃咳喘多夹痰，痰多又每致咳喘；“肺为娇脏，喜润恶燥”之故，也可以说化痰与止咳平喘药常相须为用。

六、使用注意

1. 注意选择配伍。根据病情选本章适当的药物，并配以他章恰当的药物。

2. 常与行气药配伍。痰由津液停聚而成，津液运行与气的运行有关，故有治痰全在调气之说。宋人庞安时云：“善治痰者，不治痰而治气，气顺则一身津液亦随之耳顺。”金人刘河间云：“治咳嗽者，治痰为先；治痰者，下气为先。”

3. 寒痰、湿痰不宜用清化热痰药，热痰、燥痰不宜用温化寒痰药。

4. 咳嗽兼咳血者，不宜用作用力强而有刺激性的化痰止咳药，如皂角、桔梗等。

5. 麻疹初起兼咳嗽者，忌用性温而带收敛作用的化痰止咳药，以免影响麻疹的透发。

第一节 温化寒痰药

半夏（天南星科）

辛，温。有毒。归脾、胃、肺经。

辛温燥散有毒
- →内服行水湿→燥湿化痰→主入脾胃经→善祛脾胃湿痰
  - →和降胃气→降逆止呕
  - →散饮结→消痞满
  - →兼入肺经→除肺经痰饮→止咳喘
- →外用攻毒散结→消肿→治疮肿、瘰疬、痰核未溃

※ 善温化燥散中焦寒湿痰饮，寒湿去则脾胃升降调顺；脾气健运，津

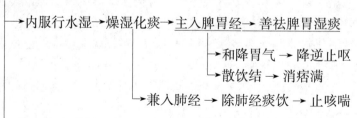

液四布，痰无由生；胃气和，浊气降，痞满消而呕吐即止，故为燥湿化痰、和胃消痞、降逆止呕之良药，凡湿痰所致的病证皆可选用，兼寒者最宜，兼热者当配苦寒之品。内服宜用制品，外用宜生品。

※ 生半夏，毒大力强，临床少用；清半夏，长于化痰；法半夏，功善燥湿健脾；姜半夏，善降逆止呕，半夏曲，能化痰消食积；竹沥半夏：能清热化痰；仙半夏，化痰燥湿力较弱，治寒痰轻症，或寒湿兼虚者。

燥湿化痰：痰多咳喘—寒痰清稀 — 常配陈皮、茯苓、甘草，如二陈汤。
消痞散结：　　　　　—痰热黄稠 — 常配黄芩、桑白皮、瓜蒌等。
降逆止呕：

痰湿中阻—苔白喜温，兼寒 — 可配陈皮、厚朴、茯苓、苍术等。
　　　　—苔黄喜冷，兼热 — 可配黄芩、瓜蒌、竹茹等。
　　　　—苔黄喜温，寒热错杂 — 配干姜、生姜、黄芩、黄连等。

呕吐反胃—胃寒 — 可配生姜、砂仁、藿香等。
　　　　—胃热 — 可配黄连、芦根、竹茹等。
　　　　—胃虚 — 可配党参、白术、茯苓等。

痰饮眩晕—可配天麻、白术、全蝎、陈皮、甘草、茯苓、泽泻等。

风痰瘫痪—可配天南星、乌头、白附子、防风等。

半身不遂—可配天南星、天麻、白附子、地龙等。

口眼㖞斜—可配天南星、天麻、白附子、地龙等。

妊娠恶阻—可配生姜、黄芩、竹茹、芦根等。

此外：行湿润燥—虚冷便秘 — 常配硫黄（温肾阳），如半硫丸。
通肠和胃—胃不和则卧不安 — 常配秫米，如半夏秫米汤。
　　　　—顽固性失眠 — 常配生薏苡仁、夏枯草等。

消肿散结：生用研末外敷，能治疮肿、瘰疬、痰核未溃。

本品内服5～10g，煎汤或入丸散。外用适量，生品研末调敷。燥湿化痰，宜用法制半夏；降逆止呕，宜用姜半夏；外敷宜用生半夏。

本品温燥，故阴虚燥咳、热痰、津伤口渴、出血证等忌用或慎用；反乌头，不宜与乌头类药同用；生品毒大，一般不作内服。高温（119℃）煎煮，或配伍白矾、甘草、生姜等能解其毒。

天南星（天南星科）

苦、辛，温。有毒。归肝、肺、脾经。

苦燥辛散，温化有毒

→内服→入脾肺经→除脾肺湿痰→燥湿化痰——善治湿痰

　　→入肝经——→除肝经风痰→祛风止痉——善治风痰

→外用→生用→攻毒、散结、消肿→治瘰疬、痰核未溃

※ 功似半夏而力强，长于祛除经络风痰而止痉。

※ 治脾胃湿痰，以半夏为主天南星辅之；而治经络风痰则以天南星为主半夏为辅。

※ 痰湿、风痰皆可选投，兼寒者尤宜，兼热者当配苦寒之品。

燥湿化痰：顽痰湿痰之咳嗽痰多—寒者 — 常配半夏、陈皮，如玉粉丸。

　　　　　　　　　　　　　　　—热者 — 可配半夏、陈皮、黄芩等。

祛风止痉：风痰眩晕—可配半夏、陈皮、白术、茯苓、天麻等。

中风痰壅之口眼㖞斜—可配防风、天麻、白附子、半夏等。

癫痫抽搐（痰多蒙蔽）—可配半夏、石菖蒲等。

外风引动内风之破伤风—可配防风、白芷、全蝎、蜈蚣等。

消肿散结：瘰疬、痰核、疮肿未溃，生用研末外敷，即药物灸（天灸）。

此外，生品内服与外用并施，治宫颈鳞状上皮癌。

本品内服煎汤 3～10g，入丸散每次 0.3～1g。外用适量，生品研末调敷。

本品温燥有毒，故阴虚燥咳者忌服，孕妇慎服。生品毒大，一般不作内服。

附：胆南星（半加工品）　为天南星粉加胆汁制成，其燥性已减。苦，凉。归肺、肝经。无燥热伤阴之弊，为治痰热或风痰兼热之要药。功能清化热痰，息风定惊。主治痰热咳嗽，惊风抽搐，痰热神昏等。内服 2～5g，煎汤或入丸散。脾虚便溏者慎服。

关白附（毛茛科）、禹白附（天南星）

关白附　辛，热。有毒。归肝、胃经。辛热燥化祛风止痉散寒止痛。

禹白附　辛，温。有毒。归肝、胃经。辛温燥化祛风止痉散结解毒。

相同：(1) 均味辛，有毒，入肝、胃经。能升能散，引药势上行。

(2) 燥湿化痰、祛风止痉：中风痰壅、口眼㖞斜—可配僵蚕、全蝎等。

痰厥头痛—可配生半夏、生天南星等。

破伤风—可配半夏、天南星、天麻、防风等。

相异：

关白附：(1) 药用历史久远，源于毛茛科黄花乌头，辛热燥散，毒大性烈，药力较强。

(2) 兼散寒止痛，治风寒湿痹之骨节疼痛，可配羌活、独活、细辛、威灵仙等。

(3) 内服 1.5～6g，煎汤或入丸散，入汤剂宜先下久煎。外用适量，鲜品捣敷，或干品研末调敷。内服宜制用，生品多供外用。

(4) 本品燥热毒大，故热盛、阴虚及孕妇忌服，应严格控制剂量，切勿过量服或久服。

禹白附：(1) 古本草少载，源于天南星科独角莲，辛温燥散，毒烈性稍缓，药力较弱。

(2) 兼解毒散结，治瘰疬痰核，单用鲜品捣烂外敷；治毒蛇咬伤，配雄黄共研末外敷。

(3) 内服 3～6g，煎汤或入丸散。外用适量，鲜品捣敷或干品研末调敷。

(4) 本品温燥有毒，故孕妇忌服。生品毒大，一般不作内服。

芥子（十字花科）

辛，温。归肺经。

<u>辛散温通，气锐走散</u>

→入肺经 → 温肺豁痰 → 利气机 → 定喘咳

→走经络 → 散寒结 → 通经络 → 止疼痛

※ 药力强，善治寒痰及痰饮诸证，尤以痰在皮里膜外（深筋膜）与经络者最宜。

温肺豁痰利气：寒痰或痰饮咳喘—常配莱菔子、苏子，如三子养亲汤。

或外用冬喘夏治膏，夏季贴肺俞等穴（姜汁调芥子末）。

散寒通络止痛：胸胁停饮不能转侧—可配甘遂、大戟，如控涎丹。

痰滞经络之肩臂酸痛—内服或外敷均可。

痰湿流注、阴疽痰核—可配麻黄、鹿角胶、熟地黄等。

本品内服，煎汤 3～10g，不宜久煎，或入丸散。外用适量，研末敷。

本品温燥有毒，故阴虚燥咳者忌用，气虚久咳者不宜用；大量服易致腹泻，故内服不宜过量；外敷能刺激皮肤，引起发疱，故皮肤过敏者慎用，溃烂处忌用。

皂荚（豆科）

辛、咸，温。有小毒。归肺、大肠经。

辛温走窜，咸能软坚，燥烈有毒

→上入肺经，下走大肠经

→入鼻则嚏，入喉则吐 → 涌吐痰涎 → 开窍通闭

→内服 → 豁痰导滞、祛湿除垢、通利二便

→祛胶结顽痰 → 通利气道 → 止咳

→外用 → 攻毒散结、祛风杀虫、除垢 → 消肿、止痒

※ 善祛痰通窍，既为治顽痰咳喘之猛药，又为治痰闭神昏之峻剂。

内服：祛痰止咳：顽痰咳喘—咳逆时时吐浊但坐不得眠者，单用研末为丸。

—咳喘痰黄胶黏难咯者，可配海浮石、瓜蒌等。

吹鼻：开窍通闭：痰闭神昏—常配细辛各等量，研细末，吹入鼻孔。

外用：祛风杀虫：麻风疥癣—与他药配伍煎汤内服，或陈醋泡后研末调涂。

攻毒散结：疮肿未溃—单用熬膏涂敷，或研末外敷。

本品内服，焙焦存性研末，每次0.8～1.5g；煎汤，1.5～5g；或入丸散。外用适量，研末吹鼻，煎水洗，研末调涂，或鲜品捣烂敷，也可制成肛门用栓剂。

本品辛温燥烈有毒，故非顽痰实证体壮者不宜轻投，孕妇、气虚阴亏及有咯血倾向者忌服。过大量可引起中毒，中毒症状多在服药后2～3小时内出现，初期可见咽喉干、上腹饱胀、灼热感，继之可出现呕吐、腹泻、面色苍白、头痛、头昏、全身无力、四肢酸麻，甚则脱水、呼吸急促、心悸、痉挛、神昏，最后可因呼吸中枢抑制而窒息，或肾功能障碍而危及生命，故内服切忌用量过大。

附：皂角刺（皂荚树之棘刺） 味辛，性温。其气锐力猛，直达病所。功能消肿透脓，搜风杀虫。治痈疽疮毒初起或脓成不溃（脓成将溃时最佳）、瘰疬，麻风，疥癣等。内服3～10g，煎汤或入丸散；外用适量，醋蒸取汁涂患处。孕妇及痈疽已溃者忌服。

第二节 清化热痰药

瓜蒌（葫芦科）

甘，寒。归肺、胃、大肠经。

甘寒清泄滑润，入肺胃大肠经

→清肺润燥化痰 → 利气宽胸 → 止咳喘 ← 助清肃肺气

→清润滑肠 → 通便 → 导热邪从大便出

→泄热散结 → 消肿、解热毒 ← 促热毒解散

※ 清泄滑润，化痰利气并散结，清泄而不苦燥，滑肠而不峻下，甘润而不滞气。

※ 善清热化痰、利气宽胸，治痰热壅肺或痰阻胸脉者均宜，兼便秘者尤佳。

※ 善清热润肠通便，治热结肠燥便秘而又不宜峻下或兼痰浊者宜用。

※ 善散结消肿兼解热毒，治内痈及乳痈每用，兼便秘者尤佳。

清热化痰：痰热咳喘—咳嗽 — 可配黄芩、浙贝母、桑白皮、前胡等。

　　　　　　　　　　—咳喘 — 可配麻黄、杏仁、甘草、葶苈子等。

利气宽胸：痰滞经络所致胸痹—常配薤白等。

　　　　　痰火互结心下坚痞—常配半夏、黄连，如小陷胸汤。

润肠通便：热结肠燥便秘—可配炒决明子、炒枳壳等。

散结消肿：乳痈—可配蒲公英、金银花、牛蒡子等。

　　　　　肺痈—可配鱼腥草、芦根、薏苡仁、冬瓜仁、金荞麦等。

　　　　　肠痈—可配蒲公英、大血藤、牡丹皮、败酱草等。

此外，还能抗癌，治癌肿，常配半枝莲、白花蛇舌草、夏枯草等。

本品内服，瓜蒌皮 6～12g，瓜蒌仁 9～15g，全瓜蒌 9～20g。瓜蒌皮长于清肺化痰，利气宽胸；瓜蒌仁长于润肺化痰，滑肠通便；全瓜蒌兼具两者功效。取仁，去油取霜，名瓜蒌霜，长于润肺化痰，而力缓。

本品寒凉滑润，故脾虚便溏、寒痰或湿痰者忌服。反乌头，不宜与附子、乌头、草乌等同用。

※ 注意总结瓜蒌五药，即全瓜蒌、瓜蒌皮、瓜蒌仁、瓜蒌霜、天花粉。

川贝母（百合科）、浙贝母（百合科）

川贝母　甘、苦、辛，微寒。归肺、心经。清润化痰开泄散结。

浙贝母　苦，寒。归肺、心经。清解化痰散结。

相同：(1) 均源于百合科植物的地下麟状茎。

(2) 均苦寒清泄，入肺、心经。

(3) 均清热化痰，治痰热或外感咳喘，以及肺痈等。

(4) 均散结消肿，治疮肿、乳痈、瘰疬、痰核、瘿瘤等。

(5) 反乌头，不宜与附子、乌头、草乌、天雄等乌头类药同用。因性均寒凉，故脾胃虚寒者慎服。

相异：

川贝母：凡咳喘无论外感或内伤、有痰或无痰皆宜，以偏热者、燥咳、虚劳咳多用；并治疮肿及痰核瘰疬等。

(1) 性微寒而清热力弱，兼辛味而行散力强，似兼宣肺，常用于咳喘属外感而热不盛者，并多与宣肺平喘药同用。

(2) 兼甘味而润，善润肺止咳，治燥咳、劳嗽、虚咳，常配知母等。

(3) 兼开郁，治痰热火郁之心胸烦闷，可配枳壳、栀子、丝瓜络等。

(4) 近年治胃溃疡，常配乌贼骨同用。

(5) 内服，煎汤 3～10g，研末每次 1～1.5g，或入丸散。

(6) 本品寒润，故寒痰、湿痰者慎服，不宜单用。

浙贝母：凡咳喘无论外感风热或痰热壅肺皆宜，并治痰热或热毒之疮肿、瘰疬、肿结等。

(1) 性寒而清热泄降力强，多用于外感风热或肺热咳喘。

(2) 长于散结消肿兼解毒，多用于治疮肿、瘰疬、火热炽盛者。

(3) 抗肿瘤，近年以其配昆布、夏枯草、莪术等，治甲状腺肿瘤。

(4) 内服，煎汤 3～10g，研末每次 1～1.5g，或入丸散。

(5) 本品苦寒，故寒痰、湿痰者忌服。

附：土贝母（葫芦科）　又名藤贝。味苦，性微寒。归肺、肝、胆经。功能解毒，散结，消肿。主治乳痈、乳癖、乳癌、瘰疬痰核、疮肿、蛇虫咬伤等。内服 3～10g，煎汤或入丸散；外用适量，研末调敷或熬膏摊贴。

竹沥（禾本科）、天竺黄（禾本科）、竹茹（禾本科）

竹沥　甘，寒。归心、肺、胃经。甘寒滑利清化通达。

天竺黄　甘，寒。归心、肝、胆经。甘寒清凉化痰定惊。

竹茹　甘，微寒。归肺、胃、胆经。甘寒清化止呕安胎。

相同：(1) 均源于禾本科而味甘性寒凉。

(2) 均善清热化痰，治痰热咳喘。

相异：

竹沥：(1) 甘寒滑利通达，入心、肺、胃经。清热化痰力强，治痰热咳嗽最宜，素有治痰热圣药之美誉，单用即可。

(2) 兼定惊，治中风痰迷、癫狂惊痫。

(3) 兼通络，治痰滞经络所致拘挛麻木。

(4) 内服30～60g，不入汤剂，冲服或入膏滋剂。

(5) 本品为液汁，其性寒滑，故不宜久藏，寒痰咳喘及便溏者慎服。

天竺黄：(1) 又名天竹黄。甘寒清凉，入心、肝、胆经。无寒滑伤阳之弊，最善治小儿痰热诸证。

(2) 长于清心定惊，治痰火内结之惊痫、癫狂，中风痰迷。

(3) 内服，煎汤3～6g，研末0.6～1g。

(4) 本品甘寒，故脾胃虚寒者慎服。

竹茹：(1) 又名竹二青。甘微寒，力较缓，入肺、胃、胆经。长于除烦，善治痰热咳喘、心烦不眠轻症。

(2) 清胃止呕，治胃热呕哕，常配橘皮、甘草。

(3) 凉血安胎，治血热吐衄、胎热、胎漏、胎动不安。

(4) 内服6～9g，煎汤或入丸散。外用适量，熬膏敷。鲜品药力较强，止呕宜用姜汁制。

(5) 本品甘寒，故风寒或寒痰咳喘、胃寒呕吐及脾虚便溏者忌服。

※ 注意总结竹六药，即竹叶、淡竹叶、竹叶卷心、竹黄、竹茹、竹沥。

桑白皮（桑科）、葶苈子（十字花科）

桑白皮　甘，寒。归肺经。甘寒清降通利。

葶苈子　苦、辛，大寒。归肺、膀胱经。辛散苦泄大寒沉降清利。

相同：(1) 均入肺经而药力较强。

(2) 泻肺消痰平喘，治肺热或痰水阻肺之咳喘气逆痰多。

(3) 下气利水消肿，治水肿（胸水、腹水、肢体水肿）。

相异：

桑白皮：(1) 甘寒清泻通利，专入肺经。

(2) 重在清肺热，多用于肺热咳喘（常配地骨皮等）、水肿兼热（如五皮饮）。

（3）古代中医外科将其制成线绳缝合伤口。

（4）内服5～10g，煎汤或入丸散。止咳平喘宜蜜炙用，利水消肿宜生用。

（5）本品性寒，故肺虚无火及肺寒咳喘者忌服。

葶苈子：（1）苦泄辛散，大寒沉降，兼入膀胱经。

（2）重在泻肺实，多用于痰水壅盛之咳喘（常配大枣等）、肺痈痰多咳喘。

（3）能强心利尿，治慢性肺源性心脏病并发心力衰竭，症见水肿、心律不齐、心音弱、脉无力、舌质紫黯、苔水滑，并多与黄芪、附子、大枣等同用。

（4）内服3～10g，包煎或入丸散。常配大枣同用，以缓解其峻烈之性。

（5）本品泻肺力强，故肺虚喘促、脾虚肿满者慎服。

海浮石（火山岩或鲍科）、海蛤壳（帘蛤科）

海浮石　咸，寒。归肺经。清化软坚利尿。

海蛤壳　苦、咸，寒。归肺、胃经。清化软坚利尿兼收敛制酸。

相同：（1）均咸软寒清，入肺经，能清肺化痰，治痰热咳嗽、黏稠难咯。

（2）均软坚散结，治瘰疬痰核、瘿瘤坚肿。

（3）均兼利尿消肿通淋，治水肿、淋痛。

相异：

海浮石：（1）质轻上浮，专入肺经，治痰热咳嗽、黏稠难咯多用。

（2）内服6～10g，打碎先煎，或入丸散。

（3）本品性寒，故虚寒咳嗽及脾胃虚寒者不宜用。

海蛤壳：（1）质重苦泄，兼入胃经，善治肝火犯肺咯痰带血，常配青黛，如黛蛤散。

（2）煅后寒性减而涩敛，善制酸止痛，治胃痛吐酸，无论寒热虚实皆宜。

（3）煅后外用能收湿敛疮，治湿疹、湿疮、烫伤。

（4）内服10～15g，煎汤或入丸散，块者宜打碎先煎；粉者宜包煎。外用适量，研末干掺。清化热痰宜生用，制酸止痛宜煅用。

（5）本品性寒，故肺虚有寒者忌服，中阳不足者慎服。

瓦楞子（蚶蛤科）

咸，平。归肺、胃、肝经。

咸软消散，性平不偏，走气走血

→入肺肝经 → 消痰化瘀、软坚散结

→入胃经 → 制酸 → 止痛

※ 消痰化瘀软坚兼制酸之品

消痰化瘀：顽痰久咳—可配海浮石、川贝母等。

软坚散结：瘰疬痰核—可配夏枯草、毛爪草、浙贝母等，

瘿瘤坚肿—可配海藻、昆布、黄药子等。

癥瘕痞块—可配莪术、丹参、郁金等。

制酸止痛：胃痛吐酸—常配乌贼骨、陈皮、炒枳壳等。

本品内服入汤剂10～30g，宜打碎久煎；入丸散每次1～3g。外用适量，研末干掺。消痰散结宜生用，制酸止痛宜煅用。

海藻（马尾藻科）、昆布（海带科或翅藻科）

海藻　咸，寒。归肝、胃、肾经。清利消痰软坚。

昆布　咸，寒。归肝、胃、肾经。清利消痰软坚。

相同：(1) 均咸软寒清，入肝、胃、肾经。

(2) 清热消痰软坚散结
—瘰疬、瘿瘤 — 常相须为用，并配夏枯草、浙贝母、玄参等。
—睾丸肿痛 — 可配青皮、川楝子、延胡索、荔枝核等
—癥瘕肿块 — 可配丹参、鳖甲、水蛭、穿山甲、土鳖虫等。

(3) 利水，治浮肿，常配猪苓、茯苓、泽泻等。

(4) 降压、降脂，治高血压症，可配夏枯草、钩藤、天麻、生牡蛎等；治高脂血症，常配茵陈、泽泻、决明子等。

(5) 内服10～15g，煎汤或入丸散。

相异：

海藻：药力较缓。反甘草，不宜与甘草同用。

昆布：药力较强，兼止咳平喘，治咳喘痰多。

猫爪草（毛茛科）

辛、甘，平。归肝、肺经。

辛行散，甘解毒，平少偏

└→入肝肺经 → 化痰散结、解毒消肿

※ 化痰散结解毒消肿，为治瘰疬痰核要药，兼治癌肿。

化痰散结：瘰疬痰核—常配夏枯草等。

解毒消肿：咽喉肿痛—可配桔梗、生甘草、板蓝根等。

疔疮肿毒—可配蒲公英、金银花、连翘等。

牙龈肿痛—可配黄芩、赤芍、金银花等。

疟疾—常配青蒿、柴胡、常山等。

蛇咬伤—常配半边莲、徐长卿等。

本品内服，15～30g，单味可用至120g，煎汤或入丸散。外用适量，研末调敷，或鲜品捣敷。

本品能刺激皮肤与黏膜，引赤发疱，故外敷时间不宜过长，皮肤过敏者慎用。若已引发水疱，可不必挑破，待其自消；若水疱已破，则当注意抗感染。

黄药子（薯蓣科）

苦，寒。有小毒。归肝、肺经。古称黄独。

苦寒清泄而有小毒

├→入肝经→化痰散结 → 消瘿瘤

│　└→清血分热 → 解热毒与蛇毒、凉血止血

└→入肺经 → 清气分热化痰 → 止咳平喘

※ 化痰散结消瘿，清解凉血止咳，为治瘿瘤之要药。

化痰消瘿：瘿瘤—单用泡酒，或配海藻、昆布、土贝母等。

清热解毒：疮肿、咽肿—可配金银花、野菊花、连翘等。

毒蛇咬伤—可配半边莲、徐长卿、金荞麦等。

各种癌肿—可据情配伍相应药物。

凉血止血：血热吐衄血—可配黄芩、栀子、白茅根等。

止咳平喘：痰热咳嗽、痰中带血及百日咳等—可据情配他药。

本品内服10～15g，煎汤。外用适量，鲜品捣敷，或研末调敷。

本品多服、久服，可引起呕吐、腹泻、腹痛等消化道反应，并对肝功能有一定影响。故不宜大量服、长期服，脾胃虚寒者慎服，肝病患者忌服。长期用药者，应注意观察肝功能变化。

荸荠（莎草科）

甘，微寒。归肺、胃、大肠经。

甘微寒质润，清化而降
- →内服 → 入肺胃大肠经 → 清热化痰、生津润燥 → 止咳、通便
- →外用 → 点眼 → 明目退翳

※ 上清肺胃之热而化痰生津，下清肠热而润肠通便。

※ 药食兼用，痰热咳嗽、阴虚燥咳、热病津伤便秘皆可投用。

清热化痰：痰热咳嗽—可配瓜蒌、川贝母、竹茹等。

生津润燥：阴虚燥咳—可配海蜇皮等，如雪羹汤。

热病伤津烦渴便秘—可配芦根、麦冬、梨等，鲜品捣汁服。

明目退翳：目赤翳障—磨汁沉淀取粉点眼药，如玉壶冰、干眼药。

本品内服 60～120g 煎汤，或榨汁，或去皮食用。外用适量，捣汁澄粉点眼，或鲜品切片外擦患处。

本品微寒清润，故中寒便溏者慎服。

猪胆汁（猪科）

苦，寒。归肺、心、肝、胆、大肠经。

苦寒清泄，沉降通利
- →入肺心经 → 清热化痰、解毒消肿
- →入肝胆经 → 凉肝定惊、利胆退黄
- →入大肠经 → 润燥通便

清热化痰：痰热咳嗽、百日咳。

解毒消肿：疮肿、咽痛、蛇头疔。

凉肝定惊：目赤肿痛、肝热急惊、痰热癫痫。

利胆退黄：湿热黄疸。

润燥通便：热结肠燥便秘。

此外，取其清热解毒通便之功，还可治湿热泻痢。

本品内服，猪胆汁干粉 0.3～0.6g，冲服或入丸散；猪胆汁 6～10g，隔水炖服。外用适量，猪胆汁干粉研末掺，或水调涂；猪胆汁，直接涂敷。也可用新鲜胆汁 30～60ml 灌肠。

本品苦寒清泄通便，故脾胃虚寒者慎服。

附注：多种动物胆汁如牛胆汁、羊胆汁、蛇胆汁、鸡胆汁等，均可入药

用，其功效相近。临床用羊胆汁治疗肺结核；蛇胆汁治疗喘咳病、目疾、风湿痛；鸡胆汁治疗百日咳等，并证明有一定疗效。但鱼胆特别是青鱼、草鱼的胆汁有毒，不宜内服。

礞石（变质岩类岩石）

甘、咸，平。归肺、肝经。

甘咸软化，质重坠降，平而偏凉

→入肺经→坠痰下气

→入肝经→平肝镇惊

※ 质重镇坠，沉降下行，为治惊利痰之圣药。

下气坠痰：实热
平肝镇惊：顽痰诸证
—气逆喘息—
—惊痫癫狂—
—眩晕痰多—
—大便秘结—
配熟军、沉香、黄芩，即礞石滚痰丸；再加竹沥、制半夏、橘红、甘草，即竹沥达痰丸。遇本病证可酌情选用上述中成药。

此外，也可用于小儿风寒外束、痰热客肺所致的面赤身热、咳嗽气促、痰多黏稠、咽痛声哑，可配麻黄、生石膏、苦杏仁等，如儿童清肺丸。

本品内服，煎汤6～10g，打碎先煎；入丸散1.5～3g。多入丸散。

本品重坠下泄，故气虚脾弱、小儿慢惊及孕妇忌服。

第三节 止咳平喘药

桔梗（桔梗科）

辛、苦，平。归肺经。

辛散苦泄，质轻上浮，性平少偏

→专入肺经→开泄宣散肺气→宣肺祛痰→止咳利咽

→促进肺中脓痰排出→排脓

※ 为开宣肺气之要药。凡痰阻气机胸膈满闷，无论寒热或兼否表证皆宜。

※ 凡属邪热客肺喑哑咽痛，无论虚实或兼否表证皆可据情投用。

宣肺祛痰：咳嗽有痰

- 风邪犯肺 — 配荆芥、桔梗、白前等，如止嗽散。
- 风寒袭肺 — 配杏仁、苏叶、半夏、前胡等，如杏苏散。
- 风热袭肺 — 配桑叶、菊花、连翘、杏仁等，如桑菊饮。
- 痰火壅肺 — 配全瓜蒌、竹茹、黄芩、桑白皮等。

总之，凡咳嗽有痰证属肺气不宣者，无论有无表证或属寒属热均可投用。

利咽止咳：喑哑咽痛，常配生甘草

- 风热者 — 再配马勃、牛蒡子、蝉衣等。
- 热毒者 — 再配板蓝根、黄芩、山豆根等。
- 虚火者 — 再配玄参、麦冬、南沙参等。

排脓：肺痈吐脓初期中期—常配鱼腥草，以及芦根、生苡仁、冬瓜仁等。

肺气不宣、胸闷不畅—常配枳壳，以及柴胡、香附等。

此外：(1) 治肺气不宣的水肿，常配猪、茯苓等，以宣肺利水。

(2) 舟楫之剂，载药上浮，治上部疾患与他药同用，能引诸药直达病所。

本品内服 3～9g，煎汤或入丸散。

本品升散，用量过大易致恶心，故用量不宜过大，气机上逆之呕吐、眩晕慎服，阴虚久咳痰少、咳血及肺痈脓净者不宜服。

胖大海（梧桐科）

甘，寒。归肺、大肠经。

<u>甘寒质轻，宣散清降</u>

- →入肺经 → 清宣肺气 → 止咳利咽、解热毒←
- →入大肠经 → 清肠通便 → 导热毒外出

※ 上能清宣肺气，下能清肠通便，凡风热、肺热、肠热均可用。

清宣肺气：肺热声哑—轻者单用沸水泡服，重者配牛蒡子、蝉衣等。

利咽解毒：风热咳嗽—可配前胡、桑叶、菊花、牛蒡子等。

痰热咳嗽—可配竹茹、浙贝母、瓜蒌、枇杷叶等。

咽喉肿痛—可配桔梗、甘草、金银花、黄芩、板蓝根等。

清肠通便：热结便秘（轻症）—单用沸水泡服，重者配枳壳、决明子。

本品内服 2～3 枚，沸水泡或煎汤。散剂用量减半。

本品寒滑，故脾虚便溏者慎服。

前胡（伞形科）

苦、辛，微寒。归肺经。

苦泄辛散，微寒清凉
└→能降能宣兼清热→入肺经→降气祛痰、宣散风热

※ 既降气祛痰又宣散风热，凡咳喘痰黄，无论痰热还是风热所致者均宜。

降气祛痰 ┬ 痰热咳喘 — 可配麻黄、生石膏、苦杏仁、黄芩等。
宣散风热 └ 风热咳嗽 — 可配白前、桑叶、苦杏仁等，如二前汤。

本品内服 6～10g，煎汤或入丸散。蜜炙前胡，其寒性减而兼能润肺，宜用于久咳肺虚或燥咳少痰。

本品苦泄宣散，故阴虚咳嗽、寒饮咳喘者不宜服。

苦杏仁（蔷薇科）

苦，温。有小毒。归肺、大肠经。

苦泄降，富含脂，温，有小毒
└→苦温润降兼解肌→入肺经→降气兼解肌→止咳平喘
　　└→入大肠经→降气润肠→通大便

※ 善降肺气温散表寒（解肌），凡咳喘痰多无论寒热或兼否表证均宜，属寒痰者最佳。

※ 善降气润燥而通便，治肠燥便秘可用，尤宜气秘最宜。

※ 止咳平喘、润肠通便之功虽与桃仁相似，但却力强并兼解肌。

※ 配麻黄宣降并用，止咳平喘之力倍增，故前贤云杏仁为麻黄平喘之臂助。

止咳平喘：咳嗽气喘 ┬ 风寒咳嗽 — 常配紫苏、半夏、桔梗等，如杏苏散。
（降气解肌） ├ 风热咳嗽 — 常配桑叶、菊花、桔梗等，如桑菊饮。
├ 温燥咳嗽 — 常配桑叶、川贝母、南沙参等，如桑杏汤。
├ 寒痰喘咳 — 常配麻黄、陈皮、甘草等，如小青龙汤。
├ 肺热喘咳 — 常配麻黄、生石膏、甘草等，如麻杏石甘汤。
└ 肺虚咳嗽有痰 — 可配马兜铃、阿胶等，如补肺阿胶汤。

润肠通便：肠燥便秘—可配火麻仁、郁李仁等，如麻子仁丸、五仁丸。

此外：（1）湿温病初期—常配生薏苡仁、白蔻仁、黄芩、滑石等，如三

仁汤。

（2）外用治阴道瘙痒症。

本品内服 3～10g，煎汤宜打碎后下，或入丸散。咳喘兼体虚脾弱者宜用炒苦杏仁，咳喘兼大便溏泄者宜用苦杏仁霜。

本品苦温润降有小毒，故用量不宜过大（最大不超过 20g），阴虚久咳、大便稀溏不宜服，婴儿慎服。

附：甜杏仁（蔷薇科） 甘，平。无毒。归肺、大肠经。药力较缓。功能润肺止咳，润肠通便。主治肺虚久咳，津伤便秘等。用量 3～10g。

白前（萝摩科）

苦、辛，微温。归肺经。

苦降多，辛散少，性微温，不燥热

→专入肺经 → 降气祛痰止咳

※ 为肺家要药，凡咳喘痰多无论寒热新久皆可，兼寒者尤佳。

降气消痰止咳：咳喘气逆痰多—偏寒者 — 可配紫菀、半夏、杏仁等。
　　　　　　　　　　　　　　—偏热者 — 可配瓜蒌、前胡、黄芩等。

风邪犯肺咳嗽痰多—可配荆芥、紫菀、桔梗等，如止嗽散。

本品内服 3～10g，煎汤或入丸散。蜜炙白前，性较缓和，长于润肺降气止嗽，宜用于肺虚咳嗽。

本品苦降辛散下气，对胃黏膜有刺激性，故肺虚干咳者不宜服，胃病或有出血倾向者慎服。

苏子（唇形科）

辛，温。归肺、大肠经。

辛温润降→入肺经 → 降气消痰 → 止咳喘

→入大肠经 → 降气润肠 → 通大便→（止咳喘）

※ 为治咳喘气逆痰多之要药，寒痰湿痰兼肠燥者尤佳。

降气消痰，止咳平喘：气逆咳喘痰多—常配芥子、莱菔子，如三子养亲汤。

润肠通便：肠燥便秘（气秘最宜）—可配瓜蒌仁、冬瓜仁、火麻仁、郁李仁等。

本品内服 5～10g，打碎入煎，或入丸散。炒苏子药性较和缓。

本品耗气滑肠，故气虚久咳、阴虚喘逆及脾虚便溏者慎服。

注意总结苏四药，即苏叶、苏梗、全紫苏、苏子。

旋覆花（菊科）

苦、辛、咸，微温。归肺、胃、大肠经。

苦降辛散，微温咸软→入肺经→降气行水消痰

└→入胃、大肠经→降气止呕止呃

※ 降气力强，兼消胶黏之痰、通血脉，凡肺胃气逆不降重症每用，兼血脉瘀滞者亦佳。

下气行水消痰：气逆咳喘痰多
- 寒痰者—可单用或配杏仁、半夏、白前等。
- 热痰者—可配全瓜蒌、黄芩、浙贝母等。
- 痰胶黏者—可配海浮石、海蛤壳等。

降逆止呕止呃：气逆呕吐、呃逆、噫气—常配赭石、半夏等，如旋覆代赭汤。

兼疏通血脉：气滞血瘀之胸胁胀痛不舒、欲蹈其胸—配柴胡、郁金、茜草等。

本品内服3～10g，包煎。蜜炙温燥性减缓，肺虚喘促夹痰饮者宜用。

本品温散降逆，故阴虚燥咳、体虚便溏者不宜用。

附：金沸草（菊科） 为旋覆花的地上部分，又名旋覆梗。味辛、苦、咸，性温。归肺经。功能化痰止咳，降气，疏散，利湿，消肿。主治风寒咳嗽，痰饮咳喘，风湿痹痛，疮痈肿毒。内服，煎汤5～10g。外用鲜品适量，捣汁涂患处。阴虚及燥热咳嗽忌服。

枇杷叶（蔷薇科）

苦，微寒。入肺、胃经。

苦泄降，微寒清凉

└→清降消痰→入肺经→清肺下气消痰→止咳

└→入胃经→清胃降逆→和中止呕

※ 清降肺胃而力缓，肺胃气逆不降症轻有热者每用。

清肺化痰止咳：痰热咳嗽—可配前胡、黄芩、浙贝母、桑白皮等。

燥热咳嗽—蜜炙后再配桑叶、川贝母、百部等。

和胃降逆止呕：胃热呕吐—可配竹茹、陈皮、芦根等。

本品内服，煎汤 10～15g，刷去茸毛，或入丸散。止咳宜蜜炙用，止呕宜生用。

本品微寒，故寒嗽及胃寒呕逆不宜服。

马兜铃（马兜铃科）

苦、微辛，寒。有小毒。归肺、大肠经。

苦寒清泄而降，微辛略兼开散，有小毒力较强

└→清降略具开泄之性→入肺经→清肺下气→止咳平喘

　　　　　　　　└→入大肠经→清肠热→消痔肿

※ 上清肺降气略具开泄而止咳平喘，下清肠热而消肿疗痔。

※ 肺热咳喘无论虚实皆可酌选，苦寒有肾毒内服宜慎，不可过量或久服。

清肺下气 止咳平喘
- 肺热咳喘 — 可配甘草、黄芩、瓜蒌、桑白皮等。
- 阴虚肺热咳 — 多配阿胶、杏仁、炙甘草等，如补肺阿胶汤。

清肠疗痔：肠热痔肿—古单用燃熏，今配槐角、槐花、大黄、枳壳等。

此外，其有温和而持久的降压作用，可用于早期高血压的治疗。

本品内服 3～10g，煎汤，或入丸散。肺虚有热咳喘宜蜜炙用。

本品苦寒有肾毒，故不宜大量或久服，寒痰咳喘、脾胃虚寒及肾病患者忌服。

紫菀（菊科）、款冬花（菊科）

紫菀　辛、苦，温。归肺经。温润下气化痰止咳。

款冬花　辛，温。归肺经。温润下气化痰止咳。

相同：(1) 均味辛性温，走气走血，专入肺经，为温润止咳之佳品。

(2) 均能润肺下气、化痰止咳，治咳喘痰多，无论新久寒热虚实皆可酌投，并常相须为用。治肺痨咳血，常蜜炙后再入复方。

(3) 内服 5～10g，煎汤或入丸散。外感咳嗽痰宜生用，内伤咳嗽痰少无痰及燥咳宜蜜炙。

(4) 均性温，有耗气助热之虞，故劳嗽、温燥咳血及实热咳嗽不宜单用。

相异：

紫菀：(1) 辛散苦降，温润不燥，长于祛痰。

(2) 兼疏通肺经气血，又治肺失宣降之小便不利。

款冬花：辛散而润，温而不燥，长于镇咳。

百部（百部科）

甘、苦，平。归肺经。

甘润苦降，平而不偏

└→专入肺经→润肺下气、抗结核杆菌 → 止咳

└→杀肠道与体表寄生虫

※ 润肺止咳良药，凡咳嗽无论新久寒热虚实皆可，痨咳者尤佳。

※ 杀虫灭虱佳品，可用于人体多种寄生虫病的治疗，内服外用皆可。

润肺止咳：一切咳嗽—常配桔梗、前胡、紫菀、贝母等，如止嗽散。

肺虚痨嗽—常配百合、天冬、麦冬、知母、川贝母等。

百日咳（天哮、顿咳）—单用制成糖浆服；或配川贝母等。

杀虫灭虱：蛔、蛲虫病—常配使君子、槟榔等，煎汤口服或灌肠。

体虱、头虱、臭虫—单用水煎洗，或研末掺撒。

疥疮、癣痒、阴痒—单用或配地肤子、蛇床子等水煎洗。

此外，用于杀孑孓、蝇蛆，替代有机磷、有机氯农药。

本品内服 5～10g，煎汤，或入丸散。外用适量，研末掺，或煎汤熏洗。治燥咳、久咳、虚咳宜蜜炙用。

本品易伤胃滑肠，故脾虚便溏者忌服。

蔊菜（十字花科）、矮地茶（紫金牛科）

蔊菜　辛、苦，平。归肺、肝经。祛痰清利解毒。

矮地茶　辛、苦，平。归肺、肝经。祛痰清利化瘀。

相同：(1) 均辛散苦泄，平而偏凉，均入肺、肝经。

(2) 均祛痰止咳，治咳嗽痰喘，痰热者最宜。

(3) 均清利湿热，治湿热淋痛、水肿兼热、湿热黄疸。

相异：

蔊菜：(1) 药食兼用，兼发表，治感冒发热，可配菊花、金银花等。

(2) 清热解毒，治疮肿、咽喉肿痛，多入复方配伍他药。

(3) 内服 10～30g，煎汤或鲜品捣汁。外用适量，鲜品捣敷，或绞汁外涂。

矮地茶：(1) 又善治肺痨咳嗽，可配百部、天冬、麦冬、十大功劳叶、百合等；治肺痈吐脓，常配鱼腥草、芦根等。

(2) 兼活血化瘀，治跌打损伤、经闭腹痛、风湿痹痛。

（3）内服10～30g，煎汤或鲜品捣汁。外用适量，鲜品捣敷。

（4）曾有报道，1例患者服用本品1月而引发黄皮症（肝功正常），停药后消退。

白果（银杏科）

涩、苦、甘，平。有小毒。归肺、肾经。

涩收敛，苦泄降，有小毒，甘平偏凉
- → 入肺经 → 敛肺气兼祛痰 → 平喘哮
- → 入肾经 → 固下焦兼祛湿 → 止带浊、缩尿

※ 上敛肺平喘定哮，兼祛痰，凡喘哮无论寒热或有痰无痰均可选用。

※ 下固肾止带缩尿，兼祛湿，凡带浊尿频无论虚寒或湿热皆可选用。

敛肺平喘：喘哮痰多（兼祛痰）（或无痰）
- 寒者 — 常配麻黄、甘草等，如鸭掌散。
- 热者 — 常配黄芩、麻黄等，如定喘汤。

在上述配伍应用时，本品既能敛肺祛痰（能减少痰量）而平喘，又防宣肺平喘之品发散太过。

止带缩尿：湿浊带下（兼祛湿）
- 虚寒者 — 可配白术、苍术、乌贼骨等。
- 湿热者 — 可配黄柏、车前子、芡实等，如易黄汤。

遗尿尿频—可配桑螵蛸、益智仁、乌药等。

小便白浊—可配萆薢、土茯苓、乌药等。

兼能固精：遗精—单用，或配沙苑子、韭菜子、菟丝子等。

此外，治肺结核，将其在菜子油中浸泡49天后，日服半至一粒。

本品内服6～10g，打碎入煎，或入丸散。生用毒大，炒用毒性减弱，入药时须去其外层种皮及内层的薄皮和心芽。

本品敛涩有毒，故不可生食与过量服，咳痰不利者慎服。

洋金花（茄科）

辛，温。有毒。归肺、肝经。

辛温燥散毒烈 → 入肺经 → 止咳平喘
- → 入肝经 → 麻醉止痛、息风止痉

平喘止咳：寒痰咳喘（痰少清稀）—单用燃烟吸或煎汤服，或入复方。

寒哮咳喘（无痰或痰少清稀）—单用燃烟吸或煎汤服，或入复方。

麻醉止痛：诸痛重症┬脘腹冷痛 — 可配桂枝、附子、炒白芍等。
　　　　　　　　　├风湿痹痛 — 可配制川乌、制草乌、威灵仙等。
　　　　　　　　　└跌打损伤 — 可配姜黄、血竭、乳香、没药等。

手术局麻、瘢痕灸—与制川乌、制草乌、姜黄、川芎等泡酒外涂。

息风止痉：癫痫抽搐—可配天麻、全蝎、蜈蚣等。

小儿慢惊—可配全蝎、天麻、朱砂等，如干蝎天麻散。

本品内服，煎汤（或泡水）0.3～0.6g，入丸散 0.1～0.15g，或泡酒，或作卷烟吸。外用适量，煎水洗，或研末调涂。

本品辛温有剧毒，故应严格控制剂量，热咳痰稠、咳痰不利、高热及表证未解者忌服。因含东莨菪碱、莨菪碱、阿托品等，故孕妇慎用，心动过速或有心动过速病史、心肺功能不全、青光眼、眼压增高、肝肾功能严重损害者禁用。

第十四章 安神药

一、含义

凡以安定神志为主要功效的药物，称为安神药。

二、引起神志不安的原因与病证

心血虚、心气虚、心火盛、痰火盛、肝火盛、瘀血内阻→神志不安、心悸怔忡、失眠多梦、健忘、神志恍惚。涉及脏腑有：心、肝、脾、胆、肾、大肠、胃。病证特点：阳虚者少见。

三、药性特点、功效及主治病证

1. 药性特点　味多甘，少数兼咸或苦，个别辛、咸或辛、苦；性多寒凉或平，个别温；主归心经，兼归肝、肾、肺经等。

2. 功效　主能安神；

部分药物兼能平肝潜阳、收敛、清热解毒等。

3. 主治病证　主治上述诸神志不安证。

部分药物兼治肝阳上亢、滑脱诸证、咽喉肿痛等。

四、分类及各类的性能特点

1. 重镇安神药　多为金石矿物介（贝壳）类，质重镇怯而安神。功能重镇安神，平肝潜阳。主治阳气躁动之失眠心悸、惊痫发狂。(属实证)

2. 养心安神药　多属植物种子、根、茎，质润滋补而安神。功能养心安神，兼滋肝补气。主治血虚或体虚心神失养之失眠多梦、心悸、怔忡、神志不安。(属虚证)

由于临证复杂，常常是虚实互见，故重镇安神药与养心安神药常合用。

五、注意事项

1. 注意选择配伍。

2. 用于安眠时宜睡前服。

3. 矿物类安神药宜与健脾胃药同用，且不宜长期服用。尤其是直接入丸散时，更应如此。

4. 个别有毒，用时宜谨慎。

第一节 重镇安神药

朱砂（硫化物类矿物）

甘，寒。有毒。归心经。主含HgS。

质重镇怯，甘寒清解，有毒力强
→入心经→镇心→安神
　　　　→清解热毒→疗疮、明目

※ 为重镇安神之要药，凡心神不安兼热，无论实虚皆宜。

※ 有毒，不宜过量或持久服，更不是神仙长寿药。

镇心安神定惊—实证—心火亢盛—可配黄连、生地黄等，如朱砂安神丸
　　　　　　　　　—高热神昏—可配牛黄、麝香、水牛角、冰片等。
　　　　　　　　　—痰热惊痫—可配牛黄、胆南星、天竺黄等。
　　　　　—虚证：阴血亏虚有热—可配生地、麦冬、酸枣仁等。

清热解毒明目：热毒疮肿—可配山慈菇、红大戟、千金子等，如紫金锭。
　　　　　　　咽喉肿烂—常配冰片、西瓜霜，如玉钥匙。
　　　　　　　目暗不明—常配磁石、朱砂、神曲，如磁朱丸。

本品内服0.1～0.5g，研末冲，或入丸散。外用适量，研末敷或调涂。

本品有毒，故内服不宜过量或久服，肝肾功能不正常者慎服，以免汞中毒。火煅则析出水银而增毒，故忌火煅。古方解其毒用童便、鲜羊血。

磁石（氧化物类矿石）

辛、咸，寒。归心、肾、肝经。主含FeO、Fe_2O_3、Fe_3O_4。

质重沉降，辛咸而寒，镇潜兼补

→镇潜益精→入心经→重镇安神

→入肝经→平肝潜阳

→入肾经→聪耳明目、纳气平喘

※ 重镇安神不如朱砂，但长于补肾益精、聪耳明目、纳气平喘、平肝潜阳。

重镇安神：恐怯怔忡、失眠癫痫—常配朱砂、神曲，如磁朱丸。

平肝潜阳：肝阳上亢之头晕目眩—可配生牡蛎、白芍、夏枯草等。

聪耳明目：肾虚耳聋耳鸣—可配熟地、石菖蒲等，如耳聋左磁丸。

目暗不明—可配朱砂、神曲等，如磁朱丸。

纳气平喘：虚喘—阴虚—可配五味子、熟地、山药等。

阳虚—可配五味子、附子、熟地、山药等。

本品内服，煎汤15～30g，打碎先下；入丸、散，每次1～3g。外用适量，研末敷。镇惊安神、平肝潜阳宜生用，聪耳明目、纳气平喘宜醋淬后用。

本品为矿石类药，服后不易消化，故脾胃虚弱者不宜多服久服。

铁落（氧化物类矿石）

辛，寒。归肝、心经。主含Fe_3O_4。

辛寒质重镇潜→入肝心经→平肝镇惊→安神定志

平肝镇惊安神：肝火扰心之善怒发狂惊悸不安—单用或入复方，如生铁落饮。

本品内服30～90g，先煎，或煎汤代水。

本品质重性寒，故脾胃虚寒者不宜服。

珍珠（珍珠贝科或蚌科）

甘、咸，寒。归心、肝经。

介类重镇兼涩，甘寒清解兼补

→入心肝经→清心肝之火、镇心益阴→安神定惊

→清肝火、益肝阴→明目退翳

→清热解毒生肌、敛疮

※ 重镇安神与解毒之功不如朱砂，长于明目退翳与敛疮，且无毒而益阴。

※ 治惊悸失眠无论虚实皆宜，兼热者尤佳。

※ 治目赤翳障，无论风热还是肝火所致者，皆可内服或外用。

※ 治热病神昏或脑卒中之精神语言障碍等宜早用，未病可防，已病可治。

安神镇惊：心悸怔忡—单用研末，蜜调服。
失眠多梦—或配龙骨、牡蛎、丹参、炒枣仁、夜交藤等。
惊风癫痫—常配等份牛黄研末服，即珠黄散。
热病神昏—常配牛黄等，如珠黄散、安宫牛黄丸等。

明目退翳：目赤翳障—内服—风热者 — 可配菊花、谷精草等。
肝火者 — 可配夏枯草、青葙子等。
外用 — 可配冰片等，如珍珠八宝眼药。

解毒敛疮：咽喉肿痛—常配牛黄同用，即珠黄散。
口舌生疮日久不愈—可配硼砂、人中白、儿茶等。
疮疡不敛—可配炉甘石、琥珀、龙骨、儿茶、血竭等。
湿疹瘙痒—可配枯矾、炉甘石、黄柏、青黛等。

本品内服，每次 0.1～0.3g，研末冲，或入丸散，每日 2～3 次。外用适量，研末干掺，水飞研极细末点眼或吹喉。

本品质重性寒，故孕妇及脾胃虚寒者慎服。

龙骨（动物骨骼化石）、牡蛎（牡蛎科）

龙骨　甘、涩，微寒。归心、肝经。介类镇潜兼收敛。

牡蛎　咸，微寒。归肝、肾经。介类益阴镇潜软坚兼收敛。

相同：(1) 均性微寒，入肝经，为介类镇潜兼收敛之品。生微寒，煅性平，功相异。

(2) 生用：镇惊安神：惊狂躁烦—常同用，如桂枝去芍药加蜀漆龙骨牡蛎救逆汤。
心悸怔忡、失眠多梦—常同用，并配枣仁、远志、茯神等。
平肝潜阳：肝阳上亢—常同用，并加生白芍、双钩藤、生牛膝等。

（3）煅用：收敛固涩：自汗—常同用，并配桂枝、炒白芍、黄芪、浮小麦等。

盗汗—常同用，并配知母、黄柏、青蒿等。

遗精滑精—常同用，并配五味子、金樱子、菟丝子等。

白带不止—常同用，并配芡实、山药、炒白术等。

制酸止痛：胃痛吐酸—常同用，并随证配伍他药。

（4）内服，煎汤 10～30g，打碎先下；或入丸散。外用适量，研末干掺。

相异：

龙骨：（1）源于骨骼化石，味甘涩，又入心经，镇惊固涩力强，重症每用，可用于一切滑脱不禁证，兼治小便不禁、久泻久痢、便血崩漏等。

（2）煅后外用收湿敛疮，治湿疹、湿疮、疮疡不敛、外伤出血。

（3）镇惊安神、平肝潜阳宜生用，收敛固涩、制酸、收湿敛疮宜煅用。

（4）本品收敛作用较强，故湿热积滞者不宜服。

牡蛎：（1）源于动物外壳，味咸能软，又入肾经，镇惊固涩力弱。

（2）长于平肝潜阳，生用又兼益阴，治阴血亏虚之虚风内动、肌肉瞤动，常配生龟甲、生鳖甲、生白芍等，如三甲复脉汤。

（3）生用软坚散结，治瘰疬痰核、肝脾肿大，常配相关药物。

（4）平肝潜阳、软坚散结宜生用；收敛固涩、制酸宜煅用。

（5）本品煅后收敛，故内有湿热实邪者不宜服。

琥珀（松脂化石）

甘，平。归心、肝、肺、膀胱经。血珀最佳，煤珀次之。

质重能镇，色红入血，甘淡渗利，性平偏凉

→内服→入心肝血分→重镇行散→镇心→安神

　　　　　　　　　　　　→行血散瘀→通经消癥

　　→入肺与膀胱经→利尿通淋、排石

→外用→涩敛兼行散→敛疮、生肌、止血

镇心安神：心悸失眠、健忘恍惚—单用或配远志等，如琥珀多寐丸。

急慢惊风—常配胆南星、朱砂等，如琥珀抱龙丸。

癫痫—可配朱砂、天南星、郁金等，如琥珀寿星丸。

行血散瘀：痛经、经闭、癥瘕—可配桃仁、红花、延胡索、丹参等。

产后瘀阻腹痛—可配川芎、当归、鸡血藤、益母草等。

血瘀胸痹心痛—常配人参、三七，各等分研末，每服 1g。

利尿通淋：热淋、血淋—可配木通、车前草、白茅根等。

（止痛排石）沙淋、石淋—可配海金沙、金钱草、石韦等。

肝胆结石—可配金钱草、海金沙、郁金、柴胡等。

外用：敛疮生肌：跌打损伤、疮疡不敛、创伤出血—可配血竭、儿茶等。

本品内服 1～3g，不入煎剂，研末冲，或蜂蜜调，或入丸散。外用适量，研末干掺，或调敷。

本品甘淡渗利伤阴，故阴虚内热及小便频数者忌服，无瘀血者不宜服。遇火易燃，故忌火煅。

紫石英（卤素化合物氟化物类矿石）

甘，温。归心、肝、肺、肾经。主含 CaF_2。

质重镇降，甘温暖脏 → 入心肝经 → 镇心定惊

└→ 入肺肾经 ─→ 温肺肾 → 平咳喘

　　　　　　└→ 温肾 → 暖宫

镇心定惊：虚烦失眠、心悸怔忡—可配酸枣仁、远志、茯苓等。

惊痫癫狂—可配龙骨、牡蛎、大黄等，如风引汤。

温肺平喘：肺虚寒咳—可配紫菀、款冬花、苦杏仁等。

肺肾两虚咳喘—可配五味子、核桃仁、蛤蚧等。

温肾暖宫：宫冷不孕—可配熟地、当归、枸杞子、菟丝子等。

本品内服 10～15g，打碎先煎；或丸散。外用适量，醋煎敷。宜火煅醋淬，研末水飞晒干用。

本品甘温，故阴虚火旺及血分有热者忌服。只可暂用，不可久服。

第二节　养心安神药

酸枣仁（鼠李科）

甘、酸，平。归肝、胆、心经。

甘补酸敛，性平不偏
→入肝胆心经→兼收敛津液→止汗
→补心养肝益胆→安神

※ 滋养性安神良药，无寒热之偏，善治虚烦不眠，兼虚汗不止者尤佳。

养心安神：虚烦不眠—肝虚有热—可配知母、川芎等，如酸枣仁汤。
—心肾两虚—可配生地、麦冬等，如天王补心丹。
—心脾两虚—可配当归、人参等，如归脾汤。
—心胆两虚—可配枳壳、竹茹、茯神等。

敛汗：体虚多汗—气虚自汗，兼失眠尤宜—可配黄芪、浮小麦等。
—阴虚盗汗，兼失眠尤宜—可配知母、黄柏等。

此外，古有熟枣仁醒脾之说，今人以炒枣仁大量，治夏日湿邪困脾之头昏神差者取效，并常配滑石、石菖蒲等同用。

本品内服，煎汤6～15g，捣碎入煎；研末每次1～1.5g，睡前吞服；或入丸散。阴虚失眠有热象者宜生用。

本品兼收敛之性，故内有实邪郁火者慎服。

柏子仁（柏科）

甘，平。归心、肾、大肠经。

甘平补虚，质润多脂
→入心肾经→补心益肾→安神
→兼益肾燥→止阴虚盗汗
→入大肠经→润肠燥→通大便

※ 滋养性安神佳品，无寒热之偏，善治虚烦不眠，兼肠燥者尤佳。

养心安神：血虚心烦不眠—可配当归、茯神等，如柏子养心丸。
阴血亏虚失眠健忘—可配酸枣仁、五味子、熟地黄等。

止汗：阴虚盗汗—可配知母、黄柏、鳖甲、熟地等。

润肠通便：血虚肠燥便秘—可配郁李仁、松子仁、桃仁等，如五仁丸。

本品内服10～18g，打碎煎汤，或入丸散。便溏者可用柏子仁霜。

本品油润滑肠，故便溏及多痰者慎服。

灵芝（多孔菌科）

甘、微苦，平。归心、脾、肺、肾经。

甘能补虚，微苦兼泄，性平不偏

→入心脾经→补气健脾、养血→安心神

→入肺肾经→祛痰止咳、纳气平喘

补气健脾 养血安神—体虚失眠多梦—可配酸枣仁、茯神等。

补气健脾 养血安神—心悸怔忡健忘—可配柏子仁、龙眼肉等。

纳气平喘 祛痰止咳—肺虚久咳—可配人参、五味子、川贝母等。

纳气平喘 祛痰止咳—肾虚久喘—可配五味子、核桃仁、蛤蚧等。

此外，近年来用于抗癌。

本品内服，煎汤 3～15g，研末每次 1～3g；或浸酒服。

夜交藤（蓼科）

甘，平。归心、肝经。又名首乌藤。

味甘能补，藤可通散，性平不偏

→入心肝经→补血→安神

→入心肝经→通络祛风

※ 滋养性安神要药，无寒热之偏，善治虚烦不眠，兼痹痛者尤佳。

养血安神：血虚心烦、失眠多梦—常配酸枣仁、茯神等。

通络祛风：血虚痹痛—可配鸡血藤、当归、川芎、木瓜等。

久痹—可配威灵仙、蕲蛇、鸡血藤、川乌等。

风疹瘙痒—单用煎汤外洗。

本品内服 9～15g，煎汤或入丸散。外用适量，煎汤熏洗或鲜品捣敷。

小麦（禾本科）

甘，微寒。归心经。

甘补微寒，药食兼用→补虚兼清热→入心经→养心除烦而安神

养心安神：神志失常，烦躁不安—常配甘草、大枣，如甘麦大枣汤。

本品内服 30～250g，煎汤。

秫米（禾本科）

甘，微寒。归肺、胃、大肠经。

甘补微寒，药食兼用→补虚兼和中→入肺胃与大肠经→益阴和胃而安神

益阴和胃安神：胃不和，卧不安—常配半夏，如半夏秫米汤。

阳盛阴虚，夜不得寐—可配生地、酸枣仁、黄连等。

本品内服10～15g，包煎。若无秫米，可用薏苡仁替代。

合欢皮（豆科）、合欢花（豆科）

合欢皮　甘、苦，平。归心、肝经。解郁安神和血止痛。

合欢花　甘、苦，平。芳香。归心、肝、脾经。解郁安神理气开胃。

相同：(1) 均甘和缓，苦能泄，性平和，入心、肝经。古有“合欢解忧，萱草蠲忿”之说。为解郁安神常用药。

(2) 均能解郁安神，治忧郁思虑之失眠、心神不安，可配夜交藤、炒枣仁等。

(3) 活血消肿止痛，治跌打损伤、瘀血肿痛。

相异：

合欢皮：(1) 其为树皮，药力较强。忧郁心神不安兼血瘀有寒者用之为宜。

(2) 又能生肌消痈，治筋骨折伤、肺痈恢复期、蜘蛛咬伤（配百草霜）。

(3) 内服10～15g，煎汤；或入丸散。外用适量，研末敷。

合欢花：(1) 其为花序或花蕾，药力较缓。忧郁心神不安兼血瘀或气滞有寒者用之为宜。

(2) 兼芳香疏理，又入脾经，能理气开胃，治气滞脘腹胀满食少。

(3) 内服5～10g，煎汤，或入丸散。

远志（远志科）

辛、苦，温。归心、肾、肺经。

辛散苦泄温通

→入心肾经→助心阳、益心气

→交通心肾(使肾气上交于心)→益智安神

→祛痰解郁→开心窍、开脑窍→醒神定志

→入肺经→祛痰浊→止咳喘

※ 为温性安神药，神志不安热不甚者宜投，兼热者常配寒性清心安神药。

※ 既宁心安神益智又祛痰解郁开窍，迷惑与神乱属心虚或痰阻者均宜。

宁心益智安神：惊悸失眠—常配石菖蒲、人参、龙骨等，如安神定志丸。

祛痰解郁开窍：迷惑善忘 神志错乱—痰浊蒙蔽心窍 — 可配石菖蒲、郁金、白矾等
—心气虚 — 可配人参、茯神、龙骨等。

寒痰咳喘或兼失眠—可配杏仁、化橘红、半夏、紫菀等。

消散痈肿：乳痈疮肿，单用泡酒饮酒敷渣，或配金银花、连翘、蒲公英等。

本品内服 3～10g，煎汤或入丸散。外用适量，泡酒涂，或研末敷。生品善开散，祛痰开窍宜投；制者性平和，胃气虚弱者宜选；蜜制者性兼滋润，安神宁心宜遣。

本品温燥，内服刺激性较强，故实火、痰热、胃炎或溃疡病患者慎服。

第十五章 平肝息风药

一、含义

凡以平抑肝阳、息风止痉为主要功效的药物，称为平肝息风药。

二、常见肝病及治法

1. 肝经风热　上攻头目引发目赤肿痛，头痛等。此为实证，治宜疏散风热、清肝明目。本章药物多不宜。

2. 肝气郁结　气机不畅引发胸闷，胁肋胀痛，叹息则舒等。此为实中夹虚证，治宜疏肝理气、养血柔肝。本章药物多不宜。

3. 肝郁化火　火炎上攻、内灼引发头痛、目赤、急躁易怒、口苦咽干等。此为实证，治宜清泻肝火，佐以平肝疏肝。本章药物多不宜。

4. 肝阳上亢　头晕头痛、烦躁易怒、面赤、目干等。此为本虚标实证，治宜平肝潜阳、养血柔肝。本章药物适宜。

5. 肝风内动　主症有：抽搐、震颤、瞤动、麻木、拘挛、眩晕等。细分为：

（1）肝阳化风：即肝阳上亢证加突然昏厥、舌强语涩、半身不遂等。此为本虚标实证。治宜平抑肝阳、开窍醒神。本章药物适宜。

（2）高热生风：温病血分热证加项背强、角弓反张、脉弦等。此为实证，治宜清热息风止痉。本章药物适宜。

（3）血不养肝：阴血亏虚证加筋惕肉瞤或肢麻、脉弦细等。此为虚证，治宜养血滋阴、平肝息风。本章药物适宜。

6. 小儿惊风　主症有：惊惕、抽搐等。细分为：

（1）肝热急惊：高热惊厥、烦躁不安、面红、口噤舌强、头项强、阵发性抽搐等。此为实证，治宜清肝化痰、息风止痉。本章药物适宜。

（2）脾虚慢惊：体虚乏力、面色萎黄、抽搐缓慢无力、时发时止、肢冷厥逆等。此为虚实互见证，治宜健脾益肾、平肝息风。本章药物适宜。

7. 痫证（羊痫风）　多属肝风夹痰：突然昏厥、牙关紧闭、口吐白沫等。此有寒热之别、虚实互见，治宜化痰息风止痉，并酌配他药。本章药物适宜。

8. 破伤风　属外风引动内风、多有创伤史，引发痉挛抽搐、角弓反张等。此为实证，治宜息风止痉。本章药物适宜。

9. 肝胆湿热　口苦、口黏、尿黄、大便不爽、目身黄染等。此为实证，治宜清利肝胆湿热。本章药物不宜。

10. 寒疝腹痛　寒滞肝脉引发疝气痛、睾丸偏坠痛、连及少腹等。此为实证，治宜暖肝散寒、理气止痛。本章药物多不宜。

三、药性特点、功效及主治病证

1. 药性特点　味多甘或咸，少数兼辛，或兼苦，个别辛，或苦、辛；性多寒凉或平，个别温；主归肝经，兼归心、肾、肺经等。

2. 功效　主能平肝。

部分药物兼能清肝明目、镇心安神、通络、清热解毒等。

3. 主治病证　主治肝阳上亢、肝风内动（肝阳化风、高热生风、虚风内动）、小儿惊风（肝热急惊、脾虚慢惊）、痫证、破伤风；

部分药物兼治目赤肿痛、神志不安、痹痛、瘰疬、疮肿等。

四、分类及各类的性能特点

1. 平抑肝阳药，又可分为两小类：

（1）镇潜肝阳药：多为金石介类，质重镇坠，主能平肝潜阳，兼能镇心安神等。

（2）平抑肝阳药：多为植物类，主能平抑肝阳，兼能疏肝、活血、行气等。

2. 息风止痉药　多为虫类，善搜剔走窜，主能息风止痉，兼能清热解毒、软坚散结、通经络等。

五、使用注意

1. 药性寒凉者，不宜用于脾虚慢惊。

2. 药性温燥者，不宜用于阴血亏虚之虚风内动。

3. 注意选择配伍，多与镇惊安神药同用。

第一节 平抑肝阳药

石决明（鲍科）

咸，寒。归肝、肺经。

质重镇潜，咸寒清泄，略兼补益

└→介类镇潜清补→入肝经→清肝火、潜肝阳、益肝阴→平肝、明目

　　└→入肺经→清肺→治骨蒸

※ 集镇潜、清肝、益阴于一体，为平肝潜阳与清肝明目之要药。

平肝潜阳：肝阳上亢—可配生牡蛎、白芍、牛膝等，如镇肝息风汤。

惊风抽搐（急惊多用）—常配钩藤、蝉蜕、羚羊角等。

清肝明目：目赤翳障—风热者—可配菊花、蒺藜等，如明目蒺藜丸。

　　└肝火者—可配夏枯草、青葙子、黄芩等。

肝肾亏虚目暗不明（青盲、雀目）—常配苍术、羊肝等。

清肺火：骨蒸劳热—可配生地、知母、黄柏、鳖甲、青蒿等。

本品内服15～30g，宜打碎先煎，或入丸散。外用适量，点眼。平肝清肝宜生用，点眼应火煅水飞用。

本品咸寒易伤脾胃，故脾胃虚寒、食少便溏者慎服。

珍珠母（蚌科或珍珠贝科）

咸，寒。归肝、心经。

质重镇潜，咸寒清泄，略兼益阴

├→介类镇潜清兼补→入肝经→清肝、潜阳、益阴→平肝、明目

│　　└→入心经→镇心清热→安神

└→煅后兼涩味而性微寒→兼收湿敛疮

※ 集镇潜、清肝、益阴于一体，为平肝潜阳与清肝明目之要药。

平肝潜阳：肝阳上亢头晕目眩—可配生牡蛎、女贞子、墨旱莲等。

清肝明目：目赤翳障—风热者—可配菊花、木贼、谷精草等。

　　└肝火者—可配夏枯草、龙胆草、黄芩等。

视物昏花—可配熟地、枸杞子、楮实等。

镇心安神：烦躁心悸失眠—可配酸枣仁、夜交藤、栀子等。

收湿敛疮：湿疹湿疮—可配青黛、儿茶、煅龙骨等。

本品内服15～30g，宜打碎先煎。外用适量，研末掺或调敷。收湿敛疮宜煅用，余皆宜生用。

珍珠母与珍珠，均咸寒，归心肝经，能镇惊安神、清肝明目。然，珍珠主入心经，镇惊安神力强，又能解毒消肿敛疮。珍珠母则主入肝经，又能平肝潜阳，煅后外用还收湿敛疮。

玳瑁（海龟科）

甘，寒。归肝、心经。

质重镇潜，甘寒清解兼补
→介类镇潜清解兼补→入肝经→镇潜肝阳、益阴含阳→平肝潜阳
→入心经→镇心、清热→除烦安神、解毒

※ 其性效介乎犀角与羚羊角之间，既清热镇惊安神又平肝潜阳。

※ 海龟为法定的保护动物，临床应少用或不用为妥。

平肝镇心：热病惊狂谵语—可配牛黄、水牛角、朱砂等，如至宝丹。

小儿肝热惊风—可配牛黄、胆南星、钩藤、朱砂等。

清热解毒：斑痘疹毒内陷（色紫黑、高热神昏）—配紫草、大青叶等。

痈肿疮毒伴高热神昏—配水牛角、羚羊角、生地、银花等。

本品内服3～6g，水煎或入丸散；亦可水磨取汁服。代犀角10倍量用，代羚羊角则酌情增量。

赭石（氧化物类矿物刚玉族）

苦，寒。归肝、心、肺、胃经。又名代赭石，主含Fe_2O_3。

重镇潜降，苦寒清泄
→金石镇潜清泄→入肝经→平肝潜阳
→入肺胃经→重镇降逆→止呃、止呕、止喘
→入肝心经→清血分热→凉血→止血

※ 既镇潜降逆又清火，为治阳亢、气逆之佳品，兼内热者尤佳。

※ 既重镇降逆又凉血止血，为治血热气逆出血要药。

平肝潜阳：肝阳上亢头晕目眩—配牛膝、龙骨、白芍等，如建瓴汤。
（清火）　肝火上升头痛眩晕—配牡蛎、玄参等，如镇肝息风汤。
近年用于顽固性高血压属肝阳上亢者。

重镇降逆：呕吐、呃逆、噫气—常配旋覆花等，如旋覆代赭汤。
肺气上逆喘气—可配旋覆花、苏子、莱菔子等。

凉血止血：血热气逆之吐衄便尿血、崩漏—可配牛膝、小蓟、生地等。

本品内服，煎汤 10～30g，打碎先下；或入丸散。平肝潜阳、重镇降逆宜生用，收敛止血宜煅用。

本品苦寒重坠，故寒证及孕妇慎服；含微量砷，故不宜长期服。

赭石与磁石性效简比

赭石	苦寒质重	平肝潜阳，降逆，凉血止血
磁石	辛咸寒质重	平肝潜阳，镇惊安神、补肾益精、聪耳明目、纳气定喘

紫贝齿（宝贝科）

咸，平。归肝、心经。

质重镇潜，咸平偏凉
└→介类镇潜兼清热→入肝经→平肝潜阳、清肝明目
　　└→入心经→镇心安神

平肝潜阳：肝阳上亢—可配菊花、白芍、牡蛎、夏枯草等。
清肝明目：目赤肿痛—可配桑叶、菊花、木贼、赤芍等。
镇心安神：惊惕失眠—可配龙骨、朱砂、酸枣仁等。
本品内服 10～30g，打碎先下；或入丸散。外用适量，水飞点眼。

蒺藜（蒺藜科）

苦、辛，平。归肝经。又名刺蒺藜。

苦泄辛散，平而偏凉，主入肝经
└→平肝疏散→平抑肝阳、疏肝解郁
　　├→散风→止痒、明目
　　└→兼行气活血

※ 平抑肝阳力一般，而疏散力却较强，治风痒多用。

275

※ 集平肝、疏肝、散风、行气血于一体是其特点。
※ 治肝阳亢、肝郁均可投，兼气滞血瘀或风痒者最宜。
平抑肝阳：肝阳上亢（热不明显者）—可配钩藤、天麻、珍珠母等。
疏肝解郁：肝郁胸胁痛—可配柴胡、枳壳、香附、赤芍、当归等。
祛风明目止痒
- 风热目赤、多眵多泪 — 可配菊花等，如明目蒺藜丸。
- 风疹瘙痒 — 可配土茯苓、炒苍耳子、地肤子、白鲜皮等。
- 白癜风 — 单用研末服，外用补骨脂酊涂，并用紫外线照射。

行气活血：气滞血瘀
- 经闭 — 可配当归、川芎、红花等。
- 癥瘕 — 可配土鳖虫、丹参、桃仁等。

肝郁乳汁不下—可配柴胡、当归、路路通、漏芦等。
本品内服6～9g，煎汤或入丸散。外用适量，泡酒涂。
本品苦泄辛散行血，故孕妇及气血亏虚者不宜服。

穞豆衣（豆科）

甘，平。归肝、肾经。
甘补虚，平偏凉→入肝肾经→养血益阴→平肝、退虚热
※ 虽为滋养性平肝药，但药力较缓，常作辅助之品。
养血平肝：肝阳上亢—可配夏枯草、钩藤、白芍、生地黄、磁石等。
滋阴退热：阴虚盗汗—可配青蒿、鳖甲、知母、生地黄等。
本品内服6～15g，煎汤。

罗布麻叶（夹竹桃科）

甘、苦，微寒。归肝、肾经。
苦寒清降，甘淡渗利
→入肝、肾经→平肝、清热、利尿→降压、消肿
清热平肝：肝阳上亢—可配夏枯草、钩藤、生牡蛎等。
降压利尿：高血压病属肝阳上亢者，配伍同上。
水肿、小便不利—可配泽泻、茯苓等。
本品内服3～10g，水煎或开水泡。
或云本品有小毒，故用量不宜过大。

第二节 息风止痉药

羚羊角（洞角科）

咸，寒。归肝、心经。

质重潜降，味咸入血，性寒清解

└→平肝清泄凉解→入肝经→泻肝火、潜肝阳→平息肝风→止痉挛

└→入心经→泻心火→凉血→解热毒

※ 善泻肝火、平息肝风，为治肝火上升、热极生风及肝热急惊要药。

※ 既凉血解毒又平肝息风，善治疮疹或斑疹证属血热毒盛兼动风先兆者。

平肝息风：热极生风—常配钩藤、白芍、生地黄等，如羚羊钩藤汤。

肝热急惊—可配钩藤、朱砂、蝉衣、地龙等。

癫痫抽搐—可配钩藤、天竺黄、牛黄等。轻者可单用。

顽固性高血压病属肝火或阳亢者—可配磁石、夏枯草等。

清肝明目：肝火目赤翳障—可配菊花、夏枯草、赤芍、石决明等。

凉血解毒：温病壮热神昏狂躁或抽搐—多入成药，如紫雪。

疮肿（血热毒盛）—可配水牛角、银花、蒲公英、赤芍等。

斑疹内陷高热动风—可配水牛角、大青叶、紫草等。

本品内服，煎汤1～3g，另煎对入。磨汁或锉末，每次0.3～0.5g。

本品性寒，故脾虚慢惊者忌服，脾胃虚寒者慎服。

附：山羊角（牛科）。味咸性寒，归肝经。功能平肝镇惊，清热息风。主治肝阳上亢之头目眩晕，肝火上炎之头痛目赤，急惊抽搐。其药力缓于羚羊角，唯以肝阳肝热诸证为治。用量10～15g。煎汤、磨汁或入丸散。

钩藤（茜草科）

甘，微寒。归肝、心包经。

甘缓平和，微寒清泄，质轻疏透

└→平肝息风兼清透

└→入肝与心包经→兼透散风热
　　　　　　　　→清热、平肝、息风→止痉

※ 善息风止痉，清肝与心包经之火而平肝。虽清热力不及羚羊角，但息风止痉力却佳，并能轻疏透热。

※ 善平肝阳、息肝风，兼清肝热，且力平和，为治肝热动风或阳亢要药。

※ 善息风止痉，清透热邪，且味不苦宜服，为治高热惊抽佳品，凡小儿高热，无论有无惊抽或表证皆宜投用。

息风止痉
清热平肝
- 高热动风 — 常配羚羊角、白芍、生地等，如羚羊钩藤汤。
- 肝火头胀痛 — 可配菊花、川芎、夏枯草等。
- 小儿惊风
  - 肝热急惊 — 可配蝉衣、僵蚕、龙胆草等。
  - 脾虚慢惊 — 可配天麻、白术、茯苓等。
- 子痫抽搐 — 可配当归、桑寄生、茯神等，如钩藤饮。
- 肝阳上亢 — 常配夏枯草、天麻、白芍、生牡蛎等。

疏风透热：外感风热之头痛目赤—可配菊花、薄荷、蔓荆子等。

斑疹不透兼高热抽风—常配牛蒡子、银花、紫草、蝉衣等。

本品内服9～15g，煎汤或入丸散。入汤剂不宜久煎，一般不超过20分钟。药力较弱，用量宜大些。

天麻（兰科）

甘，平。归肝经。

甘缓质重，柔润不燥，性平不偏
→ 甘平润降平肝息风兼通络
→ 专入肝经
- → 平肝息风 → 止痉
- → 兼祛风通络 → 止痛

※ 甘平柔润，不燥烈伤阴，为息风药中之润剂。

※ 专于平肝息风止痉，治肝风、肝阳诸证，不论寒热虚实皆宜。

息风止痉
平抑肝阳
- 肝阳上亢 — 可配钩藤、石决明、黄芩等，如天麻钩藤饮。
- 痰饮眩晕 — 常配半夏、白术等，如半夏白术天麻汤。
- 小儿惊风
  - 脾虚慢惊 — 可配全蝎、白术、茯苓等。
  - 肝热急惊 — 常配蝉衣、钩藤、龙胆草等。
- 癫痫抽搐 — 可配制南星、羚羊角、郁金等，如羊痫疯癫丸。
- 破伤风 — 可配制南星、防风、白附子等，如玉真散。

祛风通络：风湿痹痛—可配羌活、独活、威灵仙、川芎等。

肢体麻木—可配鸡血藤、当归、夜交藤等。

头风头痛—常配川芎、蔓荆子等。

本品内服，煎汤 3～10g；研末每次 1～1.5g。

地龙（巨蚓科）

咸，寒。归肝、肺、膀胱经。

咸寒清泄，走窜通利→入肝经→清热息风→定惊、止痉

→走经络→通络

→入肺经→清热平喘

→入膀胱经→清热利尿

※ 清热息风弱于羚羊角，但却善平喘、通络、利尿，且价廉易得。

※ 虽能清热利尿，但治淋痛却极少投用。

清热息风：高热神昏狂躁—单用水煎或鲜品绞汁服；

肝热急惊抽搐—或配钩藤、石膏等，如地龙解痉汤。

平　　喘：喘咳—实证—可配麻黄、杏仁、石膏、黄芩等。

—虚证—可配五味子、罂粟壳、核桃仁等。

痰哮—热证—可配麻黄、射干、白果、黄芩等。

—寒证—可配麻黄、杏仁、白果、苏子等。

通　　络：风湿痹痛—可配川乌、乳香等，如小活络丹。

半身不遂—可配生黄芪、赤芍、川芎等，如补阳还五汤。

利　　尿：热结膀胱—小便不利—单用鲜品捣烂绞汁服；

—尿闭不通—或配车前子、木通、滑石等。

此外，能降压，治高血压属肝阳上亢者。用鲜品与白糖适量，捣烂外敷治急性腮腺炎、下肢溃疡、烫伤等。

本品内服，煎汤 5～15g，鲜品 10～20g，研粉每次 1～2g。外用适量，鲜品捣敷。

本品性寒，故脾胃虚寒或内无实热者慎服。

僵蚕（蚕蛾科）

咸、辛，平。归肝、肺经。

辛发散，咸软坚，平偏凉
→入肝肺经→息风化痰→止痉
→清热散风→止痛、止痒
→化痰散结→消痰核与肿痛

※ 既息肝风而止痉，又散风热而止痛止痒，还化痰散结而消肿。

※ 善治中风口㖞、惊风，以及风热之头痛、疮疹、咽痛，兼痰者尤宜。

息风止痉：中风口㖞—常配白附子、全蝎等，如牵正散。

（兼化痰）小儿惊风—痰热急惊 — 可配朱砂、牛黄、胆星等。
脾虚慢惊 — 可配天麻、白术、茯苓等。

祛风止痛：风热头痛目赤—可配桑叶、菊花、蔓荆子等。

（兼止痒） 皮肤疮疹作痒—可配地肤子、白鲜皮、连翘等。

消肿散结：痄腮—可配夏枯草、板蓝根、牛蒡子、金银花等。
咽喉肿痛—可配桔梗、牛蒡子、生甘草等。
瘰疬痰核—可配夏枯草、连翘、浙贝母、猫爪草等。

兼抗癌：癌肿—常配全蝎、蜈蚣、白花蛇舌草、半枝莲等。

本品内服，煎汤 3～9g；研末每次 1～1.5g。散风热宜生用，余皆宜炒用。

全蝎（钳蝎科）、蜈蚣（蜈蚣科）

全蝎　辛，平。有毒。归肝经。攻毒息风散结通络。

蜈蚣　辛，温。有毒。归肝经。攻毒息风散结通络。

相同：（1）辛散有毒，专入肝经；均属虫类，善搜剔走窜，为攻毒息风、散结通络之品。并常相须为用，以增强药力，如止痉散。

（2）息风止痉：中风口㖞—常配白附子、僵蚕等，如牵正散加蜈蚣方。
半身不遂—常同用，并配黄芪、赤芍、地龙、川芎等。
惊风抽搐—肝热急惊 — 可配牛黄、朱砂、胆南星、龙胆草等。
脾虚慢惊 — 可配党参、天麻、白术、茯苓等
癫痫抽搐—常同用，并配郁金、天麻、制南星等。
破伤风—常同用，并配蝉蜕、制南星、防风、僵蚕等。
狂犬病—常同用，并配马钱子、制南星、防风、蕲蛇等。

（3）通络止痛：风湿顽痹—常同用，并配川乌、马钱子、威灵仙、川

芎等。

头风头痛日久不愈—常同用，并配川芎、僵蚕、细辛等。

(4) 攻毒散结：瘰疬痰核—可同用，并配夏枯草、猫爪草、浙贝母等。

恶疮肿毒—可同用，并配雄黄、麝香、儿茶等。

癌肿—常同用，并配雄黄、麝香、蟾酥等。

(5) 内服，煎汤 2～5g；研末每次 0.6～1g。研末服不宜过量。外用适量，研末调敷。全蝎还可做成药线插入疮疡的瘘管中。蜈蚣还可油浸涂敷患处。

(6) 均有毒，辛散走窜，故内服用量不宜过大，孕妇及血虚生风者慎服。

相异：

全蝎：性平，毒性稍缓，力稍和平。蝎尾毒大力强，用量为全蝎的 1/3。

蜈蚣：性温，毒大力强。古有蜈蚣入药需去头足或头部药力较强之说，今据临床经验，以其全体入药者力强，故不必去头足。

第十六章 开窍药

一、含义

凡具辛香走窜之性，以开窍醒神为主要功效的药物，称为开窍药。

二、神志昏迷（神识不清）

（一）虚证（脱证）

口张气微、两手摊开，脉虚无力。可见于：大汗吐泻、久病体弱、热病后期，有阴证、阳证之别。（补）

1. 元气大脱　气息声微，脉微欲绝→治当大补元气→方用独参汤。

2. 气阳双脱　冷汗淋漓，气微肢冷→治当回阳补气→方用参附汤。

3. 亡阳欲脱　四肢厥逆，脉微欲绝→治当回阳救逆→方用四逆汤。

4. 亡阴欲脱　面红身热，汗出无苔→治当滋阴益气→方用生脉散。

（二）实证（闭证）

两手紧握，牙关紧闭，脉实有力。有寒证、热证之别。（泄）

1. 热闭　上症加面赤、身热、脉数、苔黄，见于热病、中风、惊风、痫、癫等。治宜凉开，药用开窍药加清热药。

2. 寒闭　上症加面青、肢冷、脉迟、苔白，见于中风、小儿惊风、癫痫等。治宜温开，药用开窍药加回阳救逆药。

本章所讲的药物多用于治神昏实证，即闭证，而脱证极少用。

三、药性特点、功效与主治病证

1. 药性特点　味多辛香；性虽寒、温、平均有，但以温为多；多归心、肝、脾经。

2. 功效　主能开窍（开心、脑、血管之窍，改善脑供血与微循环）醒神。部分药物兼能活血通经、行气化湿、辟秽、消肿止痛。

3. 主治病证　主治神昏实证，即热病神昏，中风、气厥、痰厥、中恶窍闭，惊风窍闭，癫证，痫证等。

部分药物兼治胸痹、经闭、癥瘕、跌打瘀肿、风湿痹痛、疮肿、瘰疬等。

4. 分类　温开：麝香、苏合香、蟾酥、樟脑、细辛、皂荚、菖蒲、远志、安息香（平）。凉开：牛黄、郁金、冰片、安息香（平）。

四、使用注意

1. 只用于闭证，脱证一般不用。
2. 用于急救，治神志不清之标，待神清后，再随证用药，以治其本。
3. 多辛香走窜，极易挥发，故内服大多入丸散而不入汤剂。
4. 不宜长期或大量服用，以免耗泄元气。

麝香（鹿科）

辛，温。芳香。归心、肝、脾经。又名元寸、当门子。

辛散温通，芳香走窜
- →入心经→开窍辟秽→醒神、防腐
- →入肝脾经→活血通经→消肿止痛、堕胎催产

※ 作用强烈，为开窍醒神第一要药，虽属温开，但凉开也常用。

※ 善活血通经止痛，为治瘀血肿痛、癥瘕之佳品。

※ 为内、外、伤、妇科之良药，凡神昏窍闭、瘀血肿块或疼痛重症每用。

开窍醒神：神昏闭证
- 痰厥
- 中风
- 高热

——强心，改善微循环，无论寒热均宜。
- 寒者—常配苏合香等，如苏合香丸。
- 热者—常配水牛角、牛黄等，如安宫牛黄丸。

活血通经 消肿止痛 防腐辟秽
- 胸痹心痛—常配三七、人参各等份，研末服。
- 顽痹疼痛—可配威灵仙、独活、蕲蛇等。
- 癥瘕积聚—可配丹参、三棱、莪术、鳖甲等。
- 痧胀腹痛—可配丁香、藿香等。
- 痈肿疮毒—常配乳香、没药、雄黄等，如醒消丸。
- 咽喉肿痛—常配朱砂、蟾酥、雄黄、冰片，如六神丸。
- 跌打损伤—常配血竭、儿茶、乳香、没药、朱砂，如七厘散。
- 经闭不行—可配当归、红花、桃仁、川芎等。

催产：难产死胎—可配皂角、天花粉引产（放置宫颈口）。

胞衣不下—可配牛膝、益母草、红花等。

此外，还常用于癌肿特别是肝癌的治疗。

本品内服 0.03～0.1g，入丸散，不入煎剂，或舌下含服。外用适量，调涂或放膏药（布膏）上敷贴，又可吹喉、嗃鼻、点眼，一般用于皮肉未破溃时。

本品走窜力强，能破血、兴奋子宫，故虚证慎服，妇女月经期及孕妇忌用。

苏合香（金缕梅科）

辛，温。芳香。归心、脾经。

辛散温通，芳香走窜

→入心脾经→开窍辟秽→醒神（回苏）

　　　　　→温通血脉→止痛

※ 虽功似麝香而善开窍醒神，但力较缓，为温开之品。

※ 专治猝然昏厥（中风、痰厥、气厥、中恶等）属寒闭者。

※ 善温通止痛，治气滞、血瘀、寒凝、痰浊之胸腹痞满冷痛。

开窍辟秽醒神：寒闭神昏—常配麝香、冰片等，如苏合香丸。

温通止痛：胸痹心痛—配冰片、檀香等，如冠心苏合丸、苏冰滴丸。

　　　　　胸闷腹痛—常配麝香、冰片、丁香等，如苏合香丸。

本品内服 0.3～1g，入丸散，不入煎剂。外用适量，可溶于酒精，或制成软膏、搽剂涂敷。

本品辛温香燥，故脱证、热闭证忌服，孕妇、阴虚及气虚者慎服。

石菖蒲（天南星科）

辛、苦，温。芳香。归心、胃、肾经。古云一寸九节者良，又名九节菖蒲。

辛散香窜，苦燥温化

→内服→入心肾经→除痰开（心、肾之）窍→宁神

　　　→入胃经→化湿浊→开胃，醒神

→外用→祛湿→止痒

※ 善祛湿邪痰浊而开窍开胃，为治痰湿蒙蔽清窍或中阻所常用。

内服：除痰开窍：痰浊蒙蔽清窍诸证，具体有：

（宁神）　湿温神昏—常配郁金等，如菖蒲郁金汤。

癫狂神乱—轻者 — 常配铁落等，如生铁落饮。
　　　　　—重者 — 可加入大承气汤中用。

健忘恍惚—常配远志、人参、茯苓等，如开心散。

耳聋耳鸣—肝火上炎 — 可配胆草、栀子、黄芩等。
　　　　　—肝肾亏虚 — 常配磁石等，如耳聋左慈丸。

祛湿开胃：湿阻中焦—寒者 — 可配苍术、半夏、陈皮、藿香等。
　　　　　　　　　—热者 — 可配苍术、黄芩、黄连、佩兰等。

噤口痢—湿热蕴结 — 可配黄芩、黄连、木香、石莲子等。
　　　—脾虚夹湿 — 可配党参、茯苓、白术、陈仓米等。
　　　—热毒炽盛 — 可配黄芩、黄连、秦皮、白头翁等。

外用：祛湿止痒：湿疹瘙痒。

本品内服5～10g，鲜品加倍，煎汤或入丸散。外用适量，研末敷或煎汤洗。

本品辛温香散，易伤阴耗气，故阴亏血虚及精滑多汗者慎服。

此外，另有名九节菖蒲者，其为毛茛科植物阿尔泰银莲花 *Anemone altaica* 的干燥根茎，性能与本品相异，不得相混。

安息香（安息香科）

辛、苦，平。芳香。归心、肝、脾经。

辛散苦泄，芳香走窜，性平不偏

→入心肝脾经—→开窍、辟秽 → 醒神
　　　　　　—→行散 → 行气活血 → 止痛

※ 为开窍行散止痛之品，开窍醒神通用，寒闭、热闭均宜。

开窍辟秽醒神：闭证神昏—寒闭 — 常配苏合香等，如苏合香丸。
　　　　　　　　　　　—热闭 — 可配玳瑁、冰片等，如至宝丹。

行气活血止痛：猝然心痛—可配附子、人参等。
　　　　　　　产后血晕胀闷欲死—可配五灵脂、生姜等。

本品内服0.3～1.5g，研末冲或入丸散。

本品辛香苦燥，故阴虚火旺者慎服。

冰片（龙脑香科）

辛、苦，微寒（凉）。芳香。归心、脾经。又名龙脑香。

辛散苦泄，芳香走窜，微寒清凉

→内服→入心脾肺经→开窍辟秽（通过血脑屏障）→醒神

　　　　　　　└→清热消肿→止痛

→外用→清热防腐→消肿、生肌、止痛

※ 功似麝香而力缓，长于散郁热，虽善凉开，但温开亦用。

※ 善开窍醒神、清热止痛、消肿生肌，为内、外、伤、眼、喉科之佳品。

开窍醒神：闭证神昏—热闭—常配牛黄等，如安宫牛黄丸。
　　　　　　　　　　—寒闭—常配苏合香等，如苏合香丸。
　　　　　胸痹心痛—常配丹参等，如丹参滴丸、复方丹参片。

清热止痛、消肿生肌—疮疡肿毒—各期均可酌用，多入复方，如生肌散等。
　　　　　　　　　—湿热疮疹痒痛—常配蛇床子、黄柏、炉甘石等。
　　　　　　　　　—目赤肿痛翳障—可配炉甘石、珍珠等，如八宝眼药。
　　　　　　　　　—咽喉肿烂—常配硼砂等，如冰硼散。
　　　　　　　　　—跌打肿痛—可配血竭、儿茶、乳香等，如七厘散。

此外，其能扩张冠状动脉、通过血脑屏障，治心脑血管病常用。

本品内服 0.03～0.1g，入丸散，不入煎剂。外用适量，研末干掺或调敷。

本品辛香走窜，故孕妇及气血虚者慎服。

第十七章 补虚药

一、含义

凡能补充人体物质亏损，增强人体功能活动，以提高抗病能力，消除虚弱证候为主要功效的药物，称为补虚药。习称补益药或补养药。

二、常见虚证及治法

1. 气虚证　四肢倦怠，少气懒言，动则气喘，食少便溏，自汗，重者可致气虚暴脱证（休克）。此乃气虚即功能活动减退所致。治宜补气或大补元气。

2. 阳虚证　畏寒肢冷，男子阳痿，女子宫冷，遗尿尿频，或小便不利，腹泻，舌淡，脉沉。此乃阳虚生内寒所致。治宜补肾壮阳。

3. 血虚证　面色无华，唇爪苍白，眩晕耳鸣，心慌心悸，妇女血虚经闭、痛经，月经不调，舌淡脉沉。此乃血虚不能濡养肌体与心神失养所致。治宜养血。

4. 阴虚证　形瘦色悴，咽干口燥，潮热盗汗，腰膝酸软，遗精梦交，五心烦热，舌红少苔，脉细数。此乃阴虚生内热所致。治宜滋阴退虚热。

然而，人体在生命活动的过程中，气血阴阳是相互依存的，所以在虚损不足的情况下，也是相互影响的，临床常见的虚证大多是复合型虚证，具体有：

5. 气阳两虚　气为阳，气虚日久可见阳虚。也就是说，表示机体活动能力衰退的气虚与阳虚常常互见，一般阳虚多兼气虚，气虚日久常导致阳虚。气虚为阳虚之渐，阳虚为气虚之重。治宜补气助阳（气阳双补）。

6. 阴血两虚　血为阴，血虚日久可见阴虚。也就是说表示机体精血津液损耗的阴虚和血虚常常互见，阴虚多见血虚，血虚常导致阴虚。治宜养血补阴（阴血并补）。

7. 气血双亏　气血可以互生，气与血是不可分割的、相互依存的。气虚能导致血虚，血虚又往往兼气虚。治宜气血双补。

8. 阴阳两虚　阴与阳互根，互为依存，阳虚生化无力导致阴虚，阴虚生化无源导致阳虚。多见肾阴阳俱虚，因为肾主一身元阳、元阴，为水火之脏。但具体有轻重之别，或阳虚重阴虚轻，或阴虚重阳虚轻。治宜阴阳并补，阴中求阳。

9. 气阴两虚　气短乏力，自汗，口干舌燥，潮热。多见于热病后期或久病，既耗气又伤阴。治宜补气养阴。

10. 气血阴阳俱虚　久病或日久营养不足即可见到。治宜气血阴阳并补，佐以健脾胃。有时要先从健脾胃入手，因脾胃为后天之本。

三、药性特点、功效、主治病证

1. 药性特点　味多甘；性多温或平，少数寒凉；多归五脏之经。

2. 功效　主能补气、血、阴、阳之虚而扶正；部分药物兼能祛邪。

3. 主治病证　主治各种虚证，兼治虚实互见或邪实正虚证。

四、分类及各类的性能特点

1. 补气药

（1）药性特点：味多甘；性多温，少平，个别凉。多归肺、脾、胃经。

（2）功效：补气（补肺气，补脾气，补心气），补元气，兼生津。

（3）主治病证：气虚（肺气虚、脾气虚、心气虚），气阳两虚，气阴两虚，气血两虚，气血阴阳俱虚。

（4）使用注意：易甘壅滞气，故气滞、湿浊停留者不宜服。

2. 补阳药

（1）药性特点：味甘、辛，或苦、辛；性多温热，少数平偏温。多归肾、肝、脾经。

（2）功效：补肾阳，补命门火，补脾阳，补心阳，兼散寒暖肝。

（3）主治病证：阳虚（肾阳虚、脾阳虚、心阳虚），命门火衰，心肾阳衰，脾肾阳虚，气阳两虚，阴阳两虚，气血阴阳俱虚。

（4）使用注意：易伤阴助火，故阴虚内热火旺者不宜服。

3. 补血药

（1）药性特点：味或甘、或酸；性或寒，或温，或平。多归肝、肾经。

（2）功效：补血，兼滋阴。

（3）主治病证：血虚（心血虚、肝血虚），阴血亏虚，精血亏虚，气血双亏，气血阴阳俱虚。

（4）使用注意：易滋腻碍胃，故脾胃虚弱者不宜单服。

4. 补阴药

(1) 药性特点：味多甘；性多寒凉，少数平偏凉，个别平偏温。多归肺、脾、肾、肝、心、胃经。

(2) 功效：补阴（滋阴），兼退虚热。

(3) 主治病证：阴虚（肾阴虚、心阴虚、肝阴虚、肺阴虚、胃阴虚、脾阴虚），阴血亏虚，气阴两虚，气血阴阳俱虚。

(4) 使用注意：易滋腻碍胃，故脾胃虚弱者不宜单服。

五、使用注意

1. 有敛邪之弊，若邪气未尽，不宜早用。
2. 注意保护胃气，不能一味讲补而过用补剂，以免腻膈碍胃或伤气。
3. 常与陈皮、砂仁等健脾胃药同用，以保胃气。
4. 力求用药准确，以免犯虚虚实实之错而贻误病情。

第一节 补 气 药

人参（五加科）

甘、微苦，微温。归脾、肺经。

甘补微温，微苦不泄
→入肺脾经 → 补脾肺之气 → 大补元气 → 生津、益智、安神

※ 补气强壮力强，为治虚劳内伤第一要药，气虚重症与气阳两虚证最宜。

大补元气：气虚欲脱，脉微欲绝—大量单用，即独参汤。
气阳双脱—常配附子，即参附汤。
气阴虚脱—常配麦冬、五味子，即生脉散。

补脾益肺：脾气虚弱—常配白术、茯苓、甘草，即四君子汤。
肺气虚之久咳—可配五味子、紫菀、款冬花等。
肺肾两虚喘息—常配蛤蚧或核桃仁，如人参蛤蚧散、人参胡桃汤。

生津安神（益智）：热病气津两伤
—高热汗出不止，气短倦怠 — 常配生石膏、知母等。
—身热骤退，神疲凉汗 — 常配麦冬、五味子等。

气津两伤消渴—常配山药、麦冬、五味子等。

血虚萎黄—常配当归、熟地、制何首乌等。

气血双亏—常配黄芪、当归、制何首乌等。

阳痿—常配鹿茸、菟丝子等。

此外，治气虚外感，常配羌活、防风等；治里实正虚，常配大黄、芒硝、枳实等。又能抗癌（有效成分为人参皂苷），可用于各种癌症，尤其是化疗、放疗或手术切除后体虚者。

本品内服，一般用5～9g，宜文火另煎，对入其他药汤内服用。日常保健1～3g，水煎或沸水泡服。益气救脱可用15～30g，煎汁分数次灌服。研末吞服，每次0.5～1g，日服1～2次。野生人参功效最佳，多用于挽救虚脱；生晒人参性较平和，适用于气阴不足者；红参药性偏温，多用于气阳两虚者。

本品甘而微温，属补虚之品，故骨蒸劳热、血热吐衄、肝阳上亢、目赤头眩等一切实证、火郁证均忌服。服用人参时，不宜饮茶水和吃白萝卜。反藜芦，畏五灵脂，恶莱菔子、皂荚，均忌同用。服人参腹胀、烦躁不安，可用炒莱菔子、炒枳壳煎汤服而解之。为防其温热助火，常配麦冬、天冬等。为防作胀，常配陈皮、炒枳壳等。长期、过量服用易患滥用人参综合征。

不同品类人参性效有别：

按炮制法：

生晒参：性平和，不温燥。善补气生津，多用于气津两伤或扶正祛邪。

白糖参：性更平和，力较缓。多用于脾肺气虚证。

红参：补气中带刚健之性，性温燥，振奋阳气，多用于急救虚脱、阳痿。

参须：性平和，力最小，用于气虚轻证或保健。

参芦：补气、升阳。治气虚下陷。

按生长环境：

野山参：生于野外数十年以上，年久质重效佳，大补元气而无温燥之性，补气中兼能生津润燥，用于补气救脱，多用于气虚欲脱或气阳双脱等。

移山参：家种移山，或山长移家。药力介于野山参与园参之间。

园参：家种，年少质轻，力缓和，价格便宜。

按产地：

吉林参：产吉林新开河等地区，质较优，力较好。

辽宁参：产辽宁宽甸等地区，质量亦佳。

高丽参：产朝鲜半岛，古称高丽故名，质量较优，力较强。

附：参叶 性凉，功能清暑热，生津液，降虚火。

参花 功能益气悦神。

人参子 功能益气健脾，益智宁神。

党参（桔梗科）

甘，平，归脾、肺经。

甘补而平，不燥不腻
→入脾肺经 → 补脾肺气 → 补中益气 → 养血生津

※ 功似人参而力缓，善补中气、益肺气，兼养血，不燥不腻。

※ 凡气虚、气血亏虚或气津两伤，无论兼寒兼热皆宜。

补中益气：脾胃气弱—常配白术、茯苓等，如党参四君子汤。
中虚有寒—常配木香、砂仁、陈皮等。

补益肺气：肺气亏虚—可配黄芪、蛤蚧、胡桃肉等。

养血生津：血虚萎黄—可配当归、熟地、炒白芍等。
气血双亏—常配黄芪、当归、白术等。
气虚津亏—常配麦冬、五味子等。

此外，治崩漏（子宫功能性出血），可大量单用（30～60g）。与祛邪药同用，有扶正祛邪之效，如治气虚外感，常配紫苏、羌活等；治里实正虚，常配大黄、芒硝等。

本品内服6～10g，大剂量可用至30g，水煎，或入丸散。代人参用，量需加倍；或配伍白术、附子。

本品甘补，故实热证不宜服，正虚邪实者不宜单用。

太子参（今为石竹科，古为五加科）

甘、微苦，平。归脾、肺经。又名孩儿参、童参。

甘能补，平偏凉，微苦略泄
→入脾肺经→补虚略清→补气 → 生津
→略兼清热（→生津）

※ 功似党参而力缓，主补中气、益肺气，略兼清热，且不燥不腻。

※ 善治气虚与气津两伤轻症，兼热而又不甚者尤宜，小儿病后体虚常用。

补气生津：气津两伤—可配山药、五味子、党参等。
病后体虚—可配陈皮、山药、茯苓等。

本品内服：10～30g 煎汤，或入丸散。小儿多用。

本品味甘补虚，故邪实者慎服。

太子参，有两种；古今品，不相同。石竹科，今所用，甘微苦，性和平，归脾肺，益气津，药力缓，治轻症。古曾用，小人参；五加科，力较胜。医药师，牢记心，细审查，勿相混。

西洋参（五加科）

苦、微甘，寒，归心、肺、肾经。又名花旗参、广东参。

微甘能补，苦寒清泄
→入心肺肾经→清火→火不灼津、津自足→生津
→补气养阴→气与阴充盈→化生为津→生津

※ 为寒补之品，补虚清泄两相兼，以补虚为主，补虚中兼清泄火热之邪。

※ 补气之功虽缓于人参，但却能养阴清火，故生津力强于人参。

※ 凡气虚有热或气阴两伤火盛者用之为宜。虽无温燥之害，但有凉腻之弊。

补气养阴 清火生津
—阴虚火旺之咳嗽痰少带血丝 — 可配知母、贝母、百部等。
—热病气阴两伤烦倦口渴 — 可配生地、麦冬、生黄芪等。
—消渴属气阴两伤者 — 可配生地、知母、天花粉、葛根等。
—气虚津伤口渴 — 可配黄芪、人参、麦冬、北沙参等。
—肠热便血 — 可配黄芩、龙眼肉、槐花、炒枳壳等。

本品内服 3～6g，另煎对服，或入丸散。

本品性寒，能伤阳助湿，故中阳虚衰、寒湿中阻及气郁化火等一切实证、火郁之证均忌服。

黄芪（豆科）

甘，微温，归脾、肺经。又名口芪、北芪。

甘温补升，甘淡渗利。生用性微温，蜜炙用性温。
→入脾肺经→补气升举清阳→摄血
→益卫气、固肌表→止汗
→托疮毒外出、促肌肉生长
→气充足、生化有力→生津
→气足促进血液运行→行滞
→祛邪→利水→导水湿从小便出

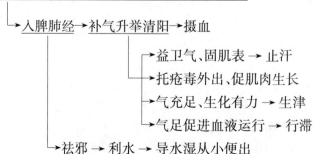

※ 集补、升、固、托、利于一体，主补升而固托，兼利水湿而祛邪。

※ 补气升阳利水之要药，凡气虚、气陷、气虚水肿、气血亏均可用。

※ 补气生津与人参相似，但力缓，长于升阳、固表、托毒、利水。

补气升阳：脾气虚弱—常单用，如黄芪膏，或配人参，如参芪膏。

（摄血） 中气下陷—常配人参、升麻、柴胡等，如补中益气汤。

脏器脱垂—常在上述基础上再配大量枳实或枳壳等。

气不摄血—常配人参、当归、陈皮等，如归脾汤。

肺气虚弱咳嗽—可配党参、茯苓、紫菀、橘红等。

气血双亏—常配当归，如当归补血汤。

气虚发热—在常用的补中益气汤或归脾汤（甘温除大热）中每用。

益卫固表：体虚多汗
- 气虚自汗 — 常配浮小麦、麻黄根、煅龙骨等。
- 阳虚自汗 — 常配附子，如芪附汤。
- 气虚夹风 — 常配防风、白术，如玉屏风散。
- 阴虚盗汗 — 常配黄柏、知母、熟地等。

托毒生肌：气血亏虚之疮痈证
- 脓成日久不溃 — 配人参、当归、皂刺等，如透脓散。
- 溃后久不收口 — 配桂枝、人参、当归，如十全大补丸。

利水退肿：气虚水肿
- 脾气虚者 — 常配白术、茯苓、猪苓等。
- 阳气虚者 — 常配附子、桂枝、茯苓等。

补气行滞：血痹肢麻—常配当归、鸡血藤、木瓜、夜交藤等。

久痹兼气血亏虚—常配川芎、当归、羌活、独活、威灵仙等。

半身不遂（气虚血瘀）—常配当归、川芎等，如补阳还五汤。

补气生津：气津两伤之消渴—可配生葛根、生山药、天花粉等。

此外，生黄芪煎汤滴鼻可防感冒。又含大量多糖与硒，能增强免疫力，抑制癌细胞生长，可用于癌症的治疗，特别是癌症经化疗或放疗后可收扶正祛邪之效。

本品内服10～15g，大剂量可用至30～120g，水煎或入丸散。补气升阳宜炙用，其他宜生用。

本品甘温补升止汗，易于助火敛邪，故表实邪盛、气滞湿阻、食积内停、阴虚阳亢、疮痈毒盛者，均不宜服。

白术（菊科）

甘、苦，温。归脾、胃经。补、固、安、燥、利

甘补渗利，苦温而燥

→入脾胃经→补虚→补气健脾→固表→止汗

→安胎

→祛邪→燥湿、利湿→祛除体内的水湿之邪

※ 集补、燥、利、固、安于一体，可谓补泻兼施之品。

※ 既补气健脾又燥湿利水，凡脾虚气弱、脾虚夹湿、脾虚水肿均可用。

※ 生炒用性能小有差别，炒后补脾力强，生用祛湿力强。

※ 补气、固表、利水与黄芪相似，力虽稍缓，但长于燥湿与安胎。

补气健脾 燥湿利水
- 脾气虚弱 — 常配人参、茯苓、甘草，如四君子汤。
- 脾虚夹湿 — 可配人参、薏苡仁、陈皮等，如参苓白术散。
- 脾虚气滞 — 常配枳实，如枳术丸。
- 心脾两虚 — 常配人参、当归、黄芪、龙眼肉等，如归脾丸。
- 气虚水肿 — 常配黄芪、茯苓、猪苓等。
- 阳虚水肿
  - 脾阳虚者 — 常配桂枝、茯苓等，如五苓散。
  - 肾阳虚者 — 常配附子、茯苓等，如真武汤。
- 痰饮眩晕心悸 — 可配半夏、天麻、茯苓、生姜、泽泻等。
- 湿浊带下 — 常配苍术、山药、陈皮、乌贼骨等。

固表止汗：气虚自汗
- 可单用，或配黄芪、浮小麦、麻黄根等。
- 夹风者，常配防风、黄芪，如玉屏风散。

安胎：气虚胎动不安
- 可配党参、砂仁等。
- 有热者，可配黄芩、苎麻根等。

此外，大量生用可通利大便，治老年脾虚便秘，方用：生白术 90g，熟地 30g，升麻 3g。治消渴病证属脾虚夹湿者，亦可酌情选用。

本品内服 5～15g，通便 30～90g，水煎，或入丸散。补气健脾宜炒用，健脾止泻宜炒焦用，燥湿利水宜生用。

本品苦燥伤阴，故津亏燥渴、阴虚内热或盗汗者不宜服。

白术、苍术，古时不分，宋金以降逐渐分用。二药均能燥湿健脾，同治脾虚有湿之证。但白术又能补气、止汗、安胎；苍术则燥湿力强，且可发汗

散邪。故脾虚之虚证多用白术，湿盛之实证多用苍术；止汗安胎用白术，发汗散邪用苍术；若为脾虚湿盛，二者又常相须为用。

白术苍术功效简比表

白术	补气健脾、固表止汗、安胎、燥湿利尿
苍术	燥湿、发汗散邪、健脾

扁豆（豆科）

甘，微温。归脾、胃经。

甘补解毒，微温化湿

→入脾胃经→补脾化湿→消暑

→解酒毒、河豚鱼毒

※ 集补脾、化湿、消暑、解毒于一体，为补泄兼施之品。

※ 补虚力缓，兼能化湿而祛暑，并解毒，脾虚夹湿与暑湿每用。

补脾化湿：脾虚夹湿轻症—可配人参、薏苡仁、茯苓等。

病后体虚初进补剂—常配太子参、稻芽、谷芽等。

消　　暑：暑湿伤中—可配砂仁、白豆蔻、藿香、厚朴等。

解　　毒：大量饮酒中毒—常配陈皮、白豆蔻、葛花等。

河豚鱼中毒—常配芦根等。

本品内服6～20g，煎汤或入丸散。补脾化湿宜炒用，消暑解毒宜生用。

山药（薯蓣科）

甘，平。归肺、脾、肾经。

甘补兼涩，性平不偏

→入肺脾肾经→补虚→补气养阴→生津

→收敛→收涩固敛→敛肺、固精、缩尿、止带、涩肠

※ 补敛相兼，以补为主，补中兼敛，为平补气阴兼涩敛之品。

※ 补力平和，虽缓于参芪，但却味美宜食，食药两宜，可常用久服。

※ 益气、养阴、涩敛，气虚、阴虚、气阴两虚皆宜，兼便溏或遗滑者尤佳。

益气养阴：脾胃虚弱—常配人参、茯苓、薏苡仁等，如参苓白术丸。

咳喘—肺气虚者 — 可配党参、川贝母、百部等。
—肺阴虚者 — 可配南沙参、川贝母、知母等。
—肺肾虚者 — 可配核桃仁、蛤蚧、五味子等。

肾阴虚潮热盗汗—可配知母、黄柏等，如知柏地黄丸。

固精缩尿：肾虚下元不固（止带）—遗精 — 常配金樱子、菟丝子、沙苑子等。
—遗尿 — 常配乌药、益智仁，如缩泉丸。

带下—脾虚湿注 — 常配白术、苍术、陈皮等，如完带汤。
—湿化热者 — 常配黄柏、车前子、芡实等，如易黄汤。
—脾肾两虚 — 可配山茱萸、五味子、乌贼骨等。

生津止渴：气阴两虚之消渴—常单用，或配黄芪、知母等，如玉液汤。

本品内服，煎汤 10～30g，大量 60～250g；研末，每次 6～10g；或入丸散。外用适量，鲜品捣敷。健脾止泻宜炒用，补阴宜生用。

本品养阴收敛助湿，故湿盛中满等邪实证者忌服，便秘者慎服。

甘草（豆科）、蜂蜜（蜜蜂科蜜蜂酿造的花蜜）

甘草　甘，平。归心、肺、脾、胃经。甘平补虚缓急解毒。

蜂蜜　甘，平。归脾、肺、大肠经。甘平补虚缓急润肠。

相同：(1) 味甘能补能缓，生用平偏凉，制后平偏温，均入脾、肺经。

(2) 补脾益气，治中气虚弱、气血双亏等。

(3) 润肺，治咳嗽喘息，可配川贝母、百部、紫菀、款冬花等。

(4) 生用清热解毒，治口疮、疮肿，单用或入复方均可。

(5) 缓急止痛，治脘腹挛急作痛，甘草常配白芍，如芍药甘草汤等。

(6) 缓和药物的毒烈之性。

相异：

甘草：(1) 又名国老。兼入胃经，治咳喘无论寒热、虚实均可。

(2) 兼入心经，治血虚脏燥，常配小麦、大枣，如甘麦大枣汤。

(3) 又治四肢挛急作痛，也常配白芍，如芍药甘草汤。

(4) 解食、药物毒，素有解百毒之说。

(5) 内服 3～10g，大剂量可用至 15～30g，煎汤，或入丸、散、膏剂。外用适量，研末调敷，或熬膏涂。泻火解毒宜生用，补气缓急宜炙用。

(6) 本品味甘，易助湿壅气，故湿盛中满者不宜服。大剂量服用易引起浮肿，故水肿者不宜大量服，或配利水药同用。反大戟、甘遂、芫花、海藻，均忌同用。

蜂蜜：(1) 唯治燥咳、虚咳、劳嗽，有痰者不宜。

(2) 兼入大肠经，能润肠通便，治肠燥便秘。

(3) 内服15～30g，冲服，或入丸剂、膏剂。外用适量，涂敷。内服宜炼熟用，外涂治疮疡宜用新鲜生蜜。

(4) 本品甘平滋腻，助湿滞气滑肠，令人中满，故不宜恣食，痰湿内蕴所致中满痞胀、呕吐纳呆，以及痰浊咳喘、溏泄者忌服。对蜂蜜过敏者忌用。古有七月（阴历）勿食生蜜之说，因此时有毒植物较多，有的蜜有毒。务要辨清蜜源后再服。

大枣（鼠李科）、饴糖（加工品）

大枣　甘，温。归脾、胃经。甘缓温补兼解毒。

饴糖　甘，温。归脾、胃、肺经。甘缓温补润燥兼解毒。

相同：(1) 均味甘性温，入脾、胃经，为温补甘缓兼解毒之品。

(2) 补中益气，治脾胃虚弱证，常配桂枝、芍药、生姜同用，如小建中汤等。

(3) 缓和药性而解毒，常与峻烈之品同用，以缓和其毒烈之性。

(4) 能助湿生热，令人中满，故湿盛中满、食积、虫积、龋齿作痛及痰热咳喘者忌服。

相异：

大枣：(1) 养血安神，治血虚萎黄，单用或配黄芪、当归等；治血虚脏燥，常配甘草、小麦，如甘麦大枣汤。

(2) 常与生姜同用作药引。若再配解表药，即可收调和营卫之功，治风寒表虚有汗每能收效，如桂枝汤；若再配伍补虚药，即可收健脾益胃之功，以促进药力。

(3) 缓解葶苈子峻烈之性，解甘遂、大戟、芫花之毒。

(4) 内服3～12g，或10～30g，或擘碎煎汤，或去皮核入丸散。

饴糖：(1) 兼缓急止痛，治虚寒腹痛，可配人参、花椒等，如大建中汤。

(2) 又入肺经而质润，能润肺止咳，治肺虚咳嗽，常配百部、百合、杏仁等。

(3) 兼润肠通便，古人曾单用纳入谷道（肛门）。

(4) 解乌头、附子毒。

(5) 内服30～60g，入汤剂，分两三次冲服。也可熬膏或为丸服。小儿疳积也不宜服。

第二节 补阳药

(补肾阳为主，兼散里寒)

鹿茸(鹿科)、鹿角胶(鹿科)、鹿角(鹿科)、鹿角霜(鹿科)

鹿茸　甘、咸，温。归肝、肾经。温补肾阳益精血而固本。

鹿角胶　甘、咸，温。归肝、肾经。温补肾阳益精血而止血。

鹿角　咸，温。归肝、肾经。温补肾阳益精血兼行血。

鹿角霜　咸，温。归肝、肾经。温补肾阳兼止血敛疮。

相同：(1) 均味咸性温，入肝、肾经，为血肉有情的补虚壮阳之品。

(2) 补肝肾，壮元阳，益精血，强筋骨，治肾阳亏虚、精血不足所致的畏寒肢冷、腰膝冷痛、阳痿宫冷、遗尿尿频、头昏耳鸣等。

相异：

鹿茸：(1) 又兼甘味，补力最强。凡肝肾不足、肾阳虚、筋骨软弱重症每用。又治小儿发育不良(强壮体质，促红细胞、血红蛋白、网状红细胞新生)。

(2) 温固冲、任、带脉，治冲任虚寒之崩漏带下，常配三七、当归、乌贼骨等。

(3) 温补托疮，治阴疽久溃不敛、脓液清稀，常配麻黄、白芥子、熟地黄等。

(4) 内服 1～2g，研粉冲，或入丸散剂；亦可浸酒。小量可以提精神，大量可以增强性功能。

(5) 本品温热峻烈，阴虚阳亢、实热、痰火内盛、血热出血及外感热病者忌服。宜从小剂量开始，逐渐加量，以免伤阴动血。

鹿角胶：(1) 又兼味甘而黏腻，补力次之，力较茸平和，兼治虚劳羸嗽、阴疽内陷等。

(2) 质黏腻而善止血，治虚寒出血诸证。

(3) 内服 5～10g，开水或黄酒化服，入汤剂应烊化服，或入丸散膏剂。

(4) 本品性温黏腻，故阴虚火旺、湿滞中满者忌服。

鹿角：(1) 补力再次，又能行散，补肾阳、益精血较少用。

(2) 生用行血散瘀消肿，治疮肿乳痈，内服外用均宜。

(3) 内服 5～10g，水煎服或研末服。外用适量，磨汁涂或研末敷。

(4) 本品性温，故阴虚火旺者忌服。

鹿角霜：(1) 补力最小。唯补肾阳而不滋腻碍胃，不助火。善治肾阳不足，又兼脾胃虚寒而见食少便溏、呕吐者。

(2) 行散中又兼收敛之性，能消肿止血敛疮，治疮疡肿毒、外伤出血。

(3) 内服 10～15g，煎汤或入丸散。外用适量，研末敷。

(4) 本品性温，故阴虚火旺者忌服。

黄狗肾（犬科）、海狗肾（海狮科、海豹科）

黄狗肾　咸，温。归肾经。咸温壮阳补精。

海狗肾　咸，热。归肾经。咸热壮阳补精。

相同：(1) 味咸而入肾经，为血肉有情的补肾壮阳填精之品。

(2) 壮阳补精，治肾阳不足、精亏虚冷之阳痿精冷、腰膝酸软、畏寒肢冷腹痛。

(3) 内服，煎汤，3～9g；研末或装胶囊，每次 1～2g；亦可泡酒。带血者焙干效佳，补虚可入汤剂，用治生殖功能障碍不入汤剂，研末装胶囊服。

(4) 因均温热壮阳，故不可过量、长期连续服用，阴虚火旺、痰热咳喘者忌服。

相异：海狗肾又名腽肭脐。性热力强，现已极少应用；黄狗肾又名狗鞭，性温力弱，临床应用较多。二者均可用羊肾子（睾丸）、公鸡殖（睾丸）替代。

海马（海龙科）、雄蚕蛾（蚕蛾科）

海马　咸，温，归肝、肾经。补肾壮阳纳气兼活血。

雄蚕蛾　咸，温，归肝、肾经。补肾壮阳兼固涩。

相同：(1) 均味咸温补，入肝、肾经，为血肉有情的补肾壮阳之品。

(2) 补肾壮阳，治肾虚阳痿、宫冷不孕、遗尿尿频。

(3) 外用生肌止血，治疮疡不敛、外伤出血。

(4) 内服多入丸散或泡酒。外用适量，研末掺或调涂。

(5) 因均性温壮阳，故阴虚火旺者忌服。

相异：

海马：(1) 兼活血散结、消肿止痛，治癥瘕、跌打损伤。

(2) 兼纳气平喘，治肾虚作喘。

(3) 内服，煎汤 3～9g，研末每次 1～1.5g。

(4) 本品又能行散，故孕妇又当忌服。

雄蚕蛾：(1) 固精止遗，治阳虚滑脱不禁。

(2) 内服1～5g，研末或入丸散。用于壮阳起痿，用量可增大至30g。用时去足、翅、鳞毛。

紫河车（人科）

甘、咸，温。归肺、肝、肾经。又名胎盘。

甘咸温补而不燥热

→入肺肝肾经 → 补阳、填精、益气、养血 → 纳气平喘

※ 平补气、血、精、阳，为血肉有情之品。

※ 药力较缓而不燥热，凡气血精阳虚皆可酌投。

※ 治肾虚久喘，在缓解期用之尤宜，可减少或预防发作。

补阳填精：肾虚不孕、阳痿—可配人参等。

益气养血：气血双亏—可单用或配他药。

癫痫久发兼气血亏—可单用。

纳气平喘：肾虚喘息—可单用。

本品内服1～3g，研末装入胶囊吞服，每日2～3次；或入丸散。也可用鲜品煨食，每次半个或1个，1周2～3次。现已制成片剂等，可供选用。治生殖功能障碍低温焙干研末服，补虚则水煎与研末服均可。

本品温热，故阴虚火旺者不宜单独应用，风寒痰喘者忌服。须用健康产妇的胎盘，患有甲肝、乙肝、丙肝、梅毒、艾滋病产妇的胎盘忌用。

附：脐带（人科） 又名坎炁。甘、咸，温。归肺、肝、肾经。功能补肾，纳气，敛汗。主治肾虚咳喘，盗汗等。内服，研末，每次0.6～2g，或入丸散、汤剂。本品温补恋邪，故风寒咳喘者忌服。

蛤蚧（守宫科）、冬虫夏草（麦角菌科）、核桃仁（胡桃科）

蛤蚧 咸，平。归肺、肾经。补肺肾定喘嗽壮阳益精。

冬虫夏草 甘，平。归肾、肺经。补肺肾定喘嗽止血化痰。

核桃仁 甘，温。归肾、肺、大肠经。补肺肾定喘嗽润肠。

相同：(1) 均入肺、肾经，善补肺益肾、纳气平喘，治虚咳劳嗽或久喘不止，常以蛤蚧配人参，或核桃仁配人参，或冬虫夏草炖鸭等。

(2) 壮阳益精，治阳虚精亏之阳痿遗精、腰膝酸软。单用或入复方均可。

(3) 药力平缓，久服方见效。

相异：

蛤蚧：(1) 咸平补虚，偏补肺气而定喘嗽，为治虚喘久咳之良药。

(2) 内服，煎汤6～9g，研末每次1～2g，浸酒每次1～2对。

(3) 本品滋补助阳，故风寒、实热及痰湿喘咳者忌服。

冬虫夏草：(1) 甘平补虚，偏补肺阴而化痰止血，又善治肺痨咳嗽、痰中带血，兼治病后体虚或自汗畏寒。

(2) 内服5～9g，煎汤，或与鸡、鸭、猪肉等炖服。

(3) 本品甘平补虚，故表邪未尽者慎服。

核桃仁：(1) 又名胡桃肉。甘温补虚，偏于温肺，久咳有寒用之为宜。

(2) 质润多脂，又入大肠经，能润肠，治津枯肠燥便秘。

(3) 内服10～30g，煎汤或入丸散。定喘止咳连皮用，润肠通便去皮用。

(4) 本品性温滑润，故阴虚火旺、痰热咳喘及大便稀溏者慎服。

肉苁蓉（列当科）、锁阳（锁阳科）

肉苁蓉　甘、咸，温。归肾、大肠经。补阳益精血润肠。

锁阳　甘，温。归肝、肾、大肠经。补阳益精血。

相同：(1) 均味甘性温，入肾与大肠经。均甘温润补而力较缓，助阳润肠而不燥热。

(2) 补肾阳、益精血，治肾阳亏虚、精血不足诸证，症见腰膝冷痛、筋骨无力者，可配巴戟天、杜仲、菟丝子等，如张氏金刚丸；症见阳痿宫冷者，常配人参、鹿茸等。

(3) 润肠通便，治津枯肠燥便秘，可配火麻仁、当归、柏子仁等。

(4) 用量均宜大，内服10～20g，煎汤或入丸散。

(5) 均甘温助火滑肠，故阴虚火旺、热结便秘、便溏者忌服。

相异：

肉苁蓉：(1) 又名大芸，兼治阴阳两虚的消渴证，常配菟丝子等。

(2) 润肠力强，治津枯肠燥便秘多用。

锁阳：润肠力弱，治津枯便秘少用。今有认为其能涩肠止泻，值得注意。

补骨脂（豆科）、益智仁（姜科）

补骨脂　苦、辛，温。归肾、脾经。壮阳纳气固精缩尿。

益智仁　辛，温。归脾、肾经。壮阳摄唾固精缩尿。

相同：(1) 辛温燥热，入脾肾经，为补火壮阳兼收涩之品。

(2) 温补脾肾固精缩尿——阳虚下元不固——遗精阳痿 — 可配鹿茸、人参等。
——宫冷不孕 — 可配淫羊藿、紫河车等。
——带下清稀 — 可配白术、苍术、山药等。
——遗尿尿频 — 常配山药、乌药、龙骨等。
——阳虚泄泻(五更泻)— 配肉豆蔻、吴茱萸、五味子,如四神丸。

(3) 内服均用5～10g，煎汤或入丸散。

(4) 均性温燥，故热结便秘、阴虚火旺者忌服。

相异：

补骨脂：(1) 又名破故纸。苦辛温燥，温补涩纳，作用偏于肾，善补肾阳，多用于肾阳虚衰、下元不固诸证。

(2) 兼纳气平喘，治肾阳不足喘息。

(3) 取适量泡酒外用，配合紫外线照射，治白癜风。

(4) 又因温性较强，故性欲亢进者忌服。

益智仁：(1) 辛温香燥，温补固涩，作用偏于脾，善温脾散寒，多用于中焦虚寒之腹痛吐泻。

(2) 开胃摄唾，治食少多唾（仅益智仁有此功能）。

(3) 治遗尿尿频也多用，常配山药、乌药，如缩泉丸。

(4) 本品温燥而易伤阴，故阴虚火旺及有湿热者忌服。

菟丝子（旋花科）、沙苑子（豆科）

菟丝子　辛、甘，平。归肝、肾、脾经。平补固涩明目止泻安胎。

沙苑子　甘，温。归肝、肾经。温补固涩。温补固涩明目。

相同：(1) 均为植物种子，味甘而入肝、肾经，为补虚助阳兼收涩之品。

(2) 补肾助阳、固精缩尿，治阳虚下元不固之腰膝酸痛、阳痿遗精、遗尿尿频，常相须为用。

(3) 养肝明目，治肝肾亏虚之目暗不明，常配枸杞子、楮实子、车前子等。

相异：

菟丝子：(1) 甘补辛润，平而偏温，且兼收涩，不燥不腻，既补阳又补阴，为平补阴阳兼收涩之品。

(2) 兼入脾经，能补脾止泻，治脾虚便溏或泄泻，可配山药、白术等。

(3) 补肝肾而安胎，治肝肾亏虚之胎动不安，常配续断、杜仲等。

(4) 治阴阳两虚之消渴证，可配枸杞子、覆盆子、女贞子等。

(5) 内服 9～15g，包煎，或入丸散、泡酒。外用适量，泡酒外涂。

(6) 本品虽曰平补阴阳，但仍偏补阳，且带涩性，故阴虚火旺而见大便燥结、小便短赤者不宜服用。源于寄生在有毒植物上者忌用。

沙苑子：(1) 又名沙苑蒺藜，甘温补涩，不燥不烈，固涩力强。

(2) 多用于固精缩尿、止带，又治虚寒带下，可配山药、白术等。

(3) 内服 9～20g，水煎或入丸散。当与刺蒺藜区别。

(4) 本品温补固涩，故阴虚火旺及小便不利者忌服。

韭菜子（百合科）、阳起石（硅酸盐类矿物）

韭菜子　辛、甘，温。归肝、肾经。温补肝肾兼固涩。

阳起石　咸，温。归肾经。温肾壮阳而有毒。

相同：(1) 均性温入肾经，善温肾壮阳，治肾阳虚之腰膝冷痛、阳痿精冷、宫冷不孕、带下清稀等。

(2) 均温燥伤阴助火，故阴虚火旺者均忌服。

相异：

韭菜子：(1) 辛甘温补兼涩，无毒而兼入肝经，又能补肝，治肝肾亏虚腰膝冷痛、筋骨无力多用。

(2) 能固精缩尿，治遗精滑精、遗尿尿频，单用或入复方。

(3) 内服 5～15g，煎汤或入丸散。

阳起石：(1) 咸而温补有毒，专于温肾壮阳。

(2) 内服 3～6g，多入丸散，也可入煎。

(3) 本品为矿物药（钙镁铁硅酸盐）而有毒，故又不宜大量或久服。或云为强致癌物质，不提倡服用。

胡芦巴（豆科）、蛇床子（伞形科）

胡芦巴　苦，温。归肝、肾经。温肾暖肝散寒除湿。

蛇床子　辛、苦，温。归肾经。温肾散寒祛风除湿杀虫止痒。

相同：(1) 均为种子，均苦燥温补，入肾经，为温肾散寒除湿之品。

(2) 均善温肾阳、除寒湿，治阳痿遗精、宫冷不孕，多入复方用。

相异：

胡芦巴：(1) 祛寒燥湿力均较强，尤宜阳虚兼寒湿者，兼治肾寒虚冷之胁腹胀痛、寒湿下注之脚气肿痛。

(2) 兼入肝经，能暖肝散寒，治寒疝腹痛，常配木香、香附、青皮等。

(3) 内服 3～10g，煎汤或入丸散。

(4) 本品苦温燥热，能伤阴助火，故阴虚火旺或有湿热者忌服。

蛇床子：(1) 唯燥湿力较强。

(2) 又能辛散，善祛风杀虫止痒，治皮肤湿疹（常配地肤子）、寒湿带下及湿痹腰痛。

(3) 内服 3～9g，煎汤或入丸散。外用 15～30g，煎汤熏洗或研末敷。

(4) 本品性温，故阴虚火旺及下焦湿热者不宜服。

仙茅（石蒜科）、淫羊藿（小檗科）、巴戟天（茜草科）

仙茅　辛，热。有毒。归肾、肝、脾经。补肾阳强筋骨兼祛风湿。

淫羊藿　辛、甘，温。归肝、肾经。补肾阳强筋骨兼祛风湿。

巴戟天　辛、甘，微温。归肾经。补肾阳益精血强筋骨兼祛风湿。

相同：(1) 均味辛，入肾经。

(2) 补肾壮阳、强筋健骨，治肾阳亏虚之阳痿精冷、宫寒不孕、遗尿尿频、筋骨无力。

(3) 祛风、除湿、散寒，治风寒湿痹，兼肾阳虚者尤佳。

(4) 兼治妇女月经不调、更年期高血压或综合征证属阴阳两虚者，常配知母、黄柏、当归，如二仙汤。

(5) 均辛燥温热，有伤阴助火之弊，故阴虚火旺与湿热火毒者均忌服。

相异：

仙茅：(1) 辛热温补有毒，兼入肝经，燥热性强。

(2) 兼入脾经，能温脾止泻，治脾肾阳虚、脘腹冷痛、泄泻。

(3) 内服 3～9g。水煎或泡酒，也可入丸散。

(4) 久服极易令人口舌焦燥，故用量不宜过大，不能长期服用。

淫羊藿：(1) 又名仙灵脾。辛甘温补，兼入肝经，燥热性虽小而疗效确切。

(2) 祛风湿力强，善治风寒湿痹，兼治偏枯不遂、冠心病心绞痛。

(3) 内服 10～15g，煎汤，或浸酒、熬膏及入丸散。壮阳当用羊油炒。

巴戟天：(1) 辛甘微温，专入肾经，燥热性小而力平和。

(2) 兼益精血，治月经不调、经寒痛经。

(3) 内服 10～15g，煎汤或入丸散。

杜仲（杜仲科）、续断（续断科）、狗脊（蚌壳蕨科）

杜仲　甘，温。归肝、肾经。补肝肾强腰膝安胎。

续断　苦、甘、辛，微温。归肝、肾经。补肝肾强腰膝行血续伤。

狗脊　苦、甘，温。归肝、肾经。补肝肾强腰膝祛风湿兼固涩。

相同：（1）均味甘而补，入肝、肾经。

（2）补肝肾、强腰膝，治肾虚之腰痛、筋骨无力，杜仲与续断常相须为用。

相异：

杜仲：（1）甘温补虚，补力较好。

（2）安胎，治肝肾亏虚之频惯堕胎（习惯性流产），常配续断、菟丝子等，如寿胎丸、泰山磐石散。

（3）降压，治高血压属肝肾亏虚、肝阳上亢者，常配天麻、钩藤、桑寄生等。

（4）内服10～15g，煎汤或入丸散。炒用疗效较佳。

（5）本品性温，故阴虚火旺者慎服，忌单用。

续断：（1）甘补苦泄而性微温，补力不及杜仲，补而不滞，补兼行散。

（2）兼行血脉，治血瘀崩漏，痈肿疮毒，乳汁不行。

（3）续筋接骨，治筋伤骨折，常配自然铜、土鳖虫、黄芪等。

（4）安胎，治肝肾亏虚之胎动不安，常配炒杜仲等。

（5）内服10～20g，水煎或入丸散。外用适量，研末调敷。治崩漏下血宜炒用。

狗脊：（1）又名金毛狗脊。甘补苦燥性温，虽补力不及杜仲，但又能祛风寒湿邪。最善治腰背脊椎骨僵痛、俯仰不利（退行性脊椎炎），证属肝肾亏虚兼风寒湿者。

（2）兼固涩，治肾气不固、小便不禁、白带过多。

（3）内服10～15g，煎汤，或入丸散，或浸酒。

（4）本品温补固涩，故肾虚有热、小便不利或短赤、口苦口干者忌服。

骨碎补（水龙骨科）

甘、苦，温。归肝、肾经。又名申姜、猴姜。

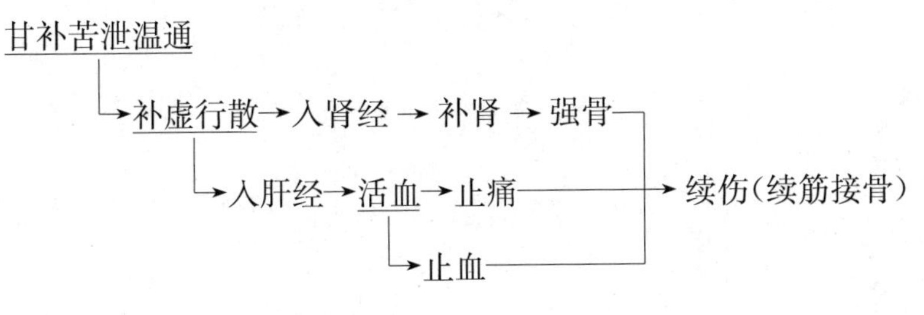

※ 既补肾强骨，又活血止血止痛，为治肾虚腰痛与筋伤骨折之要药

补肾强骨止痛 活血止血续伤 (续筋接骨)
- 肾虚
  - 腰痛 — 常配杜仲、牛膝、桑寄生等。
  - 耳鸣耳聋 — 以其煎汤送服六味地黄丸。
  - 牙痛 — 单用水煎服，或配他药。
  - 泄泻 — 可配炒白术、补骨脂、沙苑子等。
- 跌打损伤、筋伤骨折 — 常配续断、川芎、丹参、黄芪等。

此外，治链霉素所致耳鸣，可单用，或分别配生葛根或配补骨脂等。治斑秃，可配闹羊花浸酒外涂，也可配斑蝥、辣椒、松针等泡酒外涂。

本品内服 9～20g，水煎或入丸散。外用适量，鲜品捣敷或干品研末调敷，也可浸酒外涂。

本品苦温燥散，能伤阴助火，故阴虚内热及无瘀血者不宜服。既活血化瘀又续筋接骨的药还有自然铜、土鳖虫、川续断，要注意鉴别。

羊红膻（伞形科）

甘、辛，温。归肾、脾、心、肺经。

甘补辛散温助
- → 入肾经 → 补肾助阳
- → 入脾心经 → 健脾养心、活血止痛
- → 入肺经 → 温肺散寒 → 止咳喘

功能：补肾助阳：肾虚阳痿、精冷不育。
健脾养心：脾虚倦怠、虚烦心悸。
温肺散寒：肺寒咳喘。
活血止痛：胸痹心痛。

本品内服 10～15g，水煎，沸水泡，或入丸散。

本品甘辛性温，能伤阴助火，故阴虚内热及肺热咳嗽者忌服。

第三节 补血药

当归（伞形科）

甘、辛，温。

甘能润补，辛温行散

→温补行散而润→入肝心脾经→补血

→活血、行气→止痛→调经

→润肠燥→通大便

（补血、活血、行气→止痛→调经）

※ 血虚、血瘀、气滞、有寒、兼肠燥者宜用，为妇、内科之良药。

补血活血调经止痛
- 妇科血虚血瘀
  - 月经不调—常配川芎、芍药等，如四物汤。
  - 痛经经闭—常配桃仁、红花等，如桃红四物汤。
  - 宫外孕—常配三棱、莪术、丹参等，如宫外孕方。
- 产科胎前产后诸证—常配川芎、桃仁等，如生化汤、佛手散等。
- 内科
  - 血虚萎黄—常配黄芪、熟地、制何首乌等，如当归补血汤。
  - 虚寒腹痛—可配桂枝、芍药、饴糖等，如当归建中汤。
  - 血痹痛麻—可配鸡血藤、木瓜、芍药等。
  - 风湿久痹—可配桑寄生、威灵仙、独活、蕲蛇等。
- 外科痈疽疮疡
  - 久溃不敛—可配黄芪、桂枝等，如十全大补汤。
  - 脓成日久不溃—常配黄芪、皂刺等，如透脓散。
  - 初起未脓—配金银花、天花粉等，如仙方活命饮。
- 伤科跌打瘀肿—可配穿山甲、大黄、天花粉等，如复元活血汤。

润肠通便：肠燥便秘—常配肉苁蓉、枳壳、牛膝等，如济川煎。

此外，本品还能止咳平喘，治久咳虚喘夹痰证属肾虚水泛，可配熟地、陈皮、茯苓等，如金水六君煎；治夜咳久不愈者，可在辨证组方的基础上加入当归。还能升高白细胞，常配黄芪治放疗、化疗白细胞减少证属气血双亏者。

本品内服5～15g，煎汤，浸酒，熬膏，入丸散。外用适量，多入药膏中用。归身补血，归尾破血，全当归和血。一般生用，酒炒能增强活血作用。

本品甘补温润，故湿盛中满、大便泄泻者忌服。

熟地黄（玄参科）

甘，微温。归肝、肾经。

质润黏腻，甘补微温

→滋养力强→入肝肾经→养血→填精生髓

→滋阴→促生津液

（养血、滋阴→填精生髓、促生津液）

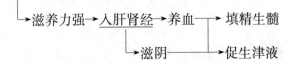

※ 补血滋阴而微温，善治血虚有寒、阴虚热不盛及阴阳两虚者。

养血滋阴填精补髓
- 血虚诸证
  - 萎黄眩晕 — 常配当归，如内补丸。
  - 心悸气短 — 常配人参，如两仪膏。
  - 月经不调 — 常配当归、川芎等，如四物汤。
  - 崩漏 — 可配当归、党参、乌贼骨等。
- 肾阴虚证
  - 腰酸盗汗 — 常配山药、丹皮等，如六味地黄丸。
  - 火旺潮热 — 常配知母、黄柏等，如知柏地黄丸。
- 精血亏虚
  - 头晕眼花 — 可配当归、枸杞子、楮实子等。
  - 耳鸣耳聋 — 常配菖蒲、磁石等，如耳聋左慈丸。
  - 须发早白 — 常配制何首乌、女贞子、墨旱莲等。

生津液：消渴（阴虚津亏），生山药、山茱萸等，如六味地黄丸。

此外，治肾虚水泛咳喘，常配当归、陈皮、半夏等，如金水六君煎。

本品内服 10～30g，煎汤或入丸散膏剂。为防其滋腻，宜与健脾胃的砂仁、陈皮等同用。

本品滋腻恋邪，易碍消化，故脾胃气滞、痰湿内阻之脘腹胀满、食少便溏者忌服。

鲜地黄、干地黄、熟地黄性效比较

生地	鲜	寒	清热凉血，滋阴生津，润肠	热盛津伤者宜之
	干	寒	滋阴凉血，清热生津，润肠	津伤血热，肠燥者宜之
熟地		微温	养血滋阴，填精生髓	血虚，阴虚热不甚者宜之

何首乌（蓼科）

苦、甘、涩，微温。入肝、肾经。

生制用性效有别，入肝肾经
- →制用→微温甘补兼涩，不燥热不滋腻
  - →补虚兼涩敛 → 补肝肾、益精血 → 乌须发、强筋骨。
- →生用 → 平偏凉，多苦泄，少甘补，且兼润
  - →清解行散兼补润 → 解毒 → 截疟
    - →润肠 → 缓通便

※ 制首乌善滋补精血，不燥不腻，兼敛精气，故为滋补良药。

※ 制首乌所含卵磷脂为神经组织与血细胞细胞膜的主要原料，可证其滋补精血之效。

制用：

补肝肾，益精血
乌须发，强筋骨
（兼敛精气）
—精血亏虚诸证
- 萎黄苍白 — 常配熟地、当归等。
- 腰膝酸软
- 头晕眼花
- 须发早白
- 遗精不育

（腰膝酸软、头晕眼花、须发早白、遗精不育）— 常配枸杞子、菟丝子、当归、牛膝等，如七宝美髯丹。
- 崩漏带下 — 可配当归、茯苓、白术、乌贼骨等。
- 月经不调 — 可配当归、川芎、芍药等。

生用：

解毒（兼行散）：疮肿日久兼正虚—可配蒲公英、金银花、连翘、黄芪等。

瘰疬日久兼证虚—可配夏枯草、浙贝母、猫爪草等。

截疟（兼补虚）：体虚久疟—常配常山、青蒿等。

润肠通便：血虚肠燥便秘—常配炒枳壳、当归、决明子等。

此外，尚可降血脂，治高血脂、脂肪肝。用量多在 15g 以上。

本品内服 10～30g，煎汤，熬膏，浸酒，入丸散。外用适量，煎汤洗，研末撒或调敷。补益精血当用制首乌，截疟、解毒、润肠通便宜用生首乌，鲜首乌的解毒润肠作用较生首乌更佳。

本品制用补力较强而兼收敛，故湿滞痰壅者不宜服。生用缓通大便，故脾虚便溏者慎服。

龙眼肉（无患子科）

甘，温。归心、脾经。

<u>甘润温补</u>

→专于补虚 → 入心脾经 → 补心脾、益气血 → 安心神

※ 甘甜温补，药食兼用，且不滋腻，故为滋补心脾之良药。

补心脾
益气血
安心神
- 心脾两虚之惊悸失眠健忘 — 常配酸枣仁等，如归脾汤。
- 体虚羸瘦 — 可配制何首乌、当归、熟地等。
- 气血双亏 — 常配西洋参等。

本品内服 10～15g，大剂量 30g，煎汤，熬膏，浸酒，入丸剂。

本品甘温生湿助火，故湿阻中满或内有停饮、停痰、郁火者忌服。虽可食用，但不宜无节制过量服食，最多不超过60g，多则口鼻出血。

阿胶（驴皮熬制而成）

甘，平。归肝、肾经。

甘能补，质黏腻，平不偏

→入肝经→补血、止血

→入肾经→滋阴→润燥(肠燥、肺燥)

※ 滋补力强，能促进红细胞和血红蛋白生长，为血肉有情之品。

※ 善补血、滋阴、止血，凡血虚、阴亏、阴血双亏皆宜，兼出血者尤佳。

补血：血虚萎黄眩晕惊悸—可单用，或配黄精、当归、地黄等。

滋阴：阴虚心烦不眠—常配麦冬、生地、丹参等。

阴虚风动惊惕肉瞤—可配白芍、生龟甲、生地等，如大定风珠。

止血：多种出血证（阴血亏虚最宜），可酌情配伍他药，如：

血虚有寒崩漏经多—常配艾叶等，如胶艾汤。

润燥：肺燥咳嗽—凉燥者 — 可配杏仁、百部、紫菀等。

—温燥者 — 可配桑叶、川贝母、南沙参等。

虚劳咳嗽痰中带血—可配知母、川贝母、白及等。

肠燥便秘—可配火麻仁、郁李仁、决明子、炒枳壳。

此外，治阴虚小便不利、水肿，常配猪苓、茯苓、滑石等，如猪苓汤；治久痢血虚，可配木香、黄连、当归等。

本品内服5～10g，用开水或黄酒化开，入汤剂应烊化冲下，亦可入丸服。阿胶虽不入煎，而阿胶珠则可以入煎。止血宜蒲黄炒，润肺宜蛤粉炒。

本品滋腻黏滞，故脾胃不健、纳食不佳、消化不良及大便溏泄者忌服。

附：新阿胶（猪皮所制） 性味功效同阿胶，可替代。

黄明胶（牛皮所制） 性味功效同阿胶，可替代。

白芍（毛茛科）

酸、甘、苦，微寒。归肝、脾经。

甘补酸敛，苦微寒兼清泄

→入肝脾经→养血敛阴→平肝、柔肝→调经、止痛

→止汗

※ 肝为刚脏，体阴用阳，主疏理条达，主藏血，血虚阴亏则肝阳偏亢、肝失柔和，白芍养血敛阴，阴血足，阳亢消，肝体阴用阳之功即得以恢复，故曰平肝、柔肝。

※ 主入肝经，既养血敛阴，又平肝柔肝止痛，还略兼清热，为治血虚阴亏、肝阳亢、虚风内动、肝急诸痛之要药，兼内热或便秘者宜生用，兼里寒或便溏者宜炒用。

※ 既敛肝阴，又敛营阴，故善敛阴止汗。凡体虚多汗，无论盗汗自汗还是风寒表虚汗出不止皆可选用。

※ 善平肝柔肝止痛，为治肝急诸痛要药，无论兼寒兼热、属虚属实抑或虚实夹杂，也无论是平滑肌痉挛还是横纹肌痉挛，皆可酌情选用，并与甘草配伍。

养血调经：血虚面白无华眩晕耳鸣—可配熟地、制首乌等。

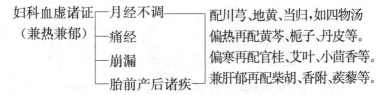

妇科血虚诸证（兼热兼郁）
- 月经不调
- 痛经
- 崩漏
- 胎前产后诸疾

—配川芎、地黄、当归，如四物汤
偏热再配黄芩、栀子、丹皮等。
偏寒再配官桂、艾叶、小茴香等。
兼肝郁再配柴胡、香附、蒺藜等。

敛阴止汗：体虚多汗
- 盗汗 — 可配五味子、浮小麦、黄柏、知母等。
- 自汗 — 常用炒白芍配桂枝、黄芪、煅龙骨等。
- 外感风寒表虚自汗 — 常配桂枝(1∶1)、生姜、大枣等。

平抑肝阳：虚风内动惊惕肉瞤—常配龟甲、地黄、生牡蛎等，如大定风珠。

肝阳上亢—常配生地黄、生牛膝、生赭石等，如镇肝息风汤。

柔肝止痛：肝急诸痛（配甘草）
- 肝郁胁痛 — 再配柴胡、香附、当归等，如逍遥散。
- 脘腹挛急作痛（平滑肌）
  - 肝气乘脾痛泻 — 如痛泻要方。
  - 中寒肝乘脾脘腹痛 — 如小建中汤。
  - 热痢腹痛里急后重 — 如芍药汤。
  - 术后肠粘连腹痛 — 如粘连松解汤。
- 四肢挛急作痛（横纹肌）
  - 血虚不养筋 — 再配木瓜、鸡血藤等。
  - 久痹血虚兼瘀 — 再配羌活、独活等。

此外，治习惯性便秘，可用大量生白芍配甘草、枳壳同用。治糖尿病证属阴血亏虚而热胜者，以生白芍配天花粉、黄连同用。

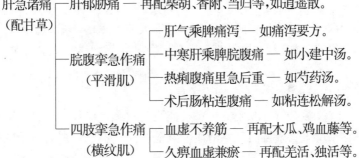

本品内服5～10g，大剂量15～30g，煎汤，或入丸散。炒用偏温，故养血调经多炒用，平肝敛阴多生用。杭白芍效最佳。

本品微寒，反藜芦，故阳衰虚寒者不宜单用，内服忌与藜芦同用。

白芍、赤芍，汉代不分，《本经》通称芍药。南朝梁代，陶弘景《本经集注》首言芍药有赤白两种，并云白质优，赤小利。唐宋书中已有赤白之分，《太平圣惠方》祛邪多用赤，补虚多用白。金元时期，成无己《注解伤寒论》云：白补而赤泻，白收而赤散。明代《滇南本草》、《本草品汇精要》将其分列。

白芍与赤芍性效简比

赤	微寒	清热凉血，活血化瘀，止痛，清肝火	血热，血瘀，肝火
白	微寒	养血敛阴，平肝柔肝调经止痛，止汗	血虚阴亏，肝旺，肝急，虚汗

第四节　补阴药

南沙参（桔梗科）、北沙参（伞形科）

南沙参　甘、微苦，微寒。归肺、胃经。清热养阴生津兼祛痰益气。

北沙参　甘，微寒。归肺、胃经。清热养阴生津。

相同：（1）均甘微寒而清补，入肺、胃经，为清热养阴生津之品，肺胃阴伤有热宜用。

（2）清肺养阴：肺热咳嗽—可配贝母、瓜蒌、黄芩、桑白皮等。

燥热咳嗽—可配桑叶、杏仁、麦冬等，如沙参麦门冬汤。

阴虚劳嗽—常配天冬、麦冬、知母、川贝母等。

（3）益胃生津：胃阴虚证—热病伤阴者，可配鲜生地、鲜石斛等。

—久病伤阴津伤者，可配石斛、玉竹等，如益胃汤。

相异：

南沙参：（1）源于桔梗科，药用历史久，汉代《本经》即载。

（2）味兼微苦而苦寒清泄，又能祛痰、益气，最善治燥咳痰黏有热，轻者单用即可，重者配桑叶、杏仁、麦冬等；治肺热咳喘痰黄兼咽干者也可选用，常配生黄芩、桑白皮、浙贝母，乃至生石膏等。

（3）又因其质虚轻清上浮，故还可用治肺热咳嗽痰黏、口干而表邪又未尽者。

（4）内服10～15g，鲜品15～60g，煎汤或入丸散。鲜用即常用的鲜沙参，清热养阴生津力较好，热生津伤者每用。

（5）本品味甘微寒，故风寒作嗽、寒饮喘咳及脾胃虚寒者忌服。又反藜芦，故内服不宜与藜芦同用。

北沙参：（1）源于伞形科，药用史短。明代《本草汇言》率先使用“真北沙参”之名。明末清初，北沙参逐步从沙参中分出。至清中期，《本草从新》将沙参分南北两种而论。

（2）味唯甘而滋阴力强，多用于肺胃阴伤较重兼热者，如燥热咳嗽无痰或阴虚劳嗽等。

（3）兼治肝肾阴虚、血燥气郁之证，可配生地、枸杞子、川楝子等，如一贯煎。

（4）内服10～15g，鲜品20～30g，煎汤、入丸散或熬膏服。

（5）本品味甘微寒，故风寒作嗽、脾胃虚寒及寒饮喘咳者忌服。

石斛（兰科）

甘，微寒。归胃、肾经。

甘能滋养，微寒清凉

→甘腻清养→入肾经→滋肾阴、清虚火→强腰、明目

→入胃经→养阴清热→益胃生津

※ 既滋阴又清热，既退虚热又除实热，凡阴亏津伤有热者即可投用，兼虚热者径用，兼实热火毒者当配清热泻火之品。

养胃生津、滋阴清热：
- 热病津伤（气、营、血分）—可配生地、麦冬、玄参等。
- 胃阴亏虚证（口干舌燥）—可配沙参、玉竹等，如益胃汤。
- 阴虚发热证—可配生地、青蒿、白薇、地骨皮等。
- 内热消渴证—可配天花粉、玉竹、麦冬、知母等。

明目强腰：阴亏视力减退—可配枸杞子、石决明等，如石斛夜光丸。

阴虚腰膝酸软—可配熟地、桑寄生、牛膝等。

本品内服6～15g，鲜品15～30g，煎汤，熬膏或入丸散。鲜石斛清热生津力强，热病伤津者多用；一般阴虚口干可用干石斛。干品入汤剂宜先煎。

本品甘补恋邪助湿，故温热病不宜早用，湿温尚未化燥者忌服。

霍山石斛：简称霍石斛，效佳而性不太寒，宜老人，体虚津亏不宜大

寒者。

川石斛：宜用于胃阴不足者。

金钗石斛：作用较差而价廉，症轻者可用。

耳环石斛：又名枫斗，价贵，生津力最强，寒凉性差，可代茶用。

天冬（百合科）、麦冬（百合科）

天冬　甘、苦，大寒。归肺、肾经。清热养阴润肠。

麦冬　甘、微苦，微寒。归肺、心、胃经。清热养阴除烦润肠。

相同：(1) 均源于百合科，甘苦寒凉，为清热养阴润肠之品。

(2) 清肺养阴：燥热咳嗽—常同用，再配天冬、麦冬、知母、贝母等。

痨嗽咳血—常同用，再配川贝母、百部、白及等。

内热消渴—常同用，再配天花粉、生葛根、知母等。

(3) 润肠通便：阴虚肠燥便秘—常同用，再配知母、玄参、生地等。

相异：

天冬：(1) 甘润滋养，苦寒清降，清火润燥力与滋腻性均较强。

(2) 入肺、肾经，清养肺肾之阴，肺肾阴虚火旺者每用。

(3) 又可用治乳腺增生及乳腺癌等。

(4) 内服：6～15g，煎汤、熬膏或入丸、散。

(5) 本品甘苦而寒，清养滋腻，故虚寒泄泻、风寒或痰饮咳嗽者忌服。

麦冬：(1) 甘能润养，微苦微寒清泄，清热润燥力较天冬弱，滋腻性也不强。

(2) 入肺、胃、心经，清养肺胃心之阴，肺、胃、心阴伤有热者每用。

(3) 兼养胃生津，治胃阴亏虚，常配石斛、沙参等，如益胃汤。

(4) 兼清心除烦，治阴虚火旺之心烦不眠，可配知母、炒枣仁、黄柏等。治热病邪入营血之心烦不眠，可配生地、丹参、赤芍。治气阴两虚之心烦不眠、自汗等，常配人参、五味子，如生脉散。

(5) 内服 10～15g，煎汤、熬膏或入丸散。清养肺胃之阴多去心用，滋阴清心多连心用。

(6) 本品微寒润养，故风寒或痰饮咳嗽、脾虚便溏者忌服。

百合（百合科）

甘，微寒。归肺、心经。

甘能补润，微寒清泄

→清养→入肺经→清肺热、养肺阴→润肺而止咳

→入心经→清心热、养心阴→除烦而安神

※ 药食兼用，力较缓。

※ 善清养肺心，凡肺心阴虚有热即可酌选。

滋阴润肺：肺虚久咳—可配款冬花、生熟地等。

劳嗽咳血—可配天冬、麦冬、川贝母、白及等。

清心除烦：虚烦惊悸—可配麦冬、生地、炒枣仁、磁石等。

（安神） 失眠多梦—可配茯神、酸枣仁、柏子仁等。

精神恍惚心神不安—常配生地、知母等，如百合地黄汤等。

此外，治疮肿不溃，可单用鲜品，洗净捣烂外敷。

本品内服 10～30g，煎汤，蒸食或煮粥食。外用适量，鲜品捣敷。

本品寒润，故风寒咳嗽或中寒便溏者忌服。

玉竹（百合科）

甘，平。归肺、胃经。又名葳蕤。

柔润甘补，平而不偏

→甘润平补→入肺经→养阴润肺→止咳

→入胃经→养阴→生津

※ 功似沙参而清热力不及。

※ 短于清热，长于养阴。力平和，不腻不恋邪。凡阴虚不论兼否表证皆可用。

养阴润肺：燥咳—温燥—可配桑叶、杏仁、川贝母等。

燥咳—凉燥—可配百部、款冬花、紫菀等。

劳嗽—可配麦冬、天冬、川贝母、百部等。

阴虚外感—常配白薇等，如加减葳蕤汤。

益胃生津：胃阴亏虚—可配沙参、石斛等，如益胃汤。

此外，可降糖，治消渴属热不盛者，常配天花粉、百合、麦冬、生葛根等。能强心，治心衰属心阴不足者，常配麦冬、人参、五味子等。

本品内服 10～15g，煎汤、熬膏或入丸散。阴虚热盛者宜生用，而热不甚者宜蒸制用。

本品柔润甘补，故脾虚有痰湿者不宜服。

黄精（百合科）

甘，平。归脾、肺、肾经。

质润甘补，平而不偏
- →入脾肺肾经→滋阴→润肺、填精。
  - →润肠
- →补气→健脾

※ 功似山药平补气阴（或平补三阴经），但能润肠，气阴虚便秘者宜用。

滋阴润肺
补脾益气
- 肺燥咳嗽
  - 温燥者—可配紫苏、杏仁、紫菀等。
  - 凉燥者—可配桑叶、贝母、南沙参等。
- 劳嗽久咳—可配沙参、百部、川贝母等。
- 肾虚精亏—常配枸杞子，如二精丸。
- 精血双亏—常配当归，如九转黄精丹。
- 消渴证
  - 热盛者—可配生石膏、知母、黄连等。
  - 阴伤重者—可配生地、熟地、知母等。
  - 阴阳两虚—可配枸杞子、熟地、山萸肉等。
  - 气阴两虚—可配西洋参、山药、太子参等。
- 脾胃虚弱
  - 气虚者—可配人参、白术、甘草等。
  - 阴虚者—可配玉竹、麦冬、石斛等。
  - 气阴两虚—常配山药、太子参等。

此外，可降血脂，可配生何首乌、泽泻等。治足癣，可单用泡酒外涂。治链霉素中毒性耳聋耳鸣，可配骨碎补各15g，水煎服。

本品内服10～15g，鲜者30～60g，煎汤、熬膏或入丸散，干品入汤剂宜先煎。外用适量，煎水洗，或以酒、醋泡涂。

本品滋腻，易助湿邪，故脾虚有湿、咳嗽痰多及中寒便溏者忌服。

枸杞（茄科）

甘，平。归肝、肾、肺经。

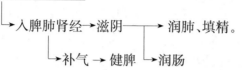

质润甘补，平而偏温

→入肝肾经→补肝肾之阴→明目

　　└→益肾阳→兼治肾阳虚

→入肺经→滋润肺脏→止嗽

※ 补虚而不燥热，药力较强，药食兼用。

※ 为平补阴阳之品，凡肾虚或肝肾亏虚者皆可选用。

滋补肝肾明目：肝肾阴虚—视物昏花—常配黄精，如二精丸。

　　—头晕目眩—常配菊花、熟地等，如杞菊地黄丸。

　　—腰膝酸软—或再配炒杜仲、川续断、桑寄生等。

阴血亏虚—面色萎黄—常与鸡蛋同煮。

　　—须发早白—常配制何首乌、熟地、龙眼肉等。

　　—失眠多梦—再配炒枣仁、柏子仁、夜交藤等。

阴阳精血俱虚—全身羸瘦—单用口嚼服或配其他食品食。

　　—阳痿遗精—常配鹿茸等，如龟鹿二仙胶

　　—宫虚不孕—常配菟丝子等，如五子衍宗丸。

阴阳俱虚之消渴—单用口嚼服，或配地黄、山药等。

兼能润肺止嗽：阴虚劳嗽—常配天冬、百部、百合、白及等。

此外，治疖肿、烫伤，单用焙脆，研粉，凡士林调匀外涂。

本品内服5～15g，煎汤，熬膏，浸酒，口嚼，入丸散。外用适量，鲜品捣敷。

本品滋阴润燥，故脾虚有湿及泄泻者忌服。

桑椹（桑科）、黑芝麻（脂麻科）

桑椹　甘，寒。归心、肝、肾经。甘寒滋补生津润肠。

黑芝麻　甘，平。归肝、肾经。甘平滋补滑肠。

相同：(1) 均味甘而入肝、肾经，药食兼用，为平和的滋补之品。

(2) 补肝肾，治肝肾亏虚之头晕眼花、须发早白。

(3) 润肠，治肠燥便秘。

相异：

桑椹：(1) 甘甜可口而性寒，功偏补血，兼治津伤口渴、消渴。

(2) 兼入心经，又治阴血亏虚之失眠多梦。

(3) 内服10～15g，煎汤，熬膏，浸酒，入丸散，或生啖。桑椹膏15～

30g，温开水送服。

（4）本品甘寒润滑，故脾虚溏泄或湿滞者忌服。

黑芝麻：（1）又名巨胜子。香甜可口而性平，功偏补精血。

（2）润肠作用较强，治肠燥便秘，大量单用即可。

（3）内服10～30g，煎汤，或入丸散，宜炒熟用。外用适量，煎水洗浴，或捣敷。

（4）本品甘平滋润，故大便溏泄者不宜服。

银耳（银耳科）

甘，平。归肺、胃经。又名白木耳、桑鹅。

甘平补虚

→入肺胃经→滋阴→润肺→止咳

→益气→生津

※ 药力平和，药食兼用。

滋阴润肺：虚劳久咳—常配冰糖，或川贝母、南沙参等。

燥咳痰少带血—可配川贝母、白及、紫珠等。

益气生津：热病气津两伤口渴—可配南沙参、太子参、北沙参等。

病后体虚属气津两伤—可配太子参、扁豆、山药等。

此外，治肠燥便秘，单用煮烂食，或配他药。

本品内服3～10g，煎汤，也可与冰糖或肉类炖服。用于肠燥便秘宜煮烂服。

本品甘平偏凉，故风寒咳嗽及痰湿咳嗽者忌服。

女贞子（木樨科）、墨旱莲（菊科）

女贞子　甘、苦，凉。归肝、肾经。滋补肝肾明目退虚热。

墨旱莲　甘、酸，寒。归肝、肾经。滋补肝肾凉血止血。

相同：（1）均味甘而入肝、肾经，为滋补肝肾之品。

（2）滋肾补肝明目，治肝肾阴虚—腰膝酸软、头目昏花、须发早白—常相须为用，如二至丸。

相异：

女贞子：（1）甘凉清补，苦泄不腻，长于滋阴，兼退虚热，又治阴虚发热，常配生地、青蒿、白薇等。

(2) 兼明目作用较强，治肾虚目暗不明，可配菟丝子、沙苑子等。

(3) 扶正升高白细胞，治放、化疗之白细胞减少属阴虚者。药力较缓，可长期服用。

(4) 内服 10～15g，煎汤、熬膏或入丸剂。外用适量，熬膏点眼。

(5) 本品虽补而不腻，但性凉，故脾胃虚寒泻泄及肾阳虚者忌服。

墨旱莲：(1) 又名鳢肠。性寒，长于清热，阴伤热盛者宜用。

(2) 又善凉血止血，治阴虚血热之多种出血证。

(3) 内服 10～30g，煎汤、熬膏、捣汁或入丸、散服。外用适量，鲜品捣敷，干品研末撒，或捣绒塞鼻。

(4) 本品性寒，故肾阳虚或脾胃虚寒、大便泄泻者不宜服。

楮实（桑科）

甘，寒。归肝、肾、脾经。

甘寒清补渗利
- →入肾经 → 滋补肾阴
- →入肝经 → 滋肝阴、清肝热 → 明目
- →入脾经 → 健脾利水

※ 补虚兼祛邪，虽甘补但不恋水湿之邪，真阴亏虚兼水湿者宜服。

滋阴益肾清肝明目
- —肾虚腰酸阳痿不育 — 可配蛇床子、枸杞子、菟丝子等。
- —肝肾阴虚之目暗不明 — 常配车前子、熟地黄，如驻景丸。
- —肝热目翳 — 可配青葙子、谷精草、密蒙花等。

健脾利水：脾虚阴伤水肿—可配血余炭、阿胶、茯苓等。

本品内服 6～10g，煎汤或入丸散服。外用适量，捣敷。

本品甘寒滋腻，故脾胃虚寒、大便溏泄者慎服。

龟甲（龟科）、鳖甲（鳖科）

龟甲　甘、咸，寒。归肝、肾、心经。介类滋清镇潜安神止血。

鳖甲　咸，寒。归肝、肾经。介类滋清镇潜软坚散结。

相同：(1) 均咸寒而入肝、肾经，为介类滋清镇潜之品。

(2) 滋阴退虚热，治阴虚发热、骨蒸潮热，常以鳖甲配青蒿等，如青蒿鳖甲汤；或以龟甲配熟地、黄柏、知母等，如大补阴丸；或以鳖甲配秦艽、地骨皮等，如秦艽鳖甲汤、清骨散。

（3）滋阴平肝潜阳，治阴虚虚风内动，常相须为用，并配生牡蛎、生地、阿胶等，如三甲复脉汤、大定风珠等。

（4）烧灰性收敛，外用治疮疡不敛。

（5）内服10～30g，煎汤、熬膏或入丸、散，入汤剂宜打碎先煎。外用适量，烧灰研末敷。

相异：

龟甲：（1）甘能滋补，质重镇潜，味咸入血，寒可清泄，滋阴力强，又善治肝阳上亢之头目眩晕，常配生赭石、生白芍、生牛膝等，如镇肝息风汤。

（2）兼益肾强骨，治肾虚骨软，小儿囟门不合，常配熟地、塞隆骨（代虎骨）、知母等，如健步壮骨丸。

（3）兼入心经，善养阴血、镇心神而补心安神，治心虚惊悸、失眠健忘，可配龙骨、远志、石菖蒲等。

（4）凉血止血，治阴虚血热之崩漏、经多，可配生地、阿胶、墨旱莲等。

（5）本品甘寒，故脾胃虚寒者忌服。古云其能治难产，故孕妇慎服。

鳖甲：（1）咸软寒清，质重镇潜，清热力较强，多用于阴虚发热。

（2）又善软坚散结，治肝脾肿大、久疟疟母，可配射干、土鳖虫、丹参等，如鳖甲煎丸；治经闭、癥瘕，可配桃仁、红花、大黄、土鳖虫等。

（3）滋阴潜阳宜生用，软坚散结宜醋炙用。

（4）本品性寒质重，故孕妇及脾胃虚寒之食少便溏者慎服。

附：龟甲胶（龟科）、**鳖甲胶**（鳖科）　均咸寒滋腻，功能滋阴退热、养血止血，主治阴虚发热、骨蒸潮热及阴虚血热出血等。然，鳖甲胶又能软坚散结，治肝脾肿大、久疟疟母、癥瘕等；而龟甲胶又兼养心安神，治血虚心烦失眠等。内服均为3～10g，烊化对服，或入丸膏剂。因均为黏腻滋补之品，故外有表邪、内有痰湿、食积者忌服，脾胃虚弱、食少便溏者慎服。

哈蟆油（蛙科）

甘、咸，平。归肾、肺经。

甘咸补虚，平而不偏
→平补肾肺→入肾经→补肾填精
→入肺经→养阴润肺

※ 含性激素与多种氨基酸。

※ 养阴益精而力平和，阴虚精亏者可用。

补肾填精：肾虚精亏┐可单用。
　　　　　体虚羸瘦┘也可配其他药合用。

养阴润肺：潮热盗汗—单用或配知母、黄柏等。
　　　　　劳嗽咯血无痰者—常配银耳、冰糖各适量炖服。

本品内服 5～15g 炖汤，或入丸散。

本品甘咸滋腻，故外有表邪、内有痰湿者忌服。

第十八章
收涩药

一、含义

凡以收敛固涩为主要功效的药物，称为收涩药。又称为收敛药或固涩药。

气血精液是人体的最宝贵物质，不断地新陈代谢，出入应相等。滑脱不禁为出大于入，多为正气虚衰导致，此时治疗应固涩与补虚双管齐下。

二、药性特点、功效与主治病证

1. 药性特点　药味多酸涩，性温、平、寒、凉，归肺、脾、肾、大肠、膀胱等经。

2. 功效与主治病证

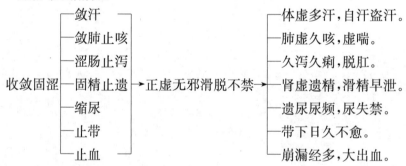

收敛固涩：
- 敛汗
- 敛肺止咳
- 涩肠止泻
- 固精止遗
- 缩尿
- 止带
- 止血

→正虚无邪滑脱不禁→
- 体虚多汗，自汗盗汗。
- 肺虚久咳，虚喘。
- 久泻久痢，脱肛。
- 肾虚遗精，滑精早泄。
- 遗尿尿频，尿失禁。
- 带下日久不愈。
- 崩漏经多，大出血。

部分药物兼能清热、生津、补虚、杀虫等。兼治津伤口渴、疥癣等。

三、使用注意

1. 本章药物多于治标少于治本，故常配伍补虚药，以扶正固本。
2. 有敛邪之弊，邪气未尽时不宜使用本章药物。

收敛兼补虚（标本兼治）类药

五味子（木兰科）

酸，温。归肺、肾、心经。有南北两种，北者效果较好。

<u>酸敛质润温补</u>

- →入肺肾经→敛肺气、滋肾阴→定咳喘；→生津液、止汗
- →入肾经→固下元→固精、止遗、止泻
- →入心经→养心阴、益心气→宁心安神

※ 五味俱备，唯酸独胜；虽曰性温，但质滋润；敛补相兼，节流增源。

※ 药力较强，为补虚强壮收涩之要药。

敛肺滋肾：肺虚久咳—可配米壳、饴糖等，煎膏服。

肾虚喘息—偏阴虚—常配熟地、山药等，如都气丸。
　　　　　—偏阳虚—可配补骨脂、沉香及桂附地黄丸等。

痰饮咳喘日久不愈—常配干姜、细辛，以及麻黄等。

生津止汗：气阴虚津伤口渴—常配麦冬、人参，如生脉散。

消渴证属气阴虚—常配麦冬、西洋参、天花粉等。

自汗—可配生黄芪、麻黄根、煅龙骨等。

盗汗—可配黄柏、知母、地骨皮、青蒿、鳖甲等。

固精止泻：肾虚遗精—可配沙苑子、菟丝子、枸杞子、山萸肉等。

肾虚久泻—常配吴茱萸、补骨脂、肉豆蔻，如四神丸。

宁心安神：虚烦心悸失眠多梦—气阴两虚—可配人参、麦冬、炒枣仁等。
　　　　　—气血亏虚—可配人参、龙眼肉等，如归脾汤。
　　　　　—阴血亏虚—可配丹参、麦冬等，如天王补心丹。

此外，能降转氨酶，在辨证组方基础上适量加入本品，对减低转氨酶有帮助。有适应原样作用，能补虚强壮、安神增智。

本品内服，煎汤2～6g，研末每次1～3g，也可入丸散、熬膏。

本品酸温涩敛，故表邪未解、内有实热、咳嗽初起及麻疹初发均忌服。

山萸肉（山茱萸科）

酸、甘，微温。归肝、肾经。又名枣皮。

酸能固涩，甘温补虚

→入肝肾经 → 补肝肾、固精气 → 固表、固脱、涩肠

※ 温补固涩，药力较强，凡肝肾亏虚或滑脱不禁有寒者用之为宜。

补益肝肾：肝肾亏虚 精气不固
- 肾阳虚 — 配肉桂、附子等，如金匮肾气丸。
- 肾阴虚 — 配知母、黄柏等，如知柏地黄丸。

收敛固脱：冲任带脉不固
- 崩漏经多 — 配黄芪、棕炭等，如固冲汤。
- 带下日久 — 配白术、乌贼骨、山药等。

大汗虚脱—大量单用，或配黄芪、附子等。

体虚欲脱—单用煎汤，或配人参、附子等。

此外，近年治疗放化疗后白细胞下降，证属肝肾亏虚有寒者最宜。

本品内服6～12g，可重用至30g，煎汤，或入丸散。

本品温补固涩，故命门火炽、素有湿热及小便不利者慎服。

莲子肉（睡莲科）、芡实（睡莲科）

莲子肉　甘、涩，平。归脾、肾、心经。补脾养心益肾固涩。

芡实　甘、涩，平。归脾、肾经。补脾益肾固涩祛湿。

相同：(1) 均甘补涩敛，平而不偏。均入脾、肾经，药食兼用。

(2) 补脾止泻：脾虚泄泻—常同用，或配他药，如参苓白术丸中有莲子肉。

(3) 益肾固精
- 肾虚遗精、小便不禁 — 可同用或配山药、益智仁、覆盆子等。
- 脾肾虚带下不止
  - 寒者 — 配苍术、白术、炒山药等。
  - 热者 — 配苍术、黄柏、车前子等。

(4) 内服用量均为6～15g，煎汤，或入丸散。

(5) 因均为甘涩止泻之品，故大便秘结者不宜服。

相异：

莲子肉：(1) 偏于补脾止泻，补力较强，多用于脾虚，素有“脾果”之称。

(2) 兼入心经，又能养心安神、交通心肾，治心虚、心肾不交之失眠、多梦、健忘，常配远志、石菖蒲、炒枣仁、柏子仁等。

芡实：(1) 偏于补肾固精，补力不及莲子肉，多用于肾虚或脾肾两虚证。

(2) 兼祛湿，不燥不腻，不敛邪，最善治脾虚或脾肾两虚兼湿者。

附：石莲子（坠于污泥者） 苦，寒。功能清热除湿，开胃进食。主治噤口痢，常配石菖蒲、黄连、木香等。用法用量同莲子肉。

莲子心（胚芽） 苦，寒，归心经。功能清心除烦。主治热病心烦、神昏谵语，口疮牙痛等。内服1～3g，煎汤或沸水泡。脾胃虚寒者忌服。

莲须（雄蕊） 涩，平。归心、肾经。功能清心固肾，涩精止血。主治肾虚遗尿、尿频、遗精，吐血，衄血，崩漏等，常配他药，如金锁固精丸。内服1～3g，煎汤或入丸散。

荷叶（叶） 苦、涩，平。功能清暑利湿，升阳止血。治暑热烦渴，可配西瓜翠衣、扁豆花、金银花等；治血热出血，常配生侧柏叶、生艾叶、生地黄，如四生丸。近年常用于高脂血症。内服3～10g，煎汤或入丸散。

荷梗（叶柄或花柄） 苦，平。功能理气宽胸。主治夏日暑湿胸闷，可配苏梗、佩兰等。内服3～10g，煎汤。

荷蒂（叶中央近叶柄处） 苦，平。功能清暑祛湿，和胃安胎。主治热毒血痢，湿热泻痢，胎动不安。内服5～10g，煎汤。

莲房（雄蕊） 苦、涩，温。功能化瘀止血。主治出血兼瘀，脱肛。宜炒炭用。内服5～10g，煎汤。

桑螵蛸（螳螂科）、覆盆子（蔷薇科）

桑螵蛸 甘、咸，平。归肾、肝经。固涩补肾助阳。

覆盆子 甘、酸，微温。归肝、肾经。固涩补肝肾助阳明目。

相同：（1）均味甘，入肝肾经，补虚兼收敛，标本兼治，尤善治遗尿尿频。

（2）固精缩尿补肾助阳
- 阳虚不固
  - 遗尿尿频 — 常同用，并配乌药、益智仁、山药等。
  - 遗精滑精 — 可同用，并配沙苑子、菟丝子等。
- 肾虚阳痿宫冷 — 可同用，或再配伍艾叶、淫羊藿等。

（3）内服均为3～10g，煎汤或入丸散。

（4）均助阳固涩，故膀胱湿热者忌服，阴虚火旺者不宜服。

相异：

桑螵蛸：（1）平而偏温，甘补兼敛，主入肾经，兼入肝经，并治肾虚带下过多。

（2）宜入丸散。

覆盆子：（1）甘补酸敛，质润微温，主入肝经，兼入肾经，平补阴阳。

（2）又养肝明目，治肝肾亏虚之目暗不明，可配枸杞子、楮实等。

收敛不补虚（治标）类药

麻黄根（麻黄科）、浮小麦（禾本科）、糯稻根须（禾本科）

麻黄根　甘，平。归肺经。甘平收敛止汗。

浮小麦　甘，凉。归心经。甘凉止汗益气清热。

糯稻根须　甘，平。归心、肝经。甘平止汗生津退热。

相同：均味甘收敛，善止虚汗，治自汗、盗汗，常选用，再配伍他药。

相异：

麻黄根：（1）性平不偏，专入肺经，功专收涩走表而止汗，内服外扑皆可。

（2）内服3～10g，煎汤，或入丸散。外用适量，研粉扑之。

（3）本品专于收敛，故表邪未尽者忌用。

浮小麦：（1）性凉兼清，专入心经，功能除热益气而止汗。

（2）兼除骨蒸，治虚劳发热。

（3）内服15～30g，煎汤，或炒焦研末。

糯稻根须：（1）性平偏凉，入心、肝经，兼退虚热，治潮热盗汗。

（2）生津，治津伤口渴。

（3）驱虫，治丝虫病，量宜大。

（4）内服15～30g，煎汤。

五倍子（漆树科虫瘿）

酸、涩，寒。归肺、大肠、肾经。

酸涩收敛，寒而清泄

→收敛→入肺经→敛肺→止咳→固表止汗

　　→入大肠经→涩肠止泻

　　→入肾经→固精缩尿

　　→止血、敛疮

→清火→清解火毒→火毒解、血循经（→止血、敛疮）

　　→火不伤津→津自足→生津

※ 收敛清火兼生津，凡久咳或滑脱不固有热者即可选用。

※ 功似五味子而性寒，且不具补虚之功。

敛肺止汗：肺虚久咳—可配五味子、罂粟壳等。

自汗盗汗—可单用或入复方，内服外用均可，宜敷脐。

降火生津：内热消渴—可配生地、生葛根、天花粉、天冬等。

涩肠止泻：久泻久痢脱肛—可配五味子、赤石脂、椿白皮等。

固精缩尿：遗精遗尿—可配桑螵蛸、覆盆子、益智仁等。

收敛止血：内外伤出血—内服外用，单用或入复方均可。

解毒消肿（外用）：疮疖肿毒。

收湿敛疮（外用）：湿疮流水。

此外，治子宫脱垂，可单用煎汤，熏洗并坐浴。

本品内服1～6g，宜入丸散剂用。外用适量，煎汤熏洗或研末敷。

本品酸涩收敛，故外感咳嗽、湿热泻痢者忌服。

诃子（使君子科）

苦、酸、涩，平。归肺、大肠经。又名诃黎勒。

苦能泄降，酸涩收敛，生煨用性异

→生用平偏凉 → 入肺经 → 敛肺下气降火 → 止咳逆

└利咽 → 开音

→煨用平偏温 → 入大肠经 → 涩肠下气 → 消胀止泻

生用：敛肺降火、下气利咽
- 肺虚咳喘 — 可配人参、五味子、蛤蚧等。
- 久咳失音 — 可单用含之咽汁，或配桔梗、生甘草等。

煨用：涩肠止泻：久泻久痢（兼腹胀）
- 有寒者最宜 — 可单用，或配罂粟壳、炮姜等。
- 湿热未尽者 — 可配黄连、木香、甘草等。

此外，取其固涩之性，煨用还可用于崩漏、带下、遗精、尿频等。

本品内服3～10g，煎汤或入丸散。用时去核取肉，涩肠止泻宜煨用，清肺开音宜生用。藏青果为未成熟的诃子果实，清肺开音功效更胜于诃子。

本品收涩，故外有表邪、内有湿热积滞者忌服。

乌梅（蔷薇科）、罂粟壳（罂粟科）

乌梅　酸，平。归肝、脾、肺、大肠经。收涩安蛔生津而无毒。

罂粟壳　酸、涩，平。有毒。归肺、大肠、肾经。收涩止痛而有毒。

相同：（1）均酸涩收敛，性平不偏，入肺与大肠经，为敛肺涩肠之要药。

(2) 敛肺止咳，治肺虚久咳，常相须为用，如一服散、小百劳散。亦可单用罂粟壳，蜜炙为末服。今人治虚喘久咳，常将罂粟壳与地龙同用。

(3) 涩肠止泻，治久泻久痢，常相须为用，并加诃子、肉豆蔻等，如固肠丸。

相异：

乌梅：(1) 无毒，又入肝、脾经，生用酸多涩少，炒炭涩多酸少，为收涩安蛔生津之品。

(2) 生用善安蛔，治蛔厥腹痛，常配黄连、花椒等，如乌梅丸。

(3) 生用生津止渴，治津伤口渴，单用水煎服，或配天花粉、麦冬、生葛根等，如玉泉丸；治胃阴被伤之消化不良，可配北沙参、石斛、山楂等。

(4) 炒炭收敛止血，治便血崩漏，单用或配乌贼骨、地榆炭等。

(5) 炒炭外用，治疮疡、胬肉攀睛、烧伤烫伤的瘢痕等。

(6) 内服 10～30g，煎汤或入丸散。外用适量，研末敷。止泻止血宜炒炭，生津安蛔当生用。

(7) 本品酸涩收敛，故表邪未解及实热积滞者不宜服。

罂粟壳：(1) 又名御米壳、米壳。有毒而兼入肾经，为收敛固气止痛之品。

(2) 兼固精止遗，治遗精、遗尿，多入复方。

(3) 善止痛，治心腹、筋骨诸痛、钝痛效佳。通过中枢而镇痛，对胆、肾绞痛所致括约肌痉挛不能单用，因含吗啡之故。

(4) 内服 3～10g，煎汤或入丸散。止咳宜蜜炙，止痛止泻宜醋炙。

(5) 本品酸涩收敛有毒，并易成瘾，故咳嗽与泻痢初起者忌服，不宜大量或久服，胆绞痛患者不宜服。

按：本品属当今法定的特管麻醉有毒中药，过量使用易致中毒。急性中毒有三大特征，即昏睡、瞳孔缩小及呼吸抑制。解救方法：进行人工呼吸，或给氧（不宜给纯氧），使用中枢兴奋剂尼可刹米（可拉明）或吗啡颉颃药纳洛酮。

肉豆蔻（肉豆蔻科）、石榴皮（石榴科）

肉豆蔻　辛，温。归脾、胃、大肠经。辛温燥散敛涩。

石榴皮　酸、涩，温，有小毒。归肝、胃、大肠经。酸涩温毒收敛杀虫。

相同：(1) 均温而涩敛，入胃与大肠经，为温敛之品。

(2) 涩肠止泻，治久泻久痢脱肛，二者均可单用，也可入复方，如以肉豆蔻配诃子、罂粟壳、人参、白术、肉桂同用，即真人养脏汤，可治久痢脱肛。

相异：

肉豆蔻：(1) 又名玉果。既温涩，又辛香燥散，虚寒久泻兼寒湿气滞用之为佳，常配补骨脂，即二神丸；若再配五味子、吴茱萸，即四神丸。

(2) 兼入脾经，善温脾开胃、行气宽中，治中焦寒湿气滞之脘腹胀痛、食少呕吐。

(3) 内服，煎汤 3～10g，入丸散 1～3g。生肉豆蔻有滑泻作用，故温中止泻宜煨用。

(4) 本品温中固涩，过量服用可致中毒，产生昏睡、谵妄，乃至死亡，故湿热泻痢者忌服，不宜超大量服。

石榴皮：(1) 酸涩收敛，又有小毒，又善治阿米巴原虫痢和湿热泻痢，民间常单用，也可入复方。

(2) 善杀虫，内服治虫积腹痛，特别是绦、蛔虫病。

(3) 兼入肝经，炒炭止血、止带，治崩漏（配三七、地榆等）、带下（配苍术、白术等）。

(4) 外用杀虫止痒、收湿敛疮，抗皮肤真菌、病毒，可治顽癣瘙痒、水火烫伤，单用或配他药。

(5) 内服 3～9g，煎汤，或入丸散。外用适量，煎水熏洗，或研末调敷。

(6) 本品所含石榴碱有毒，过量用可导致运动障碍、呼吸麻痹等。故用量不宜过大，泻痢初期者慎服。

赤石脂（硅酸盐类矿物）、禹余粮（斜方晶系褐铁矿石）

赤石脂　甘、酸、涩，温。归大肠、胃经。甘温质重固涩下焦兼敛疮。

禹余粮　甘、涩，平。归胃、大肠经。甘平质重固涩下焦。

相同：(1) 均甘涩收敛，质重下沉，入胃与大肠经，作用偏于下焦，为金石类固涩下焦滑脱之品。

(2) 涩肠止泻，治久泻久痢脱肛，常相须为用，如赤石脂禹余粮汤。

(3) 止血止带 ┬ 便血崩漏 — 可配乌贼骨、乌梅炭、仙鹤草等，
　　　　　　 └ 带下清稀 — 可配白术、山药、乌贼骨、炮姜炭等。

(4) 内服 10～20g，入汤剂应打碎先煎。外用适量，研细末撒或调敷。

相异：

赤石脂：（1）又甘温调中，酸涩收敛，虚寒滑脱不禁无邪者宜用。

（2）煅后外用能收湿敛疮生肌，治湿疮流水、疮疡不敛、金疮出血。

（3）本品质重性温涩敛，故湿热积滞者忌服，孕妇慎服。畏官桂，故不宜与肉桂类药同用。

禹余粮：（1）又性平不偏，滑脱不禁无论寒热皆宜。

（2）专用固涩下焦，不作他用。

（3）本品功专收涩，故实证忌服。

金樱子（蔷薇科）、刺猬皮（刺猬科）

金樱子　酸、涩，平。归肾、膀胱、大肠经。专于固涩下焦。

刺猬皮　苦，平。归胃、大肠、肾经。收敛与化瘀并具。

相同：（1）均性平而无寒热之偏，均入肾与大肠经，均可固涩下焦而无补虚之力。

（2）均善固精缩尿，治遗精滑精、遗尿尿频，可单用，或配他药，如常以金樱子配芡实，即水陆二仙丹。

相异：

金樱子：（1）酸涩固敛，兼入膀胱经，又治崩漏带下，可配乌贼骨、三七等。

（2）兼涩肠止泻，治久泻久痢，可配乌梅、肉豆蔻、莲子肉等。

（3）还治子宫脱垂，可单用100%水煎液，每服40ml，日3次。

（4）内服6～18g，煎汤，熬膏，或制成丸剂。

（5）本品酸涩收敛，故内有实火、湿邪者忌服。

刺猬皮：（1）苦泄降，平不偏，炙炒后又具涩敛之性，为收敛行泄之品。

（2）炒用兼收敛止血，治痔漏便血脱肛，常配地榆、槐角等。

（3）生、炒用均能化瘀止痛，治血瘀气滞之胃脘疼痛，常配炒九香虫，以及柴胡、香附、延胡索等。

（4）内服，煎汤3～10g，散剂一次1～3g。

（5）本品能行血化瘀，故孕妇忌服。

椿皮（苦木科）

苦、涩，寒。归胃、大肠、肝经。又名樗皮、樗白皮、臭椿皮。

寒清苦燥，涩能收敛，入胃大肠肝经

→收敛清燥→清热燥湿涩敛→止带、止泻、止痢

　　　　　→清热凉血收敛→止血

→杀虫→内服→杀肠道寄生虫

　　　→外用→杀灭皮肤与黏膜寄生虫、霉菌→止痒

※ 走气走血，收敛清凉，燥湿杀虫，有收敛而不敛热邪湿邪之长。

※ 生用苦多涩少性寒，长于清燥；炒炭涩多苦少寒性减，长于涩敛。

清热燥湿止带：湿热带下黄臭—宜生用，并配黄芩、黄柏、苍术等。

　　　　　　　寒湿带下清稀—宜炒用，并配乌贼骨、白术、山药等。

涩肠止泻止痢：湿热泻痢脓血—宜生用，并配黄连、黄柏、木香等。

　　　　　　　久泻久痢脱肛—宜炒用，并配煨诃子、乌梅炭、肉豆蔻等。

　　　　　　　痔漏便血不止—宜炒用，并配槐角、地榆、黄芩炭等。

凉血收敛止血：崩漏—宜炒用，并配乌贼骨、槐花、地榆炭等。

　　　　　　　月经过多—宜炒用，并配三七、贯众炭、侧柏炭等。

杀虫—水煎内服—阿米巴原虫痢—生用，并配黄连、白头翁、秦皮等。

　　　　　　　—蛔虫虫积腹痛—生用，并配槟榔、苦楝皮等。

　　—外用兼止痒—疥癣瘙痒—生用，并配土槿皮、花椒、白鲜皮等。

　　　　　　　—外阴湿痒—生用，并配黄柏、苍术、蛇床子、枯矾等。

此外，近年来，治宫颈癌，用生椿根皮煮汤，加麦芽糖外涂患处。

本品内服3～10g，煎汤或入丸散。外用适量，煎水洗浴或煎膏外涂。

本品苦寒，故脾胃虚寒者慎服。

附：香椿皮（楝科）　苦、涩，凉，归胃、大肠、肝经。功效主治与臭椿皮相似，但偏走血分，长于凉血收敛止血。用量用法及禁忌也均同臭椿皮。

乌贼骨（乌贼科）

咸、涩，微温。归肝、肾经。又名海螵蛸。

质燥涩敛，咸能走血，微温和血

→入肝肾经→收敛燥湿制酸→内服→止血、止带、止痛

　　　　　　　　　　　　→外用→收湿敛疮、生肌止血

※ 善收敛燥湿制酸，为治妇科崩漏带下与内科胃痛吐酸之良药。

内服：

收敛止血：崩漏经多—可配山萸肉、棕榈炭、生黄芪等，如固冲汤。

吐血衄血—可配三七、槐花、白茅根等。

燥湿止带：白带过多—可配白术、茯苓、莲子、芡实等。

制酸止痛：胃痛吐酸—可配白及、川贝母、陈皮、炒枳壳等。

外用：

收湿敛疮：湿疹湿疮—可配青黛、黄柏、蛇床子、地肤子等。

生肌止血：金疮出血—可配三七粉、白及粉、血竭等。

本品内服，煎汤6～12g，研末每次1～3g。外用适量，研细末敷。

本品温燥，能伤阴助热，故阴虚内热者忌服，大便燥结者慎服。其与桑螵蛸名称相似，虽同为收涩药，但性效相差较大，当予以区别。

第十九章
涌　吐　药

一、含义

凡以促使呕吐为主要功效的药物，称为涌吐药，又称催吐药。

吐法，为中医传统的一大治法，今之临床仍用，此即《内经》所云的“其高者因而越之”、“在上者涌之”。

二、药性特点、功效与主治病证

1. 药性特点　味多苦，性多寒，均有毒或大毒，涌吐力强。

2. 功效与主治病证

涌吐
- 吐毒物→误食毒物时短,停留于胃尚未被吸收。
- 吐宿食→暴饮暴食,宿食不化,胃脘胀痛。
- 吐痰涎
  - →痰涎壅塞→咽喉梗阻、呼吸困难。
  - →痰浊上泛蒙蔽清窍→癫、狂、痫。

部分药物兼能截疟、除湿热、攻毒、退黄、杀虫等，兼治疟疾、湿热黄疸、疥癣等。

此外，通过涌吐能反射性地调节人体的神经及消化道的功能，可治怪病与疑难病证。

三、使用注意

1. 大多峻烈有毒，每使人呕吐不止或昏厥，故应掌握防止中毒及解救方法，以防中毒及产生不良后果。

2. 易伤胃气，脾胃虚弱者不宜服，孕妇、素患血证、高血压患者忌服。

3. 多用散剂，便于直接发挥药效。

4. 吐后不能马上进食，待胃肠功能恢复正常后再进食。

四、解救方法

古人曾用口服冰水或新汲井水等方法解救。

瓜蒂（葫芦科）

苦，寒。有毒。归胃经。又名苦丁香。

苦泄寒清，毒烈上涌，专入胃经 → 入口 → 涌吐宿食痰涎

└→入鼻 → 引去阳明经湿热 → 退黄

※ 为涌吐专药，药力颇强。

※ 所含葫芦素 B、E 有降酶、保肝作用。所含喷瓜素能刺激胃感觉神经，反射性地兴奋神经中枢，从而达到调节神经功能之目的。

内服：涌吐：痰热壅滞——郁于胸中、蒙蔽清窍之癫狂、痫；郁于肺脏、气机受阻之喉痹喘息；内扰神明、神志失调之烦躁不眠——均可单用。

宿食停滞—单用。

嗃鼻：引去湿热退黄：湿热黄疸—研末嗃(嗅）鼻，至黄水流出。

本品内服，煎汤 2～5g，入丸散 0.3～1g。服后含咽砂糖可助涌吐。外用小量，研末吹鼻，待鼻中流出黄水即停药。

本品作用强烈，易损伤正气，故孕妇、体虚、失血及上部无实邪者忌服。若呕吐不止，可取麝香 0.01～0.015g，开水冲服。

藜芦（百合科）

辛、苦，寒。有大毒。归肺经。

辛散苦泄，寒清毒烈

└→入肺经─┬→内服 → 上行涌泄 → 涌吐风痰或痰涎兼杀虫力强
　　　　　└→外用 → 毒杀皮肤、黏膜寄生虫、癣菌

※ 涌泄杀虫之品，毒大而作用强烈。

内服：涌吐：中风痰壅—可单用，或配天南星等。

喉痹不通—可单用，或配瓜蒂、防风等。

癫痫痰盛—可配郁金等。

外用：杀虫：疥癣瘙痒—单用研末调涂。

虱虮臭虫—单用研末干掺。

此外，还可用于杀灭孑孓及蝇蛆。

本品内服 0.03～0.06g，入丸散。外用适量，研末油调涂或干掺。

本品毒性峻烈，故体弱、失血患者及孕妇忌服。又反细辛、赤芍、白

芍、人参、丹参、南沙参、苦参、玄参、酒，忌同用。

又，陕西某实验者，曾一次试服约 70mg，即出现口角发麻，咀嚼困难，当即服三根葱白以解其毒性，症状未见减轻，反而剧烈呕吐、腹泻、胸闷，直到昏倒。某中医学院两名中药专业人员为验证藜芦毒性，各用白酒送服自采鲜藜芦须根一条，约寸许（干重不足 30mg），半小时左右即出现明显的血压下降和呼吸抑制，血压 80/40mmHg，呼吸每分钟 9 次，但无呕吐现象。2 小时后，血压和呼吸逐渐恢复正常。故内服要慎之又慎。

常山（虎耳草科）

苦、辛，寒。有毒。归肺、心、肝经。又名鸡骨常山。

苦泄寒清，辛能开宣，毒烈上涌

→入肺心经 → 上行引吐胸中痰水 → 涌吐

→入肝经 → 行胁下痰水、抗疟原虫 → 截疟

※ 无痰不成疟，善开痰结兼清热，故为治疟疾之良药。

※ 主含常山全碱，而常山全碱的抗疟效价是奎宁的 26 倍。

涌吐：胸中痰饮积聚—常配甘草（2∶1）水煎服，或再加蜂蜜适量。

截疟：新久疟疾—常配槟榔、柴胡等，如截疟七宝饮、常山饮。

此外，抗心律不齐（常山碱），用于早搏或室性心动过速。

本品内服 5～9g，煎汤或入丸散。涌吐宜生用，截疟宜酒炒用。用于疟疾时，应在疟发前 2～4 小时服。

本品作用强烈，易伤正气，故用量不宜过大，孕妇及体虚者慎服。

附：蜀漆（常山的嫩枝叶） 性味、归经、功效、主治病证与常山同，而涌吐、截疟之功胜于常山。用量 3～6g。禁忌同常山。

胆矾（含水硫酸铜）

酸、辛，寒。有毒。归肝、胆、脾经。又名蓝矾、石胆。

辛宣开泄，酸敛寒清，质燥毒烈

→内服 →入肝胆脾经→ 涌吐风热痰涎与胃中毒物

→燥湿或兼补血

→外用 → 解毒收湿、蚀疮去腐

内服：涌吐：中风痰壅—单用，温醋汤调服。

痰热癫狂—单用，温水调服。

喉痹喉风—可配僵蚕共为末，吹入喉中，如严氏二圣散。

服毒不久—单用，温水调服。

兼补血：黄胖病（贫血）※—配大枣、黄蜡为丸服，如紫金圆。

※ 黄胖病，习称幸福病，即贫血导致的虚浮黄肿，或由感染钩虫所致。早在公元 12 世纪中期，宋人许叔微《普济本事方》紫金圆，即以胆矾（$CuSO_4 \cdot 5H_2O$）配大枣等为丸服，治该病取效。现代研究发现，胆矾所含的铜离子对造血有特异作用，它能催化铁离子进入原卟啉，而原卟啉又是血红蛋白形成的必要激活剂。同时又发现，当机体缺乏铜元素时，红细胞的寿命会缩短，骨髓造血基地也会缩小，因而发生或加重贫血。此研究成果表明，许氏用胆矾治黄胖贫血十分科学。据此似可认为，胆矾或能补血。若再与皂矾（$FeSO_4 \cdot 7H_2O$）同用，岂不更好?

外用：收湿解毒：风眼赤烂—单用，千倍凉白开溶解，洗目。

口疮牙疳—可配黄连、玄明粉等。

蚀疮去腐：痔疮肿痛—单用火煅研末，蜜水调敷。

疮毒肿硬不破或恶肉不脱—单用研末外敷。

胬肉疼痛—单用研末外敷。

本品内服 0.1～0.3g，水化服。外用适量，研细撒或调敷，或水化洗。洗目宜千倍稀释。

本品涌吐有毒，故不可过量服，体虚者忌服。

第二十章 杀虫燥湿止痒药

一、含义

凡以攻毒杀虫、燥湿止痒为主要功效的药物，称为杀虫燥湿止痒药。

二、药性特点、功效与主治病证

1. 药性特点　大多有毒，或寒或温。以外用为主，兼可内服。

2. 功效　主能攻毒杀虫、燥湿止痒等。

部分药物兼能截疟、壮阳等。

3. 主治病证　主治疥癣、湿疹、痈肿疮毒、麻风、梅毒及毒蛇咬伤等。

部分药物兼治疟疾、肾阳虚弱等。

三、使用注意

1. 毒性剧烈者，外用时尤当慎重，既不能过量，也不能大面积涂敷，还不宜在头面及五官使用，以防吸收中毒；还应严格遵守炮制、控制剂量、使用方法与宜忌，以避免因局部过强刺激而引起严重反应。

2. 可内服的有毒之品，更应严格遵守炮制、控制剂量、注意使用方法与宜忌，并宜制成丸剂，以缓解其毒性；同时，还应避免持续服用，以防蓄积中毒。

硫黄（自然元素类矿物硫族自然硫）

酸，温。有毒。归肾、大肠经。

<u>酸涩温助有毒</u>

→入肾与大肠经→外用 → 杀虫 → 止痒

　　　　　　　　→内服或外用 → 补火、通便

※ 善杀虫止痒，为治疥疮癣痒之要药。

外用：杀虫止痒：疥癣瘙痒—单用研细末或配雄黄等—创面干燥凡士林调涂。
—创面湿烂即干掺。

皮肤湿疹—可配枯矾、雄黄等，研末调敷或干掺。

机制：S → 接触皮肤 → 二硫化氢 → 软化皮肤表皮细胞 → 止痒
接触皮肤 → 五硫黄酸 → 并杀灭霉菌疥虫等 → 止痒

内服：补火助阳：肾阳衰微下元虚冷
—畏寒倦怠肢冷 — 可与猪大肠合用。
—肾虚喘息 — 可配沉香、补骨脂等，如黑锡丹。
—阳痿腰痛 — 可配鹿茸、补骨脂等。
—遗尿尿频 — 可单用，内服或外敷肚脐。
—五更泻 — 可单用或入复方，也可敷肚脐。

通利大便：虚冷便秘—常配半夏，即半硫丸。也可配肉苁蓉等。

机制：硫，入胃不变化。入肠，在碱性环境与大肠杆菌特别是脂肪分解酶的作用下易生成 HS_2（二硫化氢）等硫化物（肠内容物中脂肪性物质较多时生成的就多）。大量 HS_2 等硫化物能刺激肠黏膜，增强肠蠕动，遂致泻下。

本品外用适量，研末撒或调敷，或烧烟熏。内服 1～3g，炮制后入丸散。内服宜与豆腐同煮，以减其毒，即制硫黄。

本品温燥有毒，故孕妇及阴虚火旺者忌服。

雄黄（硫化物类矿物雄黄族雄黄）

辛、苦，温。有毒。归肝、胃、肺经。又名雄精、苏尖、刁黄。

辛散苦燥，温毒峻烈
→入肝胃经 → 解疮毒、蛇虫毒 → 消疮肿
　　　　　→ 燥湿杀虫 → 止痒、辟疫
→入肝经 → 祛痰截疟 → 疗疟疾寒热
→入肺经 → 劫痰平喘 → 治喘哮

※ 既解毒又燥湿，凡疮肿无论初起未脓，还是溃后创面湿烂奇痒均宜。

解毒：痈疽肿毒
—单用，干者油调敷，湿者干掺。
—常配枯矾外敷，如二味拔毒散。
—或入复方内服，如六神丸、醒消丸、平安散等。

蛇虫咬伤—内服外用均可，如配五灵脂为末酒调敷并服。

带状疱疹—单用为末，75%酒精调敷患处。

燥湿杀虫：疥癣瘙痒—配枯矾、硫黄等研末，湿者干掺，干者油调敷。

虫积腹痛
- 蛔虫证 — 可配牵牛子、大黄等。
- 钩虫证 — 可配苦楝皮、槟榔等。
- 蛲虫证 — 单用香油调涂肛门，日数次。
- 血吸虫病 — 可配芦荟、槟榔、雷丸等。
- 脑囊虫病 — 常配干漆、雷丸、穿山甲各等份。

截疟：疟疾寒热—可配六一散，如验方金玉散。

劫痰平喘：哮喘—取 500g＋白糊精→1000 丸，成人每次 1 丸，日 3 次。

此外，常与艾叶等制成雷火神针，用于药物灸。与大黄、白芷、苍术、檀香等同用，做香囊可辟疫疠邪气。与苍术、艾叶、白芷等燃烟，可用于空气消毒（$2As_2S_2+7O_2=2As_2O_3+4SO_2\uparrow$）。

本品外用适量，研末撒或调敷，或烧烟熏。内服 0.05～0.1g，入丸散，不入汤剂。

本品有毒，故外用不可大面积或长期涂敷，头面部不宜涂敷，体虚者慎服，孕妇忌服，不能过量或长期服用。主含二硫化二砷（As_2S_2），煅后生成三氧化二砷（As_2O_3），使其毒性剧增，故入药忌火煅。易溶于乙醇，故内服不可浸酒。要注意选择药材，赤如鸡冠，明彻不臭，质地松脆，无石性者为佳，另有雌黄因杂质较多而极少应用。中毒后，轻症用绿豆汤解毒，重症者立即送医院进行抢救。

白矾（硫酸盐类矿物明矾石的加工品）

酸、涩，寒。归肺、大肠、肝经。又名明矾，煅后名枯矾。

<u>酸涩收敛，寒清质燥</u>
- →入肺大肠肝经
  - →外用 → 解毒杀虫、燥湿止痒
  - →内服 → 止泻止血、清热消痰、祛湿热
- →皮下注射 → 消痔收脱

※ 主含含水硫酸铝钾［$KAl(SO_4)_2\cdot 12H_2O$］，煅后燥湿收敛性更强。

外用：解毒杀虫 燥湿止痒
- 痈疮肿毒 — 常配雄黄或铅丹，如二味拔毒散、二仙散。
- 疥癣瘙痒 — 可配雄黄、硫黄、蛇床子、地肤子等。
- 湿疹瘙痒 — 可配硫黄、炉甘石、苦参、白鲜皮等。
- 中耳流脓 — 可配黄柏、冰片、煅石膏等。
- 口舌生疮 — 可配细辛、黄连、黄柏、人中白等。
- 目赤翳障 — 可配硼砂、炉甘石、冰片等。
- 水火烫伤 — 可配大黄、地榆等。
- 蚊虫咬伤，肿痒不止 — 可单用沾水涂擦患处。

注射：消痔收脱：痔疮—制成消痔灵注射液。硬化血管致缺血坏死脱落。
（皮下） 脱肛、子宫脱垂—用消痔灵注射液。
狐臭、血管瘤—用消痔灵注射液。

内服：止血止泻：多种出血
- 肺痨咳血 — 常配孩儿茶，既止血又抗痨。
- 胃出血 — 常配乌贼骨、延胡索等。
- 其他出血 — 可配五倍子等。

泻痢不止
- 初起 — 可用熟鸡蛋沾白矾粉 3g 吃。
- 久痢 — 可配五倍子、诃子、五味子，如玉关丸。

清热消痰：痰热痫癫发狂
- 癫或痫热不明显 — 可单用为末服。
- 癫或痫热明显 — 常配郁金，如白金丸。
- 若发狂 — 配冰糖各 120g 化水服，令吐泻。

中风痰盛牙关紧闭—可配皂角，以增催吐，如稀涎散。
痰壅喉闭—可配半夏、皂角、甘草、姜汁，如稀涎千缗汤。
痰热咳嗽—可配黄芩、浙贝母、竹沥等。

此外，还能清肝胆湿热而退黄疸，用治肝炎、肝硬化、阻塞性黄疸属肝胆湿热（湿热黄疸）者，单用制成胶囊或糖浆，或以枣肉为丸服。

本品外用适量，研末撒，或调敷，或化水洗患处。内服 0.6～1.5g，入丸散。

本品酸寒收敛性强，故体虚胃弱及无湿热痰火者忌服。严重高血压及肾病患者不宜服，过量服用可引起口腔喉头烧伤、呕吐、腹泻，乃至虚脱等，故不宜用过量或久服。服过量中毒，可用牛奶洗胃或服镁盐（$MgSO_4$）抗酸剂等对症疗法。

皂矾（硫酸盐类矿物水绿矾）

酸，凉。归肝、脾经。又名青矾、黑矾、绿矾，炒后名绛矾、矾红。

酸凉质燥 → 入肝脾经 ─┬→ 解毒、燥湿、杀虫
　　　　　　　　　　　└→ 兼补血

※ 本品主含硫酸亚铁（$FeSO_4 \cdot 7H_2O$），口服生成三价铁离子，治缺铁性贫血可与含二价铜离子的胆矾同用。这是因为，没有三价铁离子骨髓造血就是一句空话，而没有二价铜离子的催化作用，三价铁离子就不能进入原卟啉，而原卟啉又是血红蛋白形成的必要激活剂，血红蛋白生成无望。

※ 外用能使蛋白质沉淀，其稀薄液有收敛作用，浓厚者则产生刺激。

解毒燥湿杀虫补血
- 疮肿 — 可配雄黄、硼砂等，外用。
- 疥癣 — 可配硫黄、花椒、冰片等，外用
- 缺铁性贫血 — 可单用，或配胆矾（微量）等。
- 钩虫病黄肿贫血 — 可配苍术、厚朴、大枣、胆矾等为丸服。

本品外用适量，研末撒，或调敷，或为溶液涂洗。内服多煅用，入丸散不入汤剂，每次 0.3～0.6g，日 2～3 次。

本品内服易引起呕吐、腹痛、泄泻、头晕等不良反应，故孕妇、胃病患者及 3 个月内有呕血史者不宜服。又为低价铁盐，遇鞣质易生成不溶于水的鞣酸铁，失去疗效，故在服用本品或含本品的中成药期间，忌饮茶水及服含茶的饮品，忌服含鞣质的五倍子等中药煎剂，以及内含这类中药的成药。

大风子（大风子科）

辛，热。有大毒。归脾、肝、肾经。也可取仁榨油用，名大风子油。

辛热燥散，毒大峻烈
└→ 入脾肝经 → 祛风燥湿、攻毒杀虫

※ 善祛风燥湿攻毒杀虫，为治麻风梅毒之专药，瘤型麻风最宜。

祛风燥湿攻毒杀虫
- 麻风 — 常配苦参为末外敷，或防风、露蜂房等为丸服。
- 梅毒 — 常配轻粉各等份为末外敷。
- 疥癣 — 可配硫黄、雄黄、枯矾等为末外用。
- 风疹（少用）— 可配大蒜捣烂外敷。

本品外用适量，捣敷或煅存性研末敷，或制成散、膏剂外敷。内服，一次量 0.3～1g，多入丸散。生用作用较强，但刺激性大；炒炭存性外用或制成大风子霜内服，可减轻毒副反应，但其作用亦相应缓慢。

大风子油：外用适量，涂擦。内服适量，和药为丸。

本品辛热燥烈，故多作外用，内服宜慎。内服易致恶心、呕吐及胸腹疼

痛，甚则出现溶血，损伤肝肾，产生蛋白尿、管型等，必须做内服剂用时，当稀释于复方中，且不能过量或持续服，阴虚血热、胃肠炎及目疾患者忌服。

木槿皮（锦葵科）

甘、苦，凉。归肝、脾、大肠经。又名川槿皮。

甘淡渗利，苦凉清泄

→入肝脾大肠经→外用→清热解毒、杀虫→止痒、止血

→内服→清热解毒、利湿→止带、止泻、止血

※ 治癣疮要药，外用内服皆可。

杀虫止痒 清热解毒 利湿止血

- 外用
  - 疥癣瘙痒—单用或配地肤子、蛇床子等。
  - 痔疮脱肛—单用煎汤熏洗。
  - 外伤出血—单用或配他药，研末外敷。
- 内服
  - 湿热泻痢—可配黄芩、黄连、木香等。
  - 赤白带下—可配车前子、苍术、芡实、黄柏等。
  - 肠风下血—单用或入复方。

本品外用适量，酒浸搽擦，或煎水熏洗。内服 3～10g，煎汤。

本品性凉，故无湿热者不宜服。

土荆皮（松科）

辛、苦，温。有毒。归肺、脾经。又名土槿皮。

辛散苦燥，温而有毒

→入肺脾经→燥湿、祛风、杀虫→止痒

燥湿祛风 杀虫止痒

- 手足癣—配制成复方土槿皮酊外涂（溃烂处不宜用）。
- 体癣头癣—单用或配他药，研末醋调敷。
- 鹅掌风—可配花椒、明矾、大蒜、醋等。

本品外用适量，醋或酒浸涂擦，或研细粉以醋调敷。

本品有毒，故一般不作内服。

樟脑（樟科）

辛，热。芳香。有毒。归心、脾经。木屑蒸馏而得，又名樟冰、台脑、

潮脑。

辛散香窜，燥热有毒
└→入心脾经┬→外用→温散、除湿、辟秽、杀虫→止痒、止痛
　　　　　└→内服→开窍、辟秽→醒神

※ 辛香性热走窜之品，作用强烈，外用内服皆可。

※ 能兴奋中枢神经、强心、升血压、祛痰、祛风、局部麻醉、镇痛、止痒。

除湿杀虫┬癣疮瘙痒—可配硫黄、雄黄、花椒等，研末外敷。
温散止痛├冻疮肿痛—取樟脑3g，溶入30g酒中，搽冻疮处。
　　　　└跌打伤肿—用上方即可。

开窍辟秽┬痧胀腹痛—可单用溶入高粱酒中，也可入复方。
醒　　神└寒闭神昏—可配麝香、苏合香等。

本品外用适量，研末撒或调敷。内服0.1～0.2g，入散剂或用酒溶化。

本品辛热芳香，温燥有毒，故内服宜慎，不宜过量，孕妇、气虚阴亏及内有热者忌服。又易燃，故忌火煅。切勿与冰片相混。

松香（松科马尾松等油树脂经蒸馏除去挥发油后的遗留物）

苦、辛，温。芳香。归肝、脾、肺经。

辛香走散，苦燥温通
└→入肝脾肺经┬→外用→燥湿杀虫、拔毒生肌
　　　　　　└→内服→祛风散寒→止痛

※ 为温燥杀虫拔毒生肌之品，多外用少内服。

外用：温燥杀虫┬疥癣—可配雄黄、轻粉、硫黄等。
　　　拔毒生肌├湿疮—可配枯矾、炉甘石、煅石膏等。
　　　　　　　└疮痈┬已脓未溃—可配蓖麻子、轻粉等，如千锤膏。
　　　　　　　　　　└脓尽收口—可配黄蜡、麻油为膏外敷。

内服：祛风止痛：风湿痹痛—单用适量，浸酒，7日后服。

此外，配白矾、枯矾为末外用，可治外伤出血。

本品外用适量，研末敷。内服每次0.5～1g，入丸散或浸酒。

本品辛温香燥易燃，故内热有火者忌服，忌见火与火煅。

第二十一章 攻毒消肿敛疮药

一、含义

凡以攻毒化腐、消肿敛疮为主要功效的药物，称为攻毒消肿敛疮药。

二、药性特点、功效与主治病证

1. 药性特点　大多有毒，或寒或温。以外用为主，兼可内服。

2. 功效　主能攻毒或拔毒化腐、消肿蚀疮或敛疮等。

部分药物兼能止痛、开窍、破血等。

3. 主治病证　主治痈疽疮疖肿痛或脓成不溃、腐肉不尽或久溃不敛等证。

部分药物兼治各种疼痛、痧胀吐泻昏厥、经闭、癥瘕、痹痛拘挛等。

三、使用注意

1. 本类药有毒者居多，其中毒性剧烈者，外用时尤当慎重，既不能过量，也不能大面积涂敷，还不宜在头面及五官使用，以防吸收中毒；同时，还应严格遵守炮制、控制剂量、使用方法与宜忌，以避免因局部过强刺激而引起严重反应。

2. 可内服的有毒之品，更应严格遵守炮制、控制剂量、注意使用方法与宜忌，并宜制成丸剂，以缓解其毒性；同时，还应避免持续服用，以防蓄积中毒。

砒石（天然含砷矿物砷华等矿石）

辛，大热。有大毒。归肺、肝经。又名信石、红信石、白信石、人言（拆信字）。

辛热燥烈，毒剧力猛

→外用→攻毒、蚀疮、去腐→疗恶疮腐肉与癌肿
　　　→杀虫→疗疥癣
→内服→劫痰→入肺经→平喘
　　　　　　→入肝经→杀疟原虫→截疟

※ 本品能腐蚀机体、抗肿瘤，杀灭疟原虫、阿米巴原虫及其他微生物。长期吸收少量，可使同化作用加强，促进蛋白合成，脂肪组织增厚，皮肤营养改善，加速骨骼生长，活跃骨髓造血功能，促使红细胞和血红蛋白新生。

※ 本品主含三氧化二砷（As_2O_3），易溶于水，大量误服后，生成离子砷，其中三价离子砷等有原浆毒作用，口服 5～50mg 即可中毒，致死量为 60～200mg。

外用：攻毒蚀疮去腐：疮疡腐肉不脱—单用。
瘰疬痰核—单用，针破塞之。也可内服。
痔核瘘管—多入复方，如枯痔钉、枯痔散。
癌肿—单用或入复方，多外用。
走马牙疳（坏死性龈口炎）—可配人中白、冰片等。
兼杀虫：疥癣瘙痒—可配硫黄等，干者油调敷，湿者干掺。

内服：劫痰平喘截疟：寒痰喘哮—单用，豆面为丸，如《本事方》紫金丹。
疟疾寒热—单用为丸服，或置膏药中心贴大椎穴。

此外，治复发难治性急性早幼粒细胞白血病、结核病、阿米巴痢等。

本品外用适量，研末撒，调敷，或入药膏、药捻、药饼中用。内服，每次 0.002～0.004g，入丸散，不入汤剂。

本品有大毒，故外用不宜过量或长时间大面积涂敷，疮疡腐肉已净者忌用，头面及疮疡见血者忌用；内服不能浸酒，不可超量或持续使用；孕妇忌服。中毒后可用二硫基丙醇（BAL）解。

轻粉（水银、明矾、食盐等经升华法制成的氯化亚汞）

辛，寒。有毒。归肺、大肠经。又名水银粉、腻粉。

辛寒燥烈，毒大力强

→入肺与大肠经→外用→攻毒杀虫、收湿敛疮

→内服→攻毒杀虫、利水通便

※ 本品能抗菌、泻下、利尿，直接撒于受损皮肤可产生明显的组织变性坏死。

※ 大量口服本品可致中毒。汞是一种原浆毒，汞离子与各器官的组织蛋白结合生成汞蛋白，从而使细胞发生各种营养不良性改变，甚至坏死。汞离子在体内能抑制许多酶的活性，引起中枢神经和自主神经功能紊乱。汞以肾脏为主要排泄器官，约占汞全部吸收量的75%。由肾脏排泄时，抑制实质细胞巯基酶系统的活动，故急性中毒者可见肾肿大，皮质增厚，肾小管上皮肿大坏死等。

攻毒杀虫：梅毒—外用—单用研末干掺或调涂。

—内服—可配大风子、土茯苓、苦参等。

收湿敛疮：疮疡兼热者—可配煅石膏、枯矾、黄连粉等。

疥癣—可用10%轻粉软膏外涂，或配硫黄等研粉调涂。

利水通便：大腹水肿、二便不利—可配牵牛子等，如舟车丸。

本品外用适量，研末调敷或干掺。内服，每次0.06～0.15g，1日不超过2次，入丸散或装胶囊服。

本品有毒，外用不可大面积或长久涂敷；内服宜慎，不可过量或久服，孕妇及肝肾功能不全特别是肾衰性水肿者忌服；服后要及时漱口，以免口腔糜烂；皮肤过敏者忌用。与水共煮，易析出水银，使毒性增强，故禁入煎剂。

升药（由水银、火硝、明矾或由水银与硝酸炼制而成的红色粗制氧化汞）

辛，热。有大毒。归肺、脾经。又名灵药、三仙丹。

辛热燥烈，毒大力猛

→入肺脾经→外用→拔毒去腐

→内服（一般不作内服）→攻毒

※ 具有抗菌、促进创口愈合、防腐、止痒等作用。氧化汞的致死量为1～1.5g。

外用：拔毒去腐┬痈疽溃后，脓出不畅┐常配煅石膏制成丹药，
　　　　　　　└腐肉不去，新肉不生┘配比不同，效用有别：

升药∶煅石膏（9∶1）—九转丹，拔毒力最强，深部脓肿重症，药捻用。

升药∶煅石膏（5∶5）—五五丹，拔毒力次强，又名化腐丹，腐肉多用。

升药∶煅石膏（2∶8）—八二丹，拔毒力弱，纸捻拔毒常用，脓尽即止。

升药∶煅石膏（1∶9）—九一丹，拔毒力最弱，轻症撒敷用，脓尽即止。

若见疮口坚硬、肉黯紫黑或有脓不尽，也可单用为极细末，取少许干掺。

内服：攻毒：梅毒┬内服三仙丹合剂（含升药等）、清血搜毒丸等。
　　　　　　　　└漱口用漱口灵（土茯苓、金银花、青黛、薄荷、冰片）。

本品外用微量，研为极细末，干掺或调敷，或以药捻蘸药粉用。

本品有大毒，故一般不作内服，孕妇及体弱者忌服。其拔毒去腐力强，故外用时，一般不用纯品，多与煅石膏研末同用。撒在疮面以似有似无为佳，腐肉已去或脓水已净者，不宜投用。升药制好之后，应放置一段时间，去火毒。

铅丹（纯铅经加工炼制而成的四氧化三铅）

辛、微涩，微寒。有毒。归心、肝经。又名黄丹、广丹、血丹、东丹、漳丹。

<u>辛散涩敛，微寒能清，质重镇坠，有毒力强</u>
└→入心肝经┬→外用→拔毒止痒、敛疮生肌
　　　　　└→内服→坠痰镇惊、攻毒截疟

※ 多外用，少内服；既入丸散，又入膏药。

外用：拔毒止痒　—痈疽疮疡　—初起未脓可消 — 可配黄明胶熔合，外涂能消。
敛疮生肌　　黄水疮　　—已脓未溃 — 用上方，敷之能消肿止痛。
—溃后脓水多 — 常配煅石膏，如桃花散。
—脓净生肌收口 — 可配乳香等，如八宝生肌散。
—疥癣瘙痒 — 可配硫黄、雄黄、轻粉等。
—皮肤湿疹 — 可配枯矾、苦参等。

内服：坠痰镇惊：惊痫癫狂—可配柴胡、龙骨、牡蛎等，如柴胡龙牡汤。

攻毒截疟：疟疾寒热—可配常山或大蒜等。

此外，本品经植物油炸熬（火麻油）合成膏药（油酸铅）后，具有胶黏性，可紧密附着于皮肤，临床常以此做黑膏药的基础剂，随证配入其他解毒、活血、止痛、生肌之品，制成用途不同的膏药，用治多种疾病。

本品外用适量，研末撒、调敷，或熬膏贴敷。内服每次0.3～0.6g，入丸散或研末冲服。

本品微寒有毒，故内服宜慎，不可过量或持续内服，孕妇及寒性吐逆者忌服；外用不能大面积或长期涂敷。急慢性中毒者要及时救治。

附：密陀僧（铅或方铅矿加工而成的粗制氧化铅）　又名没多僧、蜜陀僧。咸、辛，平。有毒。归肝、脾经。外用能攻毒杀虫，收敛防腐；内服能坠痰镇惊，截疟，止痢。主治疮疡脓多，湿疹流水，狐臭，汗斑，酒渣鼻，惊痫，疟疾，泻痢等。外用适量，研末掺撒或调涂。内服入丸散，每日0.3～1g。本品宜作外用，不宜内服。若内服不可过量或久服，以免引致铅中毒。

炉甘石（碳酸盐类矿物方解石族菱锌矿石）

甘，平。归肝、脾经。又名甘石。

甘能解毒，平和涩敛

→入肝脾经→解毒明目退翳
→收湿、生肌 → 止痒、敛疮

※ 为疮疡目疾之要药，疮面湿烂瘙痒及目赤烂弦、流泪用之为宜。

※ 本品主含碳酸锌（$ZnCO_3$），煅后主含氧化锌，能防腐、收敛、保护炎症皮肤或黏膜的创面等。

解毒明目退翳 收湿止痒敛疮
- 目赤翳障 — 可配玄明粉等点眼。
- 眼缘赤烂 — 可配冰片、硇砂、麝香等。
- 胬肉攀睛 — 可配乌梅炭等。
- 疮疡不敛脓水淋漓 — 单用或入复方，如八宝生肌散。
- 湿疹瘙痒 — 单用，或配枯矾等。
- 皮肤湿痒 — 单用，或配甘油等，如炉甘石洗剂。

本品外用适量，研末撒或调敷，点眼水飞。多作外用，火煅醋淬或三黄水（黄连、大黄、黄柏）淬入药。内服罕见。

硼砂（天然硼酸盐类硼砂族矿物硼砂经提炼精制而成）

甘、咸，凉。归肺、胃经。又名月石。

甘能解毒，咸能软坚，凉可清热

→入肺胃经→外用→清热解毒、防腐消肿

→内服→清肺化痰→止咳

※ 善清热解毒、防腐消肿，且无毒而平和，为眼、口腔、外科之良药。

清热解毒 防腐消肿
- 痈肿疮毒 — 单用水溶冲洗，或入复方，如平安散。
- 咽喉肿痛 — 常配朱砂、冰片、玄明粉，如冰硼散。
- 口舌生疮 — 如上述冰硼散。
- 鹅口疮 — 可配雄黄、甘草、冰片，如四宝丹。
- 目赤翳障 — 可配炉甘石、玄明粉、荸荠粉等。

清热化痰：痰热咳嗽—可配黄芩、浙贝母、桑白皮等。

此外，近年治霉菌性阴道炎，以硼砂 97g、冰片 3g，温开水溶，坐浴。

本品外用适量，研极细末，干撒或调涂；或沸水溶解，待温，冲洗创面。内服 1～3g，入丸散。

本品多作外用，内服宜慎。

毛茛（毛茛科）

辛，温。有毒。又名老虎脚迹草。

辛散燥烈，毒大温灼→攻毒、杀虫、截疟

→引赤发疱→止痛、定喘

※ 多外用，少内服，为天灸常用药。

发疱止痛：风湿痹痛、头痛、外伤痛、胃脘痛、牙痛。

攻毒截疟：疮毒、瘰疬、疟疾、黄疸。

定喘杀虫：喘咳、癣癞，杀灭蝇蛆、孑孓等。

本品外用适量，鲜品捣敷，煎水洗，或晒干研末调敷。直接敷患处，或按特定部位、辨证循经取穴敷。贴灸穴位时，在贴药前须垫衬铜钱或带孔胶布（孔眼对准穴位），以保护正常皮肤。发疱后，小者不必刺破，大者刺破放水。刺破时又当注意无菌操作，或涂以龙胆紫等。

本品有毒，一般只作外用。外用能刺激皮肤，故不宜久敷，有皮肤过敏史者慎用，孕妇、小儿及体弱者不宜用。敷于面部时，一般以不起疱为原则，用时宜慎。

大蒜（百合科）

辛、甘，温。归脾、胃、肺、大肠经。

<u>生辛熟甘，辛温行散，甘能补虚</u>

└→入脾胃肺大肠经─┬→生用主行散 → 温中行滞、解毒杀虫消肿
　　　　　　　　　└→熟用专温补 → 温中补脾 → 健体

※ 药食兼用，生用味多辛，温散解毒杀虫消肿；熟用味甘温补健体解馋。

※ 具有抗菌、抗原虫、降血脂、抗动脉粥样硬化、降血压、增强免疫功能、抗炎、降血糖及改善慢性铅中毒症状等作用。

解毒消肿：痈肿疮毒、癣痒—单用捣烂外涂、切片外擦

杀虫止泻　痨嗽（肺结核）—与粳米煮粥，送服白及粉。

顿咳（百日咳）—蒜汁和白糖服。

痢疾、泄泻—单用，或马齿苋等同用。也可灌肠。

钩虫病─┬预防，可在下田时用蒜汁涂抹四肢。
　　　　└治疗，可配槟榔、雷丸等。

蛲虫病—捣烂取汁，加菜油少许涂于肛门周围，日数次。

温中行滞：脘腹冷痛—单用醋浸服，或配乳香等。

补虚健体：体虚—可用于食疗，配肉等其他食品顿吃。

此外，抗癌（含硒、锗），防治癌症。降血脂，防治高脂血症与动脉粥样硬化。单用生吃，防治流感、流脑。治肾炎水肿，属慢性尿蛋白不退者，取大蒜去皮放入西瓜中，糠火煨干制成黑西瓜霜服；属急性者，与西瓜同蒸食。天灸常用药，捣烂或切片，辨证循经取穴敷，防治多种疾病。

本品外用适量，捣敷，切片擦或隔蒜灸。内服 3～5 瓣，生食、煮食、煎汤或制成糖浆服。亦可取汁制成大蒜液灌肠。

本品辛辣性温，外敷能引赤发疱，故不可久敷，阴虚火旺及有目、口、齿疾者不宜服。又能兴奋子宫，故孕妇忌用其汁灌肠。吃后口有蒜臭味者，可口嚼茶叶或当归饮片。

木芙蓉叶（锦葵科）

辛、苦，凉。归肺、肝经。又名拒霜叶、地芙蓉叶。

辛能行散，苦凉清泄

└→入肺肝经 → 凉血解毒、消肿止痛

※ 多外用，疮疡已溃未溃均可。未脓可消肿止痛，已脓可拔毒聚脓。

凉血解毒、消肿止痛
- 痈疮红肿热痛或脓成未溃
  - 单用鲜品，捣敷，干则换。
  - 单用干品，研末调敷，干则换。
- 丹毒 — 单用，或配赤芍、丹皮、大青大黄等为末调敷。
- 水火烫伤 — 单用，或配虎杖、大黄、四季青等为末调敷。
- 跌打肿痛 — 单用研末调敷，或再加化瘀消肿止痛之品。

本品外用适量，研末调敷，或鲜品捣敷。

本品苦凉清泄，故阴疽不红不肿者忌用。

木鳖子（葫芦科）

苦、微甘，温。有毒。归肝、脾经。又名土木鳖。

苦温泄散，微甘有毒

└→入肝胃经 → 解毒散结 → 消肿止痛

※ 不含士的宁，与番木鳖非为一类，切勿相混。

解毒散结、消肿止痛
- 疮痈肿痛 — 可配草乌、半夏等，如乌龙膏。
- 瘰疬结肿 — 可配蓖麻子、乳香等，如千锤神效膏。
- 无名肿毒 — 可配全瓜蒌等。
- 咽喉肿痛 — 可配山豆根等。
- 痔疮肿痛 — 可配芒硝等。
- 顽癣秃癞 — 单用，或配其他药。
- 跌打损伤 — 可配肉桂、丁香等。

本品外用适量，研末调敷、磨汁涂或煎水熏洗。内服0.5～1g，多入丸散。

本品有毒，故内服宜慎，孕妇及体虚者忌服。

儿茶（豆科）

苦、涩，微寒。归肺、大肠经。又名孩儿茶。《纲目》作乌爹泥，误入土部。

苦寒清泄，涩能收敛
→入肺与大肠经→收湿敛疮、生肌止血、解热毒
→清热化痰、生津止泻、兼消食

※ 清解收敛兼消痰生津之品，内服外用两相宜。

收湿敛疮 生肌止血 （解热毒）
- 湿疮流水 — 常配冰片、轻粉、龙骨，如龙骨儿茶散。
- 溃疡不敛 — 可配乳香、没药、血竭等，如腐尽生肌散。
- 咽喉肿烂 — 可配硼砂、冰片等。
- 牙疳口疮 — 可配人中白、青黛、薄荷等，如人中白散。
- 下疳阴疮 — 可配珍珠粉、冰片为末外敷。
- 痔疮肿痛 — 可配麝香、冰片为末外敷。
- 血热出血 — 可配白及、黄芩、栀子等。
- 外伤出血 — 可配血竭、煅龙骨等研末外敷。
- 水火烫伤 — 可配黄芩、黄柏、冰片等。

清热化痰：痰热喘咳
- 咳嗽 — 可配黄芩、桑白皮、浙贝母等。
- 喘咳 — 可配麻黄、杏仁、甘草、石膏等。

生津止泻：暑热烦渴—可配滑石、生甘草、荷叶等。
湿热泻痢—单用，或配生葛根、黄芩、黄连等。

兼消食积：小儿消化不良—单用为末服，或入复方，如荆门上清丸。

本品内服，入丸散0.1～1g，入汤剂1～3g，包煎。外用适量，研末撒或调敷。陈久者效佳。习称黑儿茶，源于茜草科者名棕儿茶、方儿茶，性效与此同。

蟾酥（蟾蜍科）

辛，温。芳香。有毒。归心经。

辛散温通，香开辟秽，峻烈有毒

└→入心胃经─┬→攻毒消肿局麻→止痛
　　　　　　└→开窍辟秽→醒神

※ 既攻毒消肿又局麻止痛，善治疮肿瘰疬癌肿，内服外用皆效。

※ 既强心又利尿，善治心衰性水肿。

攻毒消肿局麻止痛
- 痈肿疔疮—可单用外敷，或配雄黄、枯矾、麝香等内服。
- 咽喉肿痛—可配牛黄、麝香、朱砂、百草霜等，如六神丸。
- 瘰疬痰核—常入复方，内服或外用。
- 癌肿恶疮—单用或配他药，内服外用均可。
- 龋齿牙痛—单用少许或用六神丸塞入龋齿的孔中。

开窍醒神：痧胀腹痛吐泻神昏—配丁香、麝香等，如蟾酥丸。

此外，能强心利尿，治心衰性水肿，每次4～8mg，装胶囊，饭后冷开水冲服，每日2～3次。

本品内服0.015～0.03g，入丸散。外用适量，研末调敷或入膏药。

本品毒大，发疱腐蚀性强，故内服不可过量，孕妇忌服；外用不可入目，过敏体质及皮肤溃烂处禁敷。

附：蟾皮（蟾蜍科） 又名癞蟆皮。辛，凉。有微毒。功能清热解毒，利水消胀。主治痈疽肿毒，疳积腹胀。今人用治喘咳痰多及恶性肿瘤。内服3～6g，煎汤或研末。外用适量，干者研末调敷，鲜者（刚剥下者）以外皮面着肉或皮肤贴患处。

斑蝥（芫青科）

辛，热。有大毒。归肝、脾、肾经。

辛热散泄，毒剧力猛

└→入肝脾肾经─┬→外用→引赤发疱、攻毒蚀疮
　　　　　　　└→内服→攻毒、破血散结

※ 多外用少内服，因毒剧，内服须米拌炒，以减缓其毒烈之性。

※ 能抗肿瘤、影响免疫功能、抗真菌。

引赤发疱攻毒蚀疮
- 痈疽脓成不破 — 单用为末,和蒜捣敷患处。
- 咽喉肿痛 — 单用少许末,置膏药中,贴人迎穴,起疱即去。
- 顽癣 — 单用研末,蜜或醋调敷。
- 斑秃 — 配闹羊花、补骨脂,浸于95%酒精5天后外涂。
- 疟疾 — 与芥子为末,置膏药上,疟发前3小时贴第3胸椎。
- 面瘫 — 单用为末水调贴敷患侧颊部,起疱即去。
- 头痛 — 单用为末,布包,贴痛处,起疱即去。

破血散结：经闭—可配桃仁、大黄为丸服，如斑蝥痛经丸。

癥瘕—可配三棱、桃仁等。

瘰疬—可去头足，米炒后，配发芽黑豆为丸服。

此外，外用还可治风湿痹痛、神经性皮炎。内服还可治狂犬咬伤。口服斑蝥素治肝癌等。

本品内服0.03～0.06g，炒制研末，或入丸散，或提取斑蝥素用。外用适量，研末敷贴，发疱，或酒、醋浸涂。斑蝥素，每次1mg，每天最多3mg。

本品有大毒，外涂皮肤能引赤发疱或引发中毒，故只宜小面积暂用，不可大面积或长时间敷，皮肤有灼热感即除去，切忌入目。内服宜慎，不可超量，孕妇及体弱肾病患者忌服。因肾脏对斑蝥素有很高的敏感性，故肾病患者亦当忌服。

斑蝥毒剧，正常人服0.6g可产生严重中毒反应，致死量约为3g。斑蝥素的毒更大，致死量为30mg。口服斑蝥急性中毒表现为消化道、泌尿系统及中枢神经系统症状，可引发口腔黏膜起水疱或溃疡、恶心、呕吐、腹绞痛、便血、血尿、尿频、尿道灼热感、排尿困难、头痛、头晕、视物不清，甚至高热、休克等。

露蜂房（胡蜂科）

苦，平。有小毒。归胃、肝经。

<u>苦泄质轻,平而小毒</u>

→入胃肝经
- →攻毒消肿
- →祛风杀虫 → 止痛、止痒

攻毒消肿 祛风杀虫 止痛止痒
- 痈疽疮毒 — 无问新久均宜，内服外用均可，多入复方。
- 瘰疬结肿 — 单用入复方均可，内服外用均宜。
- 喉痹牙痛 — 单用或配白僵蚕等。内服外用均可。
- 风疹瘙痒 — 可配蝉蜕、荆芥穗、地肤子等。内服外用均可。
- 癣疮瘙痒 — 可单用或配枯矾、蛇床子等。内服外用均可。
- 风湿痹痛 — 多入复方，内服外用均可。
- 癌肿 — 可配全蝎、僵蚕、守宫等，如验方消瘤丸

本品内服煎汤 2～5g，研末每次 0.5～1g。外用适量，煎汤漱口或熏洗，或研末调敷，或烧灰研末调敷。

本品有小毒，故气血虚弱者不宜服。

守宫（壁虎科）

咸，寒。有小毒。归肝经。又名壁虎、蝎虎、天龙、蝘蜓。

咸软毒寒，搜剔走窜

→入肝经
- →攻毒散结 → 消肿
- →祛风通络 → 止痛
- →祛风凉肝 → 定惊

※ 其为虫类，善搜剔走窜，透筋达络，故药力较强。

攻毒散结：瘰疬痰核
- 未溃 — 单用或入复方内服。
- 已溃
  - 创面浅而大，可为细末外掺。
  - 创面深而小，可用尾焙干捋直插入。

疮疡肿毒
- 溃烂疼痛 — 单用研末，油调敷。
- 久不收口成瘘 — 单用尾直插瘘管底部。

癌肿—可配龙葵、肿节风、山豆根等。

通络止痛：风湿顽痹—可配地龙、草乌、威灵仙、蕲蛇等。

中风瘫痪—可配地龙、川芎、丹参、黄芪等。

祛风定惊：破伤风—可配天南星、白附子、防风等。

惊风癫痫—可配朱砂、珍珠等。

本品内服，煎汤 2～5g，研末每次 1～2g，或入丸散、浸酒。外用适量，研末调敷，或量瘘管或窦道大小深浅，剪尾插入至底部。

本品性寒有小毒，故血虚气弱者慎服。

附录一

各类药性效特点

一、按植物的科属

1. 伞形科类药多辛温行散，药有羌活、防风、独活、藁本、白芷、胡荽、小茴香、蛇床子、川芎、当归、前胡、柴胡等；

2. 唇形科类药多芳香发散，药有荆芥、紫苏、薄荷、香薷、藿香、泽兰、益母草、夏枯草、白毛夏枯草、丹参等；

3. 大戟科类药多峻下逐水，药有京大戟、甘遂、巴豆、千金子、泽漆、狼毒、蓖麻子、乌桕树根皮等；

4. 玄参科类药多寒凉清热，药有生地黄（干地黄、鲜地黄）、玄参、胡黄连、北刘寄奴等；

5. 姜科类药多辛热温散，属果实种子类的有砂仁、白豆蔻、草豆蔻、草果、红豆蔻、益智仁等；属根茎类的有生姜、姜汁、煨姜、干姜、炮姜、姜炭、良姜、姜黄、莪术、山柰等；另有生姜皮、郁金虽辛散，但性却寒凉；

6. 百合科类药多甘寒滋润清热，药有知母、麦冬、天冬、百合、玉竹、黄精、川贝母、浙贝母等；部分温通，药有薤白、葱白、韭子等；个别泻下，如芦荟等；个别涌吐有毒，如藜芦等；

7. 蓼科类药多寒凉而兼泻热通肠，药有大黄、拳参、羊蹄、虎杖、生何首乌、萹蓄、金荞麦；

8. 芸香科类药果实多辛温香燥行散，药有陈皮、青皮、佛手、香橼、化橘红、橘红、川椒、吴茱萸等；个别寒凉，药有枳实、枳壳、椒目等；

根皮、茎皮则多寒凉清燥，药有白鲜皮、黄柏等；

9. 天南星科类药多温燥化痰，药有半夏、天南星、禹白附、石菖蒲、千年健、胆星（苦寒）等；

10. 五加科类药多补气强壮，药有人参、西洋参、刺五加、五加皮、三七、竹节参、太子参（古）、珠子参等；个别例外，如通草等；

11. 罂粟科类药多镇痛，药有延胡索、罂粟壳、夏天无、白屈菜等；

12. 樟科类药多辛热散寒，药有桂枝、官桂、肉桂、桂心、桂丁香（肉桂子）、乌药、澄茄子、樟脑、阴香等；

13. 龙胆科类药多苦寒，清热燥湿利胆，药有龙胆草、秦艽、当药、青鱼胆等；

14. 胡椒科类药多辛热散寒，药有胡椒、荜茇、荜澄茄、海风藤等；

15. 石竹科类药多寒凉清热，药有瞿麦、银柴胡、太子参（今）等；

16. 茄科曼陀罗属类药多止痛，药有洋金花、曼陀罗子等；莨菪属多止痛，药有莨菪、三分三、马尿泡等；枸杞属类药多养阴，药有枸杞子（平补阴阳）、地骨皮（清热益阴）等；

17. 毛茛科类药一部分能清热，药有黄连、赤芍、丹皮、白芍、唐松草、川木通等；一部分能温散，药有附子、乌头、草乌、天雄、侧子、关白附、威灵仙、毛茛（外）、石龙芮（外）等；

18. 禾本科茎、根、叶类药多清热，药有竹叶、淡竹叶、竹叶卷心、竹沥、天竺黄、竹茹、芦根、茅根、糯稻根须等；

果实类药多性凉兼补虚，药有小麦、浮小麦、麦芽、谷芽（粟）、稻芽、粳米、薏苡仁、秫米等；

二、按植物类药的药用部位

19. 树脂类药活血者多，药有血竭、乳香、没药、干漆、琥珀（树脂化石）等；

20. 类树脂类药多活血或消肿，药有松香、冰片、苏合香、沉香、安息香、儿茶、芦荟等；

21. 藤类药多通经络，药有海风藤、石楠藤、丁公藤、青风藤、雷公藤、络石藤、忍冬藤、大血藤、鸡血藤、夜交藤、木通、鸡矢藤、天仙藤等；

22. 木材心类药多行散，药有苏木、沉香木、降香、檀香等；

23. 枝类药多走肢臂，药有桂枝、桑枝等；

24. 梗类药多走宽胸理气，药有苏梗、荷梗、薄荷梗、藿梗等；

25. 叶类药多发散，药有苏叶、薄荷叶、桑叶、藿香叶、香薷叶等；

26. 花类药多芳香行散，药有菊花、金银花、玫瑰花、月季花、白梅花、红花、合欢花、旋覆花、款冬花、西红花等；

27. 种子、果仁药多润燥，药有火麻仁、郁李仁、牛蒡子、苏子、苦杏仁、甜杏仁、桃仁、柏子仁、松子仁、南瓜子、核桃仁、黑芝麻、冬瓜子、榧子、使君子、桑椹、菟丝子、女贞子、枸杞、决明子、冬葵子、酸枣仁等；

28. 滋膏类药多补虚润燥，药有蜂蜜、饴糖、复方鸡血藤膏等；

29. 海中植物、动物类药多化痰软坚，药有海藻、昆布、海带、海蛤壳、海浮石（火山岩或脊突苔虫的骨骼）、牡蛎、瓦楞子等；

三、按动物类药物

30. 虫类药多搜剔走窜或行散，一部分能息风止痉、通络搜风，药有全蝎、蜈蚣、蕲蛇、乌梢蛇、金钱白花蛇、地龙、僵蚕、穿山甲、蝉蜕、守宫等；一部分能活血化瘀，药有穿山甲、水蛭、虻虫、土鳖虫、九香虫、刺猬皮、蛇毒等；

31. 胆类药多性凉清化，药有牛黄、熊胆、猪胆汁、羊胆汁、鸡胆汁、蛇胆汁、猴枣等；

32. 胶类药多止血，药有阿胶、鹿角胶、鳖甲胶、龟甲（版）胶、黄明胶、新阿胶、血余胶等；

33. 贝壳类药生用多滋阴、平肝潜阳或镇惊安神，药有生牡蛎、龟甲、鳖甲、石决明、珍珠母、珍珠、玳瑁、紫贝齿等；煅用多收敛，药有煅牡蛎、煅龙骨、煅海蛤壳、煅瓦楞子、炒乌贼骨等；

34. 含激素的动物药多助阳，药有鹿茸、黄狗肾、海狗肾、海龙、海马、雄蚕蛾、紫河车、脐带、公鸡殖、驴鞭、鹿鞭、桑螵蛸、哈士蟆等；

四、按矿物类药

35. 金石类药多平肝潜阳、镇惊安神，药有磁石、赭石、朱砂、铅丹、铁落等；

36. 化石类药多安神，药有龙骨、龙齿、琥珀等；

37. 矿石类药煅后多收敛，药有煅石膏、煅石灰、枯矾、煅炉甘石等；

38. 硫酸盐类药多泻下或清热，药有芒硝、玄明粉、西瓜霜、朴硝、明矾、胆矾、皂矾、石膏、红石膏、硫酸镁等；

39. 含汞的药有朱砂、水银、轻粉、升药等；

40. 含铁的药有磁石、赭石、禹余粮、皂矾、自然铜等；

41. 含硫的药有硫黄、雄黄、朱砂、雌黄、自然铜等；

42. 含砷的药有砒石、砒霜、雄黄、红石膏（含少量砷）、赭石（含少量砷）、礜石等；

43. 含铝的药有白矾、赤石脂等；

44. 含铅的药有铅丹、密陀僧等；

45. 含硼的药有硼砂等；

46. 含锌的药有炉甘石等；

47. 含氟的药有紫石英等；

48. 含石棉的药有阳起石等；

49. 含二氧化硅的药有白石英、海浮石（火山岩）、赤石脂（硅酸铝）等。

附录二

认证选药

1. 风寒感冒：

紫苏、荆芥、防风、生姜、葱白、麻黄、桂枝、细辛、白芷、藁本、丁公藤等；

2. 风热感冒：

荆芥、银花、连翘、薄荷、桑叶、菊花、牛蒡子、芦根、板蓝根、贯众、柴胡、葛根、升麻等；

3. 表证夹湿：

羌活、独活、藁本、苍术、苍耳子、白芷、防风、秦艽、藿香等；

4. 阴虚外感（骨蒸潮热又感表邪）：

白薇、青蒿、秦艽等，并常配玉竹、知母、黄柏等；

5. 暑天感冒：（夹湿）

藿香、香薷、佩兰、青蒿等，并常配西瓜翠衣、荷叶、绿豆、滑石、厚朴等；

6. 鼻渊头痛属寒者：

辛夷、白芷、苍耳子、细辛、鹅不食草等；

7. 鼻渊头痛属热者：

上药加蔓荆子、金银花、连翘、鱼腥草、芦根、石膏、黄芩、栀子等；

8. 风疹瘙痒：

散风止痒：荆芥、蝉蜕、蛇蜕、薄荷、菊花、蒺藜、牛蒡子、僵蚕、银花、连翘、浮萍、夜交藤等；

散风除湿止痒：防风、地肤子、白鲜皮、苦参、苍耳子、茵陈等；

凉血活血止痒：生地、赤芍、牡丹皮、紫草、凌霄花、苏木、丹参、茜草、生何首乌等；

外洗：炉甘石等；

9. 斑疹不透（初期兼表证）：

薄荷、蝉蜕、荆芥、芦根、升麻、牛蒡子、浮萍、钩藤、银花、连翘等；

10. 斑疹不透（血热毒盛兼动风）：

紫草、水牛角、玳瑁、羚羊角、大青叶、板蓝根、银花、连翘等；色不红活：红花等；

11. 麻疹不透（兼风寒表证）：

紫苏、荆芥、西河柳、胡荽等；兼咳喘者：麻黄、石膏等；

12. 阳明气分实热证：

石膏、知母、银花、连翘、芦根、栀子、竹叶、天花粉、大青叶、板蓝根等；

津伤轻或未伤：黄连、黄芩、黄柏、胡黄连等；

13. 肝热目赤：

夏枯草、决明子、密蒙花、青葙子、谷精草、龙胆草、车前子、石决明、木贼、熊胆、蝉蜕、薄荷、菊花、桑叶、蒺藜、秦皮、槐花、千里光、夜明砂等；

14. 湿热黄疸（阳黄）：

茵陈、栀子、大黄、苦参、秦艽、白鲜皮、黄连、黄柏、郁金、虎杖、金钱草、蒲公英、龙胆草、胡黄连、垂盆草、当药等；

15. 寒湿黄疸（阴黄）：

附子、桂枝、干姜、姜黄、茵陈、木香、白术、茯苓、猪苓、泽泻等；

16. 肝脾肿大：

丹参、郁金、生鳖甲、生牡蛎、赤芍、白芍、土鳖虫、鸡内金、三棱、莪术、海藻、昆布等；

17. 疟疾寒热：

常山、槟榔、蜀漆、青蒿、马鞭草、仙鹤草、鸦胆子、生首乌、柴胡、黄芩、草果、知母、砒石、雄黄等；

18. 湿热痞满：

黄芩、黄连、黄柏、胡黄连、唐松草、栀子、滑石、半夏、厚朴、砂仁、白豆蔻、草豆寇、陈皮、苍术、藿香、佩兰、石菖蒲、扁豆、槟榔、薏苡仁等；

19. 湿滞伤中：

藿香、佩兰、白豆蔻、砂仁、草豆蔻、苍术、厚朴、陈皮、大腹皮、半夏、白术、茯苓、槟榔等；

20. 虚热骨蒸：

银柴胡、白薇、秦艽、青蒿、胡黄连、黄柏、丹皮、地骨皮、鳖甲、龟甲、女贞子、石斛、知母、生地、玄参、麦冬、阿胶、北沙参、玉竹、枸杞等；

21. 肺痈吐脓：

鱼腥草、桔梗、芦根、薏苡仁、桃仁、败酱草、冬瓜子、金银花、连翘、金荞麦、穿心莲、白毛夏枯草等；

22. 肠痈腹痛：

蒲公英、败酱草、地榆、瓜蒌、地锦草、红藤、瓜瓣、重楼、冬瓜子、金银花、连翘、紫花地丁、黄芩、黄连、黄柏、唐松草、大黄、芒硝、羊蹄、木香、川楝子、槟榔、丹皮、赤芍、三棱、莪术、桃仁等；

23. 乳痈肿痛：

蒲公英、紫花地丁、金银花、连翘、漏芦、瓜蒌、牛蒡子、浙贝母、川贝母、夏枯草、玄参、败酱草、野菊花、冬葵子、橘叶、青皮、陈皮、川楝子、穿山甲、赤芍、丹皮、丹参、木通、乳香、没药、白芷、天花粉、皂刺、鹿角等；

24. 咽喉肿痛：

金银花、连翘、山豆根、射干、马勃、牛蒡子、玄参、大青叶、薄荷、桔梗、胖大海、生甘草、木蝴蝶、朱砂根、橄榄、金果榄、余甘子、肿节风、丹皮、赤芍、熊胆、牛黄、万年青等；

25. 热毒血痢：

白头翁、黄连、黄柏、秦皮、马齿苋、苦参、地榆、唐松草、铁苋、胡黄连、仙鹤草、白芍、地锦草、翻白草等；

26. 疮肿疔毒（清热解毒消肿）：

蒲公英、紫花地丁、重楼、金银花、连翘、败酱草、白蔹、穿心莲、黄柏、黄连、黄芩、天花粉、栀子、大黄、升麻、生首乌、朱砂、儿茶等；

27. 疮肿疔毒（化瘀消肿）：

大黄、穿山甲、乳香、没药、血竭、丹参、赤芍、丹皮、麝香、鹿角、红花、泽兰、川芎、当归等；

28. 疮肿疔毒（兼有表证）：

荆芥、银花、连翘、白芷、牛蒡子、菊花、防风、升麻等；

29. 疮肿疔毒（排脓透脓）：

穿山甲、皂刺、天花粉、白芷、冬葵子、木芙蓉叶（围毒聚脓）等；

30. 疮肿疔毒（补虚托疮）：

生黄芪、当归、党参、熟地、鹿角胶、肉桂等；

31. 疮肿疔毒（外用）：

雄黄、砒石、铅丹、硼砂、炉甘石、冰片、商陆、全蝎、蜈蚣、升药、松香等；

32. 阴疽内陷：

麻黄、肉桂、芥子、鹿角胶、远志、当归、生黄芪、熟地黄等；

33. 疮疡肿毒（血热毒盛，伴有神昏高热抽搐）：

犀角、玳瑁、羚羊角、紫草、钩藤、野菊花等；

34. 瘰疬痰核：

夏枯草、连翘、川贝母、浙贝母、玄参、昆布、海藻、大戟、红大戟、穿山甲、生首乌、守宫、猫爪草、生牡蛎、海浮石、瓦楞子、麝香、砒石、海蛤壳等；

35. 瘿瘤：

夏枯草、海藻、昆布、连翘、浙贝母、川贝母、黄药子、生牡蛎、玄参、海蛤壳等；

36. 痔疮肿痛：

地榆、槐角、槐花、升麻、大黄、马兜铃、苦参、黄芩、羊蹄、虎杖、马齿苋、芒硝（外用）等；

37. 斑秃脱发（血虚）：

制首乌、墨旱莲、女贞子、桑椹、黑芝麻、熟地黄、全当归、白芍、黄精、鹿角胶、紫河车、黄芪、党参等；

38. 斑秃脱发（血热）：

侧柏叶、生地、赤芍、丹皮、墨旱莲等；

39. 斑秃脱发（外用）：

骨碎补、菟丝子、补骨脂、生姜片、斑蝥等；

40. 寒疝腹痛：

小茴香、干姜、荜茇、荜澄茄、澄茄子、吴茱萸、肉桂、胡芦巴、附子、川乌、草乌、丁香、沉香、乌药、木香、佛手、香橼、青皮、高良姜、槟榔、延胡索、川楝子、荔枝核、山楂核、橘核等；

41. 食积腹痛：

山楂、神曲、麦芽、谷芽、稻芽、鸡内金、莱菔子、青皮、陈皮、莪术、枳实、厚朴、大黄、巴豆霜、砂仁、牵牛子、槟榔、建曲等；

42. 脘腹冷痛：

附子、川乌、肉桂、桂枝、干姜、良姜、花椒、吴茱萸、荜茇、荜澄茄、澄茄子、小茴香、乌药、砂仁、白豆蔻、草豆蔻、胡椒、白芷等；

43. 蛔虫腹痛：

苦楝皮、乌梅、使君子、榧子、鹤虱、芜荑、牵牛子、雷丸、花椒、槟榔、石榴皮等；

44. 蛲虫病：

苦楝皮、百部、使君子、榧子、石榴皮、贯众、牵牛子、吴茱萸、鸦胆子、雷丸、槟榔等；

45. 钩虫病：

苦楝皮、百部、使君子、榧子、石榴皮、贯众、牵牛子、吴茱萸、鸦胆子、雷丸、槟榔等；

46. 绦虫病：

槟榔、南瓜子、鹤草芽、雷丸、牵牛子、石榴皮等；

47. 脑囊虫病：

干漆、穿山甲、雄黄、雷丸等；

48. 风寒湿痹：

兼表邪选桂枝、白芷、细辛、防风、羌活、独活、藁本、苍耳子、苍术、秦艽、麻黄、丁公藤等；

通络选威灵仙、秦艽、海桐皮、海风藤、青风藤、络石藤、寻骨风、徐长卿、鸡血藤、夜交藤、伸筋草、钻地风、老鹳草、穿山龙、桑枝、路路通、八角枫、两面针、蚕沙、豨莶草、臭梧桐、木瓜、蕲蛇、金钱白花蛇、乌梢蛇等；

祛风湿选以上各药再加防己、松节、闹羊花、片姜黄等；

祛寒湿选草乌、川乌、松节、附子、桂枝、蛇床子、淫羊藿、仙茅、狗脊、艾叶、细辛等；

49. 久痹顽痹：

威灵仙、川乌、草乌、蕲蛇、金钱白花蛇、细辛、乌梢蛇、穿山龙、马钱子、地龙、全蝎、蜈蚣、八角枫、雷公藤等；

兼血瘀，常配活血通络的麝香、穿山甲、乳香、没药、川芎、当归、鸡血藤、夜交藤、丹参等；

50. 热痹关节红肿热痛：

秦艽、木通、忍冬藤、络石藤、桑枝、防己、白鲜皮、生牛膝、虎杖、萆薢、丹参、黄柏、苍术、丝瓜络、豨莶草、蔓荆子（兼表邪可选）等；

并配凉血活血清热解毒赤芍、丹皮、茜草、丹参、金银花、连翘、蒲公英、熟军等；

51. 风湿痹痛兼肝肾不足：

桑寄生、杜仲、五加皮、刺五加、续断、狗脊、千年健、狗骨、塞隆骨、巴戟天、淫羊藿、仙茅、制牛膝、鹿茸、石楠叶、鹿蹄草、骨碎补、雪莲花、鹿衔草等；

52. 血虚肢木拘急：

鸡血藤、当归、夜交藤、木瓜、桑寄生、五加皮、刺五加、杜仲、白芍、甘草等；

53. 淋证涩痛（小便黄赤或浑浊不清）：

木通、车前子、滑石、泽泻、萹蓄、瞿麦、石韦、海金沙、金钱草、广金钱草、淡竹叶、小蓟、生蒲黄、益母草、栀子、芦根、白茅根、鸭跖草、黄柏、龙胆草、苦参、蒲公英、连翘、白薇、半边莲、鱼腥草、通草、萆薢、防己、土茯苓等；

兼肾虚膀胱气化不行常配乌药、澄茄子、荜澄茄、桂枝、茯苓、猪苓、白术、肉桂、附子等；

54. 肝胆或泌尿系结石：

金钱草、广金钱草、海金沙、郁金、鸡内金、石韦、琥珀、猫须草、虎杖、肾精子、芦根、生茜草、木香等；

55. 水肿：

茯苓（平）、茯苓皮（平）、猪苓、泽泻、车前子、桑白皮、冬瓜皮、滑石、木通、防己、萆薢、益母草、瞿麦、萹蓄、白茅根、金钱草、地肤子、半边莲、椒目、葶苈子、生姜皮、葫芦、赤小豆、五加皮（温）、大腹皮（微温）、香加皮（温）、槟榔（温）等；

兼脾虚者常配黄芪、白术、茯苓、薏苡仁等；兼阳虚常配桂枝、附子、肉桂、干姜等；

56. 风水水肿：

麻黄、浮萍；宣肺行水：麻黄、桔梗等；

57. 水肿重症（体实）：

大黄、甘遂、大戟、芫花、番泻叶、牵牛子、商陆、泽漆等；

58. 梅毒湿疮：

土茯苓、大风子、苦参、白鲜皮、轻粉、升药、水银等；

59. 麻风疮癞：

大风子、白鲜皮、苦参、蕲蛇、金钱白花蛇、乌梢蛇、生首乌、皂刺、皂荚等；

60. 水火烫伤：

大黄、虎杖、地榆、四季青、紫草、羊蹄、檵木、紫珠草、石榴皮、白及、白矾等；

61. 寒湿带下：

乌贼骨、龙骨、苍术、白术、鸡冠花、莲子肉、芡实、五倍子、沙苑子、山药、赤石脂、禹余粮、石榴皮、金樱子等；

62. 湿热带下：

椿皮、黄柏（十苍术）、苦参、车前子、白果、芡实、泽泻、土茯苓、地肤子、萆薢、防己、白鲜皮等；

63. 脾肾阳虚带下：

鹿茸、鹿角霜、韭菜子、蛇床子、补骨脂、益智仁、沙苑子、艾叶、胡芦巴、阳起石、仙茅、淫羊藿、巴戟天、桑螵蛸、川乌、草乌、附子、肉桂、官桂等；

64. 风寒咳嗽：

麻黄、紫苏、杏仁、白前、桔梗、细辛、橘红、款冬花、紫菀、百部等；

65. 风热咳嗽：

桑叶、菊花、桔梗、芦根、前胡、牛蒡子、胖大海、杏仁、穿心莲等；

66. 寒痰咳喘：

麻黄、细辛、干姜、五味子、半夏、远志、桂枝、杏仁、白前、桔梗、陈皮、橘红、化橘红、紫菀、款冬花、百部、苏子、芥子、莱菔子、旋覆花、厚朴、制南星、茯苓、桃仁等；

67. 痰热咳喘：

黄芩、石膏、地骨皮、桑白皮、瓜蒌、川贝母、浙贝母、牛蒡子、射干、芦根、桑叶、鱼腥草、穿心莲、竹沥、竹茹、葶苈子、枇杷叶、马兜铃、天花粉、车前子、猴枣、枳实、地龙、胆星、紫菀、款冬花、百部、石韦、南沙参、侧柏叶、麻黄十石膏等；

68. 肺燥咳嗽：

知母、桑叶、芦根、天花粉、瓜蒌、川贝母、生地、枇杷叶、南沙参、北沙参、麦冬、天冬、玄参、玉竹、百合、紫菀、款冬花、山药、枸杞、榧子、黄精、梨皮、甘草、石斛、阿胶、侧柏叶等；

69. 久咳喘促（纳气平喘合收敛肺气）：

磁石、补骨脂、胡桃肉、冬虫夏草、蛤蚧、五味子、沉香、肉桂、花椒、硫黄，乌梅、诃子、五倍子、白果、罂粟壳、山药等；

70. 肺痨咳嗽：

川贝母、百部、冬虫夏草、山药、矮地茶、南沙参、北沙参、知母、天冬、麦冬、百合、生地、熟地、黄精、阿胶、款冬花、紫菀、龟甲、玉竹、银耳、哈蟆油等；

71. 肺痨咳血：

白及、阿胶、三七、紫珠草、仙鹤草、藕节、血余炭等；

72. 遗精滑精：

桑螵蛸、补骨脂、韭菜子、鹿茸、锁阳、山药、金樱子、五味子、胡芦巴、补骨脂、山萸肉、菟丝子、莲须、龙骨、牡蛎、刺猬皮等；

73. 遗尿尿频：

益智仁、山药、桑螵蛸、补骨脂、乌药、山萸肉、五味子、菟丝子、沙苑子、覆盆子、金樱子、莲子肉、龙骨、鹿茸、鸡内金等；

74. 自汗盗汗：

麻黄根、浮小麦、五味子、山萸肉、白术、黄芪、糯稻根须、龙骨、煅牡蛎、柏子仁、白芍、酸枣仁等。桑叶治盗汗，黄柏配知母治盗汗，桂枝配白芍治自汗。自汗常配补气固表药，盗汗常配滋阴除蒸药。

若体虚大汗淋漓选人参、黄芪、山萸肉等；

75. 中气下陷，脏器脱垂：

黄芪、白术、人参、党参、升麻、柴胡、枳实、枳壳等；

76. 气虚乏力：

人参、党参、太子参、黄芪、白术、刺五加、黄精、西洋参、山药、五味子、扁豆、山萸肉、莲子肉、紫河车、茯苓、炙甘草、蛤蚧等；

77. 阳痿宫冷：

鹿茸、黄狗肾、紫河车、淫羊藿、仙茅、锁阳、菟丝子、山萸肉、补骨脂、沙苑子、附子、肉桂、肉苁蓉、人参、蛇床子、羊红膻、雄蚕蛾、艾叶（宫冷）等；

偏阴虚阳痿用知柏地黄丸之类，湿热下注者三妙合知柏地黄加减，肝郁者以疏肝为主，脾虚者以健脾为主。

78. 血虚萎黄：

熟地黄、当归、制首乌、阿胶、黄明胶、新阿胶、大枣、黄精、白芍、桑椹、鸡血藤、夜交藤、山萸肉、紫河车、枸杞、党参、黄芪、桑寄生、鹿角胶、五味子、黑芝麻等，或加少量肉桂能促进气血生长；

79. 须发早白：

制首乌、墨旱莲、女贞子、黑芝麻、桑椹、熟地黄、全当归、枸杞、覆盆子、楮实等；

血热选侧柏叶、生地、赤芍、丹皮、墨旱莲等；

80. 津伤口渴：

芦根、天花粉、知母、生石膏、生地、白茅根、荸荠、地骨皮、木瓜、乌梅、生葛根、山药、党参、西洋参、南沙参、北沙参、玄参、麦冬、天冬、玉竹、石斛、五味子、西瓜汁等；

81. 消渴：

天花粉、知母、生葛根、生地黄、玄参、石斛、地骨皮、天冬、北沙参、麦冬、百合、女贞子、墨旱莲、玉竹；西洋参、山药、黄精、南沙参、人参、生黄芪、五味子；乌梅、熟地、枸杞；山萸肉、菟丝子、覆盆子等；

82. 肠燥便秘：

火麻仁、郁李仁、柏子仁、杏仁、瓜蒌仁、核桃仁、黑芝麻、南瓜子、榧子、冬葵子、苏子、决明子、全瓜蒌、冬瓜子、知母、生地、生首乌、玄参、麦冬、天冬、蜂蜜、阿胶、肉苁蓉、当归等；

83. 热结便秘：

大黄、芒硝、番泻叶、芦荟、羊蹄、生首乌、虎杖、甘遂、决明子、牵牛子等；

84. 热结旁流：

大黄、芒硝等；

85. 寒积便秘：

大黄、干姜、巴豆等；

86. 寒闭神志昏迷：

麝香、安息香、苏合香、蟾酥、樟脑、细辛、石菖蒲、皂荚等；

87. 热闭神志昏迷：

麝香、牛黄、冰片、郁金；配水牛角、羚羊角、竹沥水、竹叶卷心、玳瑁、黄连、栀子等；

88. 脚气肿痛、湿疹湿疮：

属寒湿者选苍术、槟榔、吴茱萸、花椒、木瓜、防风、大腹皮、乌贼骨、苍耳子、蚕砂、蛇床子等；

属湿热者选黄柏、苍术、薏苡仁、苦参、黄连、滑石、木通、车前子、唐松草、龙胆草、秦皮、萆薢、地肤子、栀子、防己、白鲜皮、胡黄连、黄芩、土茯苓、椿皮等；

有时需加益母草、赤芍、丹皮、苏木、丹参等；

89. 破伤风：

防风、蝉蜕、天南星、全蝎、蜈蚣、天麻、僵蚕、禹白附、穿山甲、地龙、蕲蛇、金钱白花蛇、乌梢蛇、荆芥等；

90. 急惊寒热：

钩藤、蝉蜕、胆星、天竺黄、蚤休、熊胆、朱砂、牛黄、郁金、青黛、地龙、羚羊角、猴枣、石决明、黄连、僵蚕、礞石、琥珀等；

91. 脾虚慢惊：

天麻、乌梢蛇、防风、朱砂、琥珀等；

92. 虚风内动：

天麻、白芍、鳖甲、龟甲、玳瑁、生牡蛎、石决明、磁石、钩藤、菊花，以及滋肝肾的阿胶、生地、枸杞、麦冬、玄参等；

93. 肝阳或肝火眩晕：

菊花、桑叶、白芍、蒺藜、天麻、夏枯草、钩藤、地龙、赤芍、决明子、石决明、龙胆草、槐花、槐角、生牛膝、川牛膝、芦荟、龟甲、鳖甲、生牡蛎、生龙骨、玳瑁、珍珠母、赭石、磁石、羚羊角等；

94. 失眠多梦：

朱砂、磁石、牡蛎、龙骨、龙齿、珍珠、珠母、琥珀、紫贝齿、枣仁、柏子仁、龙眼肉、远志、夜交藤、茯神、莲子肉、茯苓、人参、景天三七、五味子、大枣、丹参、小麦、麦门冬、石菖蒲、合欢皮、合欢花、灵芝、百合、小麦、刺五加等；

95. 呕吐呃逆：

寒凝者选丁香、柿蒂、生姜、半夏、姜汁、花椒、高良姜、干姜、灶心土、荜茇、荜澄茄、白豆蔻、砂仁、草豆蔻、沉香、香橼、木香、佛手、旋覆花等；

湿滞者选半夏、吴茱萸、砂仁、白豆蔻、藿香、陈皮、厚朴、苍术、大腹皮、佩兰等；

热蕴者选芦根、竹茹、枇杷叶、黄连、茅根，或加黄芩等；

顽固者选旋覆花、赭石、姜汁、丁香等；

96. 肝郁胁痛：

柴胡、香附、郁金、赤芍、白芍、川楝子、香橼、佛手、枳壳、青皮、枳实、延胡索、丝瓜络、橘络、三棱、莪术、薄荷、五灵脂等；

还可加月季花、川芎、乳香、没药等；

97. 妊娠恶阻：

属寒者选：砂仁、藿香、生姜、半夏、灶心土、苏梗、香附、旋覆花、陈皮等；

属热者选：竹茹、黄芩、枇杷叶、芦根等；

98. 胎动不安：

属肝肾亏虚者：桑寄生、续断、菟丝子、阿胶、杜仲等；

属血虚胎漏者：桑寄生、阿胶、艾叶、莲房等；

属气滞者：砂仁、苏梗、香附等；

属脾虚夹湿者：白术等；

属胎热或湿热者：苎麻根、竹茹、黄芩等，又多与凉血药同用；

99. 乳汁不下（即通乳作用较明显者）：

穿山甲、王不留行、路路通、漏芦、木通、通草、冬葵子、蒺藜、猪蹄甲等；

若为肝郁者加疏肝之柴胡、青皮、香附、橘络等；

若为血虚者加当归、熟地、炙黄芪、黑芝麻等；

100. 胸痹绞痛：

瓜蒌、薤白、枳壳、枳实、檀香、降香、丹参、川芎、红花、三七、麝香、延胡索、郁金、桃仁、苏木、琥珀、生山楂、五灵脂、蒲黄、丹皮、赤芍、毛冬青、血竭、泽兰、虎杖、附子、川乌、桂枝、高良姜、苏合香、细辛、安息香、冰片、荜茇、蟾酥、人参、五味子、麦冬、刺五加等；

101. 跌打损伤：

活血化瘀药全部，大黄、儿茶、三七、菊三七、景天三七、蒲黄、当归、骨碎补、花蕊石、麝香、冰片、红藤、赤芍、丹皮、天花粉、栀子、马钱子、海风藤等；

102. 筋骨折伤：

自然铜、骨碎补、土鳖虫、续断、天花粉、合欢皮等；

103. 瘀血经闭、癥瘕积聚、产后瘀阻腹痛：活血化瘀药除自然铜外均可，三七、大黄、生山楂、木通、肉桂、花蕊石、丹皮、赤芍、瞿麦、红藤、生蒲黄、麝香等；

104. 出血证：

温经止血：灶心土、艾叶、炮姜、当归炭、山萸肉等；

补虚止血：当归炭、阿胶、鹿角胶、熟地黄、山萸肉、生地炭、龟甲胶、鳖甲胶、鹿衔草、白及、墨旱莲、仙鹤草、三七等；

化瘀止血：三七、菊三七、景天三七、茜草、蒲黄、花蕊石、炒灵脂、郁金、血余炭、大黄炭、莲房炭、藕节炭、血竭、骨碎补等；

降逆止血：煅赭石等；

引血下行止血：牛膝、川牛膝等；

升阳止血：荷叶、升麻炭、防风炭等；

凉血止血：侧柏叶、白及、大蓟、小蓟、墨旱莲、栀子、郁金、大黄、丹参、黄芩、黄柏炭、黄连、桑叶、土大黄、地榆、蒲黄、马齿苋、白头翁、槐花、槐角、紫珠、生地炭、羊蹄、白茅根、苎麻根、白薇等；

收敛止血：白及、仙鹤草、紫珠、棕榈炭、乌贼骨、藕节炭、禹余粮、明矾、赤石脂、龙骨、石榴皮、乌梅炭、贯众炭、椿皮炭、荆芥炭、百草霜、莲须、莲房炭、鸡冠花、山萸肉、五倍子、刺猬皮、儿茶等；

105. 寒湿腹泻：

白术、苍术、茯苓、炮姜、吴茱萸、薤白、花椒、白豆蔻、厚朴、陈皮、砂仁、紫苏、藿香等；

尚须据情选配温里药；

106. 湿热腹泻：

黄连、黄芩、黄柏 三颗针、胡黄连、唐松草、秦皮、马齿苋、白头翁、地锦草、苦参、地榆、椿皮、铁苋、生葛根等；

107. 食滞腹泻：

焦山楂、焦麦芽、焦神曲、焦槟榔、炒枳壳、姜厚朴、鸡内金、炒莱菔子、砂仁、木香、青皮、陈皮、巴豆霜、建曲、熟大黄等；

108. 水湿腹泻：

茯苓、猪苓、泽泻、车前子、滑石、炒白术、炒薏苡仁、大腹皮等；

109. 脾虚腹泻：

人参、党参、炙黄芪、炒白术、苍术、茯苓、炒扁豆、炒山药、莲子肉、煨葛根、炒薏苡仁、益智仁、芡实等；

兼气陷者加：柴胡、升麻、煨葛根、枳壳、枳实等；

兼气滞者加：煨木香、砂仁、白豆蔻、陈皮、丁香等；

110. 脾肾阳虚腹泻：

补骨脂、五味子、吴茱萸、煨肉豆蔻、沙苑子、益智仁、附子、肉桂、干姜、良姜等；

111. 久泻滑肠：

赤石脂、禹余粮、煨肉豆蔻、煨诃子肉、罂粟壳、乌梅肉、五味子、石榴皮、五倍子、椿皮、莲子肉、金樱子、鸡冠花、莲房等；

112. 崩漏下血：

乌贼骨、贯众炭、三七、阿胶、荆芥炭、仙鹤草、地榆炭、乌梅炭等；

血热者加凉血及凉血止血药；

虚寒者加温里及温经补虚止血药；

113. 血热妄行：

选凉血止血药配化瘀止血药中性凉者，还可酌情配伍清热及清热凉血药等。

114. 肠风下血（包括崩漏）：

地榆、槐角、槐花、黄芩、防风炭、荆芥炭、苦参、椿皮、刺猬皮、石榴皮、升麻炭、大黄炭、栀子、马兜铃等；

115. 补调冲任药：

偏补冲任之气：鹿茸、人参、巴戟天、紫河车、黄芪、五味子、蛇床子、覆盆子、杜仲、仙茅、淫羊藿、菟丝子、桑寄生、续断、肉苁蓉、鹿衔草等；

偏补冲任精血：鹿角胶、龟甲胶、阿胶、乌骨鸡、枸杞、当归、熟地、黄精、猪蹄、鲫鱼等；

疏调冲任：当归、香附、牛膝、川芎、荔枝核、升麻、川贝母、半夏、柴胡、王不留行、路路通等；

兴冲缩宫：益母草、蒲黄、茜草、枳壳、山楂、贯众、桃仁、红花、马齿苋、吴茱萸、丹参、远志、薏苡仁、姜黄、艾叶、金樱根、川芎、棕榈炭等；

固涩冲任：鹿角霜、补骨脂、乌贼骨、赤石脂、棕榈炭、金樱子、白果、龟甲、牡蛎、龙骨、侧柏叶、桑螵蛸、芡实、莲子肉、山萸肉、五味子、五倍子等；

清冲任之药：丹皮、黄芩、黄柏、侧柏叶、生地、芍药、马齿苋、栀子等；

温冲任之药：吴茱萸、炮姜、肉桂、艾叶、花椒、小茴香等；

镇冲降逆药：紫苏、陈皮、半夏、砂仁、伏龙肝、竹茹、赭石、旋覆花等。

按：认证选药，即是根据临床症状选择恰当的药物。由于中医临床症状与病证繁多，一病可有多个证，而一证又有许多个症状，故不免有以偏概全之弊。每证下所选药物，只是从各药能治该证出发。临床具体应用还需参照每药的其他功能酌情选用，并依病因及兼证之异配伍他药。以上百余条所选药物除个别外，均为讲义中所列，旨在帮助学生进一步熟悉每个药的功能主治，并为学习方剂及临床各科初步打下基础。该资料曾刻印过多次，此次又进行了删补。

药名索引

四　　画

五　　画

六 画

七 画

八　　画

九　画

十画

十 一 画

十 二 画

十 三 画

十 四 画

十 五 画

十 六 画

十 七 画

十 八 画

十九画以上